Mosaik
bei GOLDMANN

Buch

Die meisten Menschen haben große Gelüste nach Nudeln, Süßigkeiten, Kuchen und all den Nahrungsmitteln, die viele Kohlenhydrate enthalten. Zu viele Kohlenhydrate auf dem täglichen Speiseplan sind jedoch längst nicht so harmlos wie jahrzehntelang angenommen: Sie bewirken den Anstieg des Blutzuckers und eine verstärkte Insulinproduktion – Gewichtszunahme, Erschöpfung und Krankheiten sind die Folgen. Das Ernährungsprogramm von Richard F. und Rachael F. Heller durchbricht den Teufelskreis erfolgloser Diäten. Es zeigt, wie man die Kohlenhydrataufnahme reduzieren und bis ins hohe Alter schlank und vital sein kann. Die Diät ist nicht nur für junge Leute geeignet, sondern auch auf die Lebensgewohnheiten und Bedürfnisse von Erwachsenen ab 40 abgestellt. Sie ist leicht durchzuhalten und bietet viele köstliche Rezepte, die wirklich satt machen.

Autoren

Seit mehr als zehn Jahren haben Dr. Richard F. Heller und Dr. Rachael F. Heller einen Lehr- und Forschungsauftrag an der Medizinischen Fakultät der Universität New York. Das Ehepaar Heller hat gemeinsam mehrere, sehr erfolgreiche Bücher über die Probleme der Kohlenhydratsucht veröffentlicht.

DR. RICHARD F. HELLER
DR. RACHAEL F. HELLER

Die Fress bremse

Schluss mit
Übergewicht bei
Kohlen-
hydratsucht

Aus dem Amerikanischen
von Toni Neuner
und Christiane Gsänger

Mosaik
bei GOLDMANN

Die hier vorgestellten Informationen sind nach bestem Wissen und Gewissen geprüft, dennoch übernehmen die Autoren und der Verlag keinerlei Haftung für Schäden irgendeiner Art, die sich direkt oder indirekt aus dem Gebrauch der hier vorgestellten Anwendungen ergeben. Bitte beachten Sie in jedem Fall die Grenzen der Selbstheilung, und nehmen Sie bei Krankheitssymptomen professionelle Diagnose und Therapie durch ärztliche oder naturheilkundliche Hilfe in Anspruch.

Umwelthinweis:
Alle bedruckten Materialien dieses Taschenbuches
sind chlorfrei und umweltschonend.

Deutsche Erstausgabe Juni 2001
© 2001 Wilhelm Goldmann Verlag, München
in der Verlagsgruppe Bertelsmann GmbH
© 1997 Richard Ferdinand Heller and Rachael F. Heller
Originaltitel: The Carbohydrate Addict's Lifespan Program
Originalverlag: Penguin Books Inc., New York
Umschlaggestaltung: Design Team München
Redaktion: Renate Weinberger
Satz/DTP: Martin Strohkendl
Druck: Elsnerdruck, Berlin
Verlagsnummer: 16357
kö · Herstellung: Max Widmaier
Made in Germany
ISBN 3-442-16357-9
www.goldmann-verlag.de

1 3 5 7 9 10 8 6 4 2

*Dieses Buch
ist den unzähligen Kohlenhydratsüchtigen
gewidmet, die – viel zu lange – falsch beraten
und beurteilt wurden und die einfach nur
gesünder, fitter und besser leben wollen.*

Inhalt

1 Wie alles begann 11
Frust, Teufelskreis und was dann? 11
Ein Programm für Stars 13
Rachaels Geschichte – der Befreiungsschlag 15
Richards Geschichte – die Lösung 24

2 Kohlenhydratsucht – ein hinterlistiges Übel 35
Die schleichende Sucht 35
  Ursachen der Kohlenhydratsucht 38
  Warum man von Sucht spricht 42
  Wer ist von der Sucht betroffen? 47
  Klärende Fragen 48

3 Sind Sie kohlenhydratsüchtig? 51
Der Test und wozu er gut ist 51
  Der Kohlenhydratsucht-Test 54
  Testauswertung 56
  Was das Ergebnis Ihnen sagt 57

4 Über Auslöser und Zeitbomben 63
Warum Ihr Körper aus dem Ruder läuft 63
  Insulin und Glukagon – gemeinsam gegeneinander 63
  Ihr Überlebensgen 66
  Was Sie und Ihr Körper können und was nicht 67
Zeitbomben 78
  Älterwerden 78
  Sinkende Chromreserven 79

Bewegungsmangel.............................. 80
Einfluss der Jahreszeiten 81
Schwangerschaft und Menopause.................. 81

5 So verbessern Sie Ihre Gesundheit................. 83
Die wahren Ursachen sehen 83
   Die Wahrheit über fettarme Ernährung 84
   Senken Sie Ihr Risiko für Bluthochdruck!............ 85
   Etwas gegen Gicht tun 87
   Wie Sie Hypoglykämie und Diabetes
   in den Griff bekommen 88
   Für ein gesundes Herz.......................... 91
   Krebserkrankungen entgegensteuern 91

6 Der Grundplan 93
Starten Sie mit einem großen Schritt nach vorn!......... 93
   Das Programm ist einfach....................... 93
   Es gibt nur drei Richtlinien! 95
Die drei Richtlinien............................... 95
   1. Die Belohnungsmahlzeit 95
   2. Der Zeitraum fürs Essen 98
   3. Die Reduktionsmahlzeiten 100

7 Was betrifft Sie persönlich?.......................109
Möglichkeiten und wie Sie damit umgehen sollten.......109
   Ist es Chrom? 110
   Fehlt Ihnen Bewegung?.........................112
   Sind es die Glutamate? 114
   Nehmen Sie frei verkäufliche Medikamente? 116
   Wie sieht es aus mit Ihrem Stress? 118
   Sind es die Zuckerersatzstoffe? 120
   Was ist mit den komplexen Kohlenhydraten?.........121
   Koffein – ein Problem? 122

8 Ihr maßgeschneiderter Erfolg 125
Gewichtskontrolle, aber frustfrei 125
  Tipps für die Gewichtskontrolle 127
  Ein paar Goldene Regeln..................... 130
Ihre Erfolgsliste................................. 134

9 Ihr persönlicher Lebensplan 135
Was Sie bei Ihrem Speiseplan beachten sollten 135
  Belohnungsessen zum Frühstück?............... 135
  Essen auf Partys und bei festlichen Anlässen........ 137
  Tipps für Ihre Belohnungsmahlzeit 138
  Fastfood ist erlaubt, aber 140
  Weitere Tipps für Ihr Frühstück 141
»Pannenhilfe«................................... 142
  Wenn das Verlangen nicht nachlässt 143
  Wenn Sie nicht abnehmen..................... 144
  Bleiben Sie gelassen! 146
Ein Traum wird wahr – Rachaels Wunsch für Sie 147

10 Essen Sie sich gesund – Rezepte und Menüpläne...... 149
Speisepläne für jeden Tag 149
Ernährungsempfehlungen......................... 150
Menüpläne für »Allesesser« 153
Vegetarische Menüpläne.......................... 160
Reduktionsmahlzeiten 167
  Snacks und Brotaufstriche..................... 167
  Frühstücksgerichte 181
  Fisch, Meeresfrüchte und Geflügel 188
  Rind-, Schweine-, Lamm- und Kalbfleisch 199
  Salate, Dressings und Gemüse.................. 215
  Vegetarische (fleischlose) Gerichte 235
Belohnungsessen................................. 259
  Vorspeisen und Dips 259

Desserts 278
Fisch, Meeresfrüchte und Geflügel 297
Rind-, Schweine-, Lamm- und Kalbfleisch 316
Salate, Dressings und Gemüse 340
Suppen 355
Vegetarische (fleischlose) Gerichte 375

Zum Nachschlagen 393
Kohlenhydratgehalt häufig verwendeter Nahrungsmittel .. 393

Dank 407
Register 409

1

Wie alles begann

Die letzte Chance?

»Das ist meine letzte Chance. Und falls es dieses Mal nicht funktioniert, bin ich erledigt, hundertprozentig. Es gibt dann nichts mehr, was ich noch tun könnte. Nichts hat bisher etwas gebracht. Und ich kann nur noch zuschauen, wie mein Gewicht Pfund um Pfund steigt – hilflos, unfähig, mich selbst in den Griff zu bekommen, und unfähig, diesen fatalen Prozess zu stoppen. Ich bin einfach zu müde, um weiter zu kämpfen, fürchte mich aber vor dem alten Zustand.«

Frust, Teufelskreis und was dann?

Situationsschilderungen dieser Art haben wir Tausende Male gehört und das Problem auch am eigenen Leib gespürt. Diese immer wieder zerstörten Hoffnungen auf eine Verbesserung brachten Rachael an den Rand des Zusammenbruchs. Sie wissen, worum es geht? Ja, es geht um Diäten und das, was man dabei landläufig als Jo-Jo-Effekt bezeichnet. Dieser beinhaltet einen quälerischen Teufelskreis: Man nimmt den Kampf mit dem Gewicht auf, schöpft Hoffnung und nach einiger Zeit steht man unweigerlich vor den Trümmern dieser neuen Chance. Hoffnungs- und Hilflosigkeit machen sich breit. Und – das ist fast das Schlimmste – die Mitmenschen unterstellen einem alles Mögliche. Der Vorwurf »kein Durchhaltevermögen« ist dabei noch der gelindeste.

Die ganze Bandbreite dieses teuflischen »Diätspiels« kennen wir nur zu gut. Aber so sicher, wie Sie jetzt diesen Text lesen, so gewiss können Sie sein, dass wir Ihnen einen Ausweg aus dem Dilemma bieten, vor allem wenn Folgendes auf Sie zutrifft:

- Ihr Körper verlangt gierig sehr stärkehaltige Nahrungsmittel, zum Beispiel Süßigkeiten, weißes Brot beziehungsweise das, was man als Junkfood bezeichnet. Und das tut er, obwohl Sie selbst eigentlich dieses ganze Zeug gar nicht essen wollen.
- Je mehr Sie von den »Kohlenhydrat-Bomben« zu sich nehmen, umso mehr verstärkt sich die Gier darauf.

Diese beiden Punkte weisen auf eine Fehlfunktion hin, die sich Kohlenhydratsucht nennt, und von der Sie beherrscht werden. Damit Sie davon loszukommen, bieten wir Ihnen unsere Hilfe an. Denn wir kennen die Ursachen dieser Sucht und wissen, wie man sie überwindet – ohne dass Sie jedes Nahrungsbröckchen abwiegen oder zählen müssen, außerdem ohne Pillen und ohne diese Miniportionen, die einem das Leben versauern. Es handelt sich um einen ausgewogenen Weg der Ernährung, der ihren Körper von der Gier, der Sucht, befreit und ihn hindert, übermäßig Fett anzulagern. Es ist wirklich ein bequemer Weg, den Sie da beschreiten werden. Und er führt tatsächlich zum Ziel.

Ein Programm für Stars

Vor mehr als einem Jahrzehnt haben wir mit einigen Hollywoodgrößen aus der Unterhaltungsindustrie, dem Journalismus und Rundfunk sowie aus der Kunstszene zusammengearbeitet. Manche davon gehörten zu den »nettesten Leuten der Branche«, andere zu den Spitzenverdienern, einige zu den prominentesten oder aktivsten. Und es gab welche, die all das in sich vereinten.

Ihre Fans bewunderten sie als Stars, für uns jedoch waren es ganz normale Menschen mit echten Problemen. Sie kämpften mit Zeitnot und Termindruck und familiären Konflikten wie jeder andere. Und dazu setzte sie nicht nur der Karrieredruck unter Stress, sondern auch verrückte Regisseure oder Produzenten und die allgegenwärtigen Pressefotografen. Über diesen Stars hing der natürliche Alterungsprozess wie ein Damoklesschwert, und im Lauf der Zeit wuchs ihre Sorge um ihr Gewicht, ihr Aussehen und ihre Gesundheit.

Nach außen hin mussten sie so tun, als ob ihr perfekter, vor Gesundheit strotzender Körper eine mühelose Angelegenheit sei. Doch sie selbst und wir wussten es besser. Viele der Stars kämpften mit massiven Gewichtsproblemen, die mit einer nicht einzudämmenden Gier nach Kohlenhydraten einhergingen. Unser Programm half vielen, diese Kohlenhydratsucht zu überwinden und damit den Ernährungs- und Gewichtsstress abzubauen. Sie können sich vorstellen, was das für diese Stars bedeutete, denn Ruhm und Anerkennung hängen ja zu einem stattlichen Teil von einem »strahlenden« Erscheinungsbild ab. Ihre Probleme gleichen zwar fast aufs Haar denen der »normalen« Menschen, aber bei Stars spielt sich ja das Leben vor den Augen der Öffentlichkeit ab. Da üben Millionen Zuschauer Kritik, wenn sich die Pölsterchen auf Bauch und Hüften ansammeln, während andere Betroffene vielleicht nur die missbilligenden Blicke der Schwägerin aushalten müssen. In Liebesszenen beispielsweise offenbart die Kamera im gleißenden Licht der Scheinwerfer gnadenlos jedes Gramm zuviel am Körper eines Stars. Der übervolle Terminkalender lässt den meisten Stars weder Zeit für ihre Familie noch für sich selbst. Gegessen wird einfach zwischendurch, zumal überall, sei es im Studio, in der Garderobe oder an den Drehorten, wo etwas Essbares in greifbarer Nähe steht. Auch wenn dann bei den Stars – oder bei jedem anderen Menschen – bereits die Alarmglocken läuten, lässt es sich nicht verhindern, dass sich jeder Bissen in Windeseile in Körperfett verwandelt.

Unser Programm zur Behebung der Kohlenhydratsucht haben wir ursprünglich für diese Stars entwickelt und auf ihre speziellen Bedürfnisse zugeschnitten. Das Programm musste folgende Forderungen erfüllen:
- Einfach sein und damit leicht ausführbar.
- Zielgerichtet, das heißt, Gier und Gewichtsprobleme, die Jahr um Jahr wuchsen, sollten aus der Welt geschafft werden, um gutes, junges Aussehen, Wohlbefinden und eine stabile Gesundheit zu erreichen.
- Anpassungsfähig, das heißt, weder Zeitnot oder persönliche Vorlieben noch berufliche Zwänge sollten Hindernisse für die Durchführung des Programms sein.
- Lohnend beziehungsweise befriedigend, das heißt, es sollte die hohen Anforderungen des Alltags ausgleichen und belohnen.

Wir haben uns bis ins Detail mit dem Leben »unserer« Stars beschäftigt und dabei viel gelernt. Und nun können wir Ihnen die Früchte dieser Arbeit zur Verfügung stellen:
- Ein Programm, das für Sie persönlich maßgeschneidert ist, das einfach und auf Ihre Lebensweise sowie Ihr Alter ausge-

richtet ist und das sich Ihren Bedürfnissen anpasst – und das sich lohnt und befriedigt, jeden Tag aufs Neue.

- Ein Programm, das Sie von Angst und Entbehrungen befreit, das die Ursachen für Ihre Gier und Ihre Gewichtszunahme beseitigt und das Sie den wohlverdienten Erfolg ein Leben lang genießen lässt.

Rachaels Geschichte – der Befreiungsschlag

Obwohl ich fast vierzig Jahre alt war, fühlte ich mich wie eine Fünfjährige, als ich dem Arzt gegenübersaß.

»Was glauben Sie, warum Sie so fett sind?«, fragte der Arzt mich unverblümt, während er – ohne aufzublicken – die Ergebnisse der Untersuchungen aufschrieb. Seine Frage fuhr wie ein Blitz durch meinen Körper. Die Frage fehlte mir jetzt gerade noch. Hundertfach, nein tausendfach hatte ich mir genau diese Frage schon selbst gestellt. Ich zögerte mit der Antwort, da er fortfuhr zu schreiben und mich keines Blickes würdigte.

»Nun gut«, sagte ich mir, »er hat genug von mir gesehen.«

> Die ärztliche Untersuchung hatte den gewaltig angewachsenen Speckgürtel rund um meinen Bauch gnadenlos offenbart.

Nach der ärztlichen Untersuchung fühlte ich mich wie ein fetter weißer Wal. Schmerzlich wurde mir das Fett bewusst, das sich um meine Taille bis hin zu meinem Hinterteil zog, um dann ein Stück weiter oben aus dem BH zu quellen. Von dem Ausmaß meiner Oberschenkel ganz zu schweigen.

Während ich verzweifelt nach Worten suchte, um die Frage

des Arztes zu beantworten, schossen mir die schrecklichen Bilder und Gedanken, die ich jahrelang verdrängt hatte, durch den Kopf. Jetzt oder nie. Es musste raus. Und einer würde mir zuhören. Ich überwand mich und hörte meine innere Stimme sagen:

»Es ist nicht deine Schuld.«

Das wollte ich dem Arzt dann so erklären: »Da passiert wirklich etwas Merkwürdiges. Sobald ich zu essen anfange, gewinnt irgendetwas Macht über mich. Ich kann mich noch so sehr dagegen sträuben, früher oder später verliere ich die Kontrolle über mich.«

Ich stellte mir vor, wie diese Aussage auf den gelassenen, kenntnisreichen Arzt wirken würde. Wie konnte ich ihm verständlich machen, dass es sich nicht nur um eine Frage der Selbstbeherrschung handelte? Wie ließ er sich davon überzeugen, dass es wirklich nicht meine Schuld war? Es war so, als ob ich ... ja, als ob ich süchtig auf Essen bin. Wenn ich einmal angefangen habe zu futtern, konnte ich einfach nicht mehr aufhören. Nicht immer, aber meistens.

> Wie oft wünschte ich mir, es gäbe eine Entziehungskur gegen diesen Heißhunger, so eine wie bei Alkoholismus oder Drogensucht.

Im Lauf der vielen Jahre habe ich jede nur erdenkliche Diät ausprobiert, angefangen von den unzähligen Variationen der Low-Fat- und kohlenhydratarmen Diäten über die Grapefruit-Diät bis hin zur Reis-Diät. Ich habe Selbsthilfegruppen für Fress-Süchtige besucht, Psychotherapien über mich ergehen lassen. Nach jedem auch nur annähernd passenden Programm habe ich wie nach einem Strohhalm gegriffen. Ich habe wirklich alles, alles, alles probiert. Anderthalb Jahre verzichtete ich auf Kohlenhydrate und wäre dabei fast gestorben. 42 Tage habe ich gefastet und nur Wasser getrunken. Alles, was ich unternahm, nützte etwas – anfangs. Doch dann überfielen mich wieder dieser Hunger und diese Gier, und ich konnte zusehen, wie sich langsam, aber sicher all meine qualvollen Bemühungen in Luft auflösten oder besser gesagt in Fett verwandelten. Freunde und Verwandte lobten meine Anstrengungen plötzlich nicht mehr, und manche sagten genau das, was ich nun überhaupt nicht hören wollte:

»*Du lieber Himmel, alles ist wieder da. Und du hatest es gründlich erledigt. Wie schade!*«

Ja, ich schämte mich, ständig, weil mich das Essen magisch anzog. Je mehr ich aß, umso mehr steigerte sich mein Verlangen. Und jede Diät endete mit einem Fehlschlag, und ich verabscheute mich immer mehr.

Und so saß ich nun mit meinen rund 300 Pfund vor dem Arzt, der darauf wartete, dass ich ihm meinen traurigen Zustand erklärte. Irgendwas musste ich jetzt sagen, eine plausible Entschuldigung vorbringen für meine Fettmassen. Ich traute mich nicht, ihn um Verständnis zu bitten, dass mein Hunger stärker war als irgendetwas sonst auf der ganzen Welt, ein Verlangen nach Essen, das wächst, wenn man isst, das einem aber auch nicht in Ruhe lässt, wenn man nicht isst. Er würde mich nur fragen, woher der Hunger kommt. Und genau das wusste ich nicht.

> Plötzlich überkam mich eine tiefe, ins Bodenlose gehende Traurigkeit. Dieser Arzt sah nur einen 300 Pfund schweren Vielfraß vor sich, der die Schuld für seinen unerfreulichen – für ihn als Arzt bedenklichen – Zustand auf andere schob.

Nie und nimmer könnte ich ihm glaubhaft machen, dass ich an meinem Problem so unschuldig bin wie jemand, der von einer ansteckenden Krankheit befallen oder dem ein Ziegelstein auf den Kopf gefallen war. Ich konnte mich nur selbst von meiner Unschuld überzeugen. Der Arzt schaute hoch und schnaufte etwas ungeduldig.

Manchmal hatte ich mir den Tag des Jüngsten Gerichts ausgemalt. Den Tag, an dem der hl. Petrus mich fragt, warum ich das kostbare Geschenk des Lebens so verschwendet habe. Und ich stellte mir vor, wie ich den Spieß umdrehe und von ihm fordere, mir zu erklären, warum ich ein so qualvolles Leben führen musste, mit einem Körper, der ständig nach Essen schrie, und das in einer Welt, die dafür überhaupt kein Verständnis aufbrachte. Und ich würde ihn fragen, warum man dünnen Frauen in aller Welt Liebe und Verständnis entgegenbringt, obwohl sie gemein und egoistisch sind, während mein einziges Vergehen darin bestand, fett zu sein.

Nun stand ich vor einem Jüngsten Gericht, früher und anders – lebendig – als angenommen. Und niemand war da, der meine Fragen beantwortete. Mutterseelenallein saß ich vor dem Arzt, der mir die Erklärungen abforderte. Ich raffte alle »akzeptablen« Gründe fürs Fettsein zusammen, die jemals in irgendeiner Talkshow von irgendeinem Experten geäußert wurden. Die Gründe überschlugen sich in meinem Gehirn. Ich konnte sagen, dass ich als Kind nie das essen durfte, was mir schmeckte. Doch das funktionierte nicht, denn erstens stimmte das nicht, und zweitens wusste ich nur zu gut, dass mein Hunger nicht mit irgendwelchen Entbehrungen in der Kinderzeit zusammenhing. Oder sollte ich anführen: Ich esse unkontrolliert, achte nicht darauf, was und wie viel ich esse? Oder: Ich esse, weil ich hungrig bin – nichts einfacher als das. Bei all der Grübelei kam ich überhaupt nicht auf die Idee, den Arzt aufzufordern, doch bitte schön mir die Gründe für meine Hungeranfälle darzulegen.

»Nun, meine Eltern führten einen Lebensmittelladen ...«, begann ich stockend. »Was hat das mit Ihrem Gewicht zu tun?«, schnitt der Arzt mir das Wort ab. »Jetzt haben sie ja keinen mehr. Oder?«

Das verschlug mir die Sprache. Und der Arzt fuhr fort: *»Sie sind aus einem einzigen Grund fett. Sie essen wie ein Schwein. Und Sie schauen aus wie ein Schwein, weil sie essen wie ein Schwein.«*

Dann setzte er noch ein paar Schläge oben drauf: »Und Sie werden weiterhin wie ein Schwein aussehen, wenn Sie nicht aufhören, wie ein Schwein zu essen. Ihr Blutdruck steht kurz vorm Bersten. Ihre Triglyzeride bewegen sich im Katastrophenbereich. Und Ihre Knie zerbröseln bald durch die geballte Last, die sie tragen müssen. Wenn Sie schon mit vierzig so ausschauen, wie sehen Sie dann in zwanzig Jahre aus?

Na ja, darüber müssen Sie sich keine Sorgen machen, denn das halten Sie nicht mehr lange durch«, polterte der Arzt weiter, ohne eine Antwort abzuwarten.

Angewidert, die Lippen verziehend reichte er mir – nein, er schmiss mir einen Zettel hin mit den Vorschriften für seine »Weg-mit-dem-ganzen-Fett-Kur«. Dabei raunzte er: »Befolgen Sie das, dann verlieren Sie Gewicht. Tun Sie es nicht, nehmen Sie weiter zu, bis Sie platzen – oder ganz einfach sterben«, setzte er kalt hinzu. Sprach's, stand auf und verließ grußlos den Raum.

> An dieser ganzen »Schweinerei« trug niemand die Schuld – außer mir. Richtig? Falsch, absolut falsch!

Mit schamrotem, heißem Gesicht zog ich mich an und schlich ohne Widerspruch aus dem Untersuchungszimmer. Im Grunde genommen hatte er ja Recht. Schließlich war er der Arzt. Ich musste wohl selbst der Grund für mein Problem sein.

Der Arzt hatte auf der ganzen Linie – als Mediziner und als Mensch – versagt. Wäre ich mit Asthma oder Schmerzen in den Beinen zu ihm gekommen, hätte er eine physische Erklärung anführen können. Niemals wäre ihm der Gedanke gekommen, mir das pfeifende Atmen zu verbieten oder mich für die Schmerzen verantwortlich zu machen. Ganz im Gegenteil, mit Feuereifer hätte er nach dem Grund der gesundheitlichen Störungen gesucht und mit mir gemeinsam die Linderung bzw. Heilung der Folgen angestrebt. Aber die Voreingenommenheit gegen Übergewicht scheint unüberwindlich zu sein, woraus sich schließen lässt:

Wenn du zum Arzt gehst, weil du rapide abnimmst, durchsucht er Millimeter um Millimeter deinen Körper, um die Ursache dafür zu finden. Warum macht er das nicht so, wenn man an Gewicht zulegt?

Klagt man bei einem Arzt über Appetitlosigkeit und Gewichtsverlust, findet er mit einiger Sicherheit die Ursache heraus. Warum aber schiebt er jemandem die Schuld in die Schuhe, der ihn wegen seines Heißhungers und einer damit verbundenen massiven Gewichtszunahme um Rat fragt?

Früher lag der Schwerpunkt der Schlankheitskuren auf kohlenhydrat- und kalorienarm, heute schwört man auf fettarm. Wie bei Kleidern kommen Diäten in Mode und verschwinden wieder, ohne dass viel Besseres nachkommt.

Mit Ratschlägen, welche Nahrung wir meiden oder bevorzugen sollen, überschüttet man die Übergewichtigen. Doch über die Ursache unseres Übergewichts spricht kaum jemand. Und heute will niemand mehr akzeptieren, dass schlank und fit bleiben mit zunehmendem Alter schwieriger wird, weil sich der Stoffwechsel verlangsamt, was naturgemäß zu einer mehr oder weniger augenfälligen Gewichtszunahme führt. Gesteigerter Appetit gilt heutzutage als Charakterschwäche. Dass manche

Menschen schneller und mehr Fett anlagern als andere, betrachtet man als Ausrede. Und an den Folgeschäden des Übergewichts sind wir selbstverständlich selber Schuld. Dabei liegt nichts ferner von der Wahrheit als solche Annahmen. Denn:
In diesem Buch werden Sie beispielsweise lernen, wie Hormonstörungen Ihren Körper zu einer Fett-Produktions-Maschine machen.

Auf den folgenden Seiten lesen Sie, was Wissenschaftler heute über eine weit verbreitete Hormonstörung, die zu der Gier nach Kohlenhydraten und zu Gewichtszunahme führt, wissen. Dabei handelt es sich um eine Störung, die Ihren Körper tatsächlich in eine Fett-Produktions-Maschine verwandelt. Sie erfahren auch, warum sich diese Störung mit jedem Jahrzehnt verstärkt, was Sie erfolgreich dagegen tun können, damit auch Sie schlank und gesund sind – für den Rest Ihres Lebens und ohne Entbehrungen.

Meine Fress-Sucht raubte mir fast vier Jahrzehnte meines Lebens. Ich heiratete erst mit über vierzig. Ich quälte mich durch zwei Beziehungen, die ich niemals ausgehalten hätte, wenn ich nicht so übergewichtig gewesen wäre. Mein Sucht raubte mir meine Würde und meine Selbstachtung. Ich lernte meine Gefühle zu unterdrücken, weil ich mich davor fürchtete, was andere über mich denken – oder schlimmer – sagen. In den Beziehungen lebte ich in der ständigen Angst, wegen einer schlankeren Frau verlassen zu werden. Heute bin ich gelassener, ausgeglichener. Und ich mache mir weitaus weniger Gedanken über die Meinungen anderer Menschen. Zwar bin ich in vielen Bereichen immer noch nicht so selbstsicher, wie ich es sein könnte, nur bei einem nicht – beim Schuldgefühl.

Sind Sie kohlenhydratsüchtig, hilft Ihnen dieses Buch, die Gier nach Stärke, Junkfood oder Süßigkeiten für immer aus Ihrem Leben zu verbannen, ganz gleich, wie alt Sie jetzt sind. So bekommen Sie das Essen voll in den Griff. Sie nehmen ab und senken Ihr Risiko für nahezu jede »Volkskrankheit«, sei es nun Bluthochdruck oder Herzinfarkt. Und Sie können endlich das Leben führen, von dem Sie bisher wahrscheinlich nur geträumt haben. Und – nicht zuletzt: Sie werden garantiert erkennen:

Ihr Heißhunger, Ihre Gier und Ihre Gewichtsprobleme sind nicht Ihre Schuld. In dem Maße wie die Pfunde dahinschmelzen, verringern sich auch Ihre Schuldgefühle.

Zeit meines Lebens habe ich davon geträumt, schlank zu sein. Der Gedanke an ein Normalgewicht ließ mich in meiner Kindheit keine Minute los. Mit siebzehn versuchte ich, mich mit meinen bis dahin angesammelten fast 300 Pfund Körpergewicht endgültig abzufinden. Doch tief in meinem Inneren gab ich die Hoffnung auf eine Veränderung nie auf.

Ich träumte davon, frei und leicht zu fliegen wie ein Vogel. Frei von diesem Körper, der mich gefangen hielt. Bei jeder neuen Diät hoffte ich auf die Befreiung. Doch eine Bemühung nach der anderen schlug fehl. Schließlich suchte ich nach einer Ursache für meinen Heißhunger, der mich zu seinem Sklaven machte. Ich durchsuchte Frauenzeitschriften, Zeitungen, medizinische Fachzeitschriften und Bücher nach irgendwelchen wissenschaftlichen Erkenntnissen. Wenn ich schon nicht schlank sein durfte, so erhoffte ich mir doch eine kleine Erlösung von diesem Kohlenhydratsübel.

Diese Suche läutete den Befreiungsschlag ein. Als Schlüssel zu meinem Problem entpuppte sich eine unterschwellige Hormonstörung, die als Symptom massives Übergewicht mit sich brachte. Gewichtszunahme ist das erste sichtbare Symptom.

> Der Heißhunger auf Stärke, Junkfood oder Süßigkeiten und die damit verbundene schnelle Gewichtszunahme ist häufig ein Symptom einer körperlichen Gesundheitsstörung.

Es galt also, der »Funktionsweise« dieser Störung auf die Spur zu kommen. Hier sei zunächst nur kurz gesagt: Am Ende wusste ich dank sorgfältiger Aufzeichnungen und einem bisschen Anfängerglück, welche Nahrungsmittel den Heißhunger oder die Gewichtszunahme förderten und welche nicht. Und aus dem Ganzen erwuchs ein Leitfaden, der schon mehr als einer halben Million Frauen zu ihrem Idealgewicht und bester Gesundheit verholfen hat.

> Seit mehr als zehn Jahren habe ich die Gewichtsabnahme auf 128 Pfund gehalten. Mühelos! Heute bin völlig frei von dem Heißhunger und der Gier, die früher mein Leben bestimmten.

Heute trage ich Kleidergröße 40, eine Größe, von der ich in meiner 300-Pfund-Zeit noch nicht einmal zu träumen wagte. Doch was viel wichtiger ist: Ich halte mein Gewicht seit zwölf Jahren, absolut mühelos. Ich bin befreit aus meinem Fett-Gefängnis und genieße es, ein ganz normales Leben zu führen, ohne jegliche Einschränkungen, weder körperlich noch mental. Ich esse, was mir schmeckt, ohne jeden Bissen abzuwiegen und ohne üble Folgen. Mein Blutdruck und meine Blutfettwerte platzieren mich in der niedrigsten Risikokategorie für Herzerkrankungen. Und das Schönste dabei: Ich brauche keine Angst mehr zu haben, dass die Pfunde zurückkommen, so wie das früher immer der Fall war. Ich habe die Ursache des Problems beseitigt – für den ganzen Rest meines Lebens.

> Gewichtsverlust macht nur Freude, wenn man sicher sein kann, dass die Pfunde nicht wiederkommen. Es gibt nichts Beruhigenderes als diese Sicherheit.

Richards Geschichte – die Lösung

Ich bin sechzig Jahre alt, schlank, fit und gesund. Um mein Gewicht, meinen Blutdruck und meine Blutfettwerte beneiden mich Männer, die dreißig Jahre jünger sind als ich. Ich nehme keine Medikamente, quäle mich nicht mit anstrengenden Bewegungsübungen ab und esse jeden Tag das, was mir schmeckt.

»Gute Gene«, sagen Sie jetzt vielleicht. Da liegen Sie aber ganz falsch. Vor zwanzig Jahren schleppte ich eine Menge wabbeliges Fett mit mir herum und ich befand mich auf dem besten Weg zum Herzinfarkt.

Im Sommer meines vierzigsten Lebensjahres hatte ich ein Schlüsselerlebnis. Ich lief in einem Schwimmbad an einer Spiegelwand entlang. Der mehr als wohlbeleibte Mann, der da im Spiegel neben mir herlief, kam mir bekannt vor. Er sah aus wie mein Vater. Dann durchzuckte mich das Bewusstsein: Das bist du! Die Fettmassen, die sich rund um meine Körpermitte angesammelt hatten, machten mich glatt zwanzig Jahre älter. Und wie ich aussah! Nein wie hässlich!

Mich packte die Vernunft, und ich machte an diesem Tag einen großen Bogen um den Imbissstand, den ich sonst zwei- oder dreimal täglich – natürlich neben den normalen Mahlzeiten – ansteuerte. Am Abend fühlte ich mich dem Hungertod nahe. Meine guten Vorsätze schmolzen bei doppeltem Nachtisch und Bergen an Chips und sonstigen Leckereien dahin. Doch mein Spiegelbild verfolgte mich bis ins Bett.

Ich gab mir einen Ruck und sprach mit meiner damaligen Partnerin über meine Angst, dass ich sowohl über mein Essen als auch über mein Gewicht die Kontrolle verloren hatte. Sie meinte, die Pfunde wären in der Tat sichtbarer geworden, und äußerte sich besorgt über meine Gesundheit, nicht aber über

mein Aussehen. Da beschloss ich, meine Pfunde loszuwerden
– für immer und ewig. Die Erfahrungen der Vergangenheit
sprachen allerdings nicht für ein Gelingen dieses Vorhabens.

Als Kind besaß ich einen stämmigen Körper. Dass ich beim
Sport immer der Letzte war, berührte mich damals wenig. Als
Teenager rückte mir mein Bäuchlein schmerzvoll in mein Bewusstsein, und ich begann, es zu kaschieren. Über der Badehose trug ich, wann immer es ging, ein weites Hemd. Da ich
groß war und meine stattlichen Pfunde, die sich in der Hauptsache um meine Körpermitte gruppierten, unter weiten Pullovern und großzügig geschnittenen Jacketts versteckte, gab es
aber keine Probleme mit den Mädchen.

> Mein Appetit war berühmt. Ich aß ständig, mein Hunger ließ sich anscheinend nie stillen.

Da ich »im Wachstum« war, betrachtete man das bei mir zu
Hause nicht als Alarmsignal. Meine Mutter kochte für mich so
viel wie für sich, meinen Vater und meinen Bruder zusammen.
Mein Bruder gewann fast jede Wette, wenn es um die Mengen
ging, die sein kleiner Bruder verputzen konnte. Mein damaliger Spitzname »menschlicher Abfalleimer« berührte mich erst
in meinen späten Dreißigern schmerzlich.

> Meine Kinder und meine erste Frau schaufelten all ihre Essensreste auf meinen Teller.

Ich aß alles auf, denn in meinem Magen war immer Platz für
noch ein bisschen mehr. Und die Pfunde wucherten, mein Kinn
verwandelte sich in ein beachtliches Doppelkinn, und mein
Bauch machte jeder Kesselpauke Konkurrenz. Mein Liebesle-

ben sank in Richtung Nullpunkt, und das Ehebarometer wanderte von der Schlechtwetter- an die Sturmmarke.

Kritik, Verachtung und die Frage »Wie kann man nur so viel essen?« waren jetzt in den Augen meiner Frau und meiner Kinder zu lesen, wenn sie ihre Reste auf meinen Teller transferierten.

> Ich versuchte, mir selbst weiszumachen, alles sei in bester Ordnung. Doch was die angesammelten Pfunde im Lauf eines Jahrzehnts aus meinem Erscheinungsbild gemacht hatten, ließ sich nicht mehr übersehen.

Mit vierzig ignorierte ich all das noch, obwohl ich eigentlich genau wusste, dass ich weder meine Ernährung noch mein Gewicht unter Kontrolle hatte. Ich redete mir ein: alles o.k. – erblich bedingt. Schließlich hatte mein Vater auch einen Bauch, wenn auch nie einen sonderlich großen.

Natürlich gefiel mir nicht, was der Spiegel mir zeigte. Ich dachte zurück an meine »schlankeren« Zeiten als Teenager und junger Mann, an die ganzen Schlankheitskuren, die alle eines gemeinsam hatten: Erst nahm ich ab, dann kamen die Pfunde wieder und gleich noch ein paar mehr dazu. Keine Diät schaffte es, mein Übergewicht dauerhaft zu reduzieren.

> Die Verärgerung meiner damaligen Frau frustrierte mich, was mir wiederum die Entschuldigung dafür lieferte, mich an diesem Abend richtig vollzustopfen.

Mit vierzig verstand ich noch nicht, was die Erfahrungen der vergangenen Jahrzehnte mich hätten lehren sollen. »Ich pack das schon«, sagte ich mir und stürzte mich mit Feuereifer in eine neue Schlankheitskur. Eine Woche lang fühlte ich mich wie ein König – bis zu unseren ersten Party. Ich erinnere mich noch genau, wie ich vor dem Büfett stand und versuchte, Fettgehalt und Kalorien oder Broteinheiten zu berechnen. Ziemlich schnell gab ich das auf und futterte einfach drauflos.

Am nächsten Morgen warf ich die Waage in den Mülleimer und setzte meine Ausschweifungen mit einem Frühstück fort, an dem sich selbst eine ausgehungerte Großfamilie überfressen hätte. Solche Situationen häuften sich im vierten Jahrzehnt meines Lebens – genauso wie die Diäten. Ich absolvierte eine nach der anderen und handelte mir damit einen Fehlschlag nach dem anderen ein: abnehmen, zunehmen und mehr wiegen als jemals zuvor.

Auch der »langsame Stoffwechsel« kam mir in den Sinn. »Du kannst mehr essen, wenn du genug Kalorien verbrennst«, sagte ich mir. Um meinen Stoffwechsel zu beschleunigen, rannte ich wie ein angestochener Igel zehn oder zwölf Kilometer – jeden Tag, ob's regnete oder schneite.

Meine Beine setzten jede Menge Muskeln an, mein Atem ging etwas leichter – doch ich verlor kein Gramm Gewicht. Ich gab Gas, steigerte das Tempo, verlängerte die Laufstrecke und wanderte dabei durch endlose Täler des Schmerzes und der Frustration. Das Ergebnis: Nach zwei Jahren hatte sich meine Situation um keinen Millimeter verändert. Nun gut, ich nahm nicht weiter zu, wenigstens nicht viel, sondern hielt brav mein Übergewicht – von nunmehr vierzig Pfund. Und ich fragte mich, wie lange ich diese Tortur wohl durchhalten und was passieren würde, wenn ich damit aufhörte.

> Nach erneuten Fehlschlägen, redete ich mir ein, es sei völlig normal, dass man mit zunehmendem Alter »ein paar Pfund« zunimmt. Mach dir nichts daraus.

Im dritten Jahr meiner »Laufkarriere« machten meine Knie nicht mehr mit, und ich reihte mich wieder in den guten alten Teufelskreis der Diäten ein. Und die Fehlschläge ließen nicht auf sich warten.

Und ich überzeugte mich selbst: »Ich arbeite hart und ausdauernd an mir. Ich brauche Nahrung, um meine Kraft und Energie zu erhalten, und außerdem habe ich überhaupt keine Zeit für solche Kindereien.« Ich hörte nicht auf andere. »Ich bin, wie ich bin!« und »Die ganze Welt kann mich mal ...!«, war alles, was ich – im stillen Kämmerlein – dazu zu sagen hatte.

Ich zwang mich, die spitzen Bemerkungen meiner Frau über den Körper anderer Männer einfach zu ignorieren. Ich fühlte mich allein gelassen. Gedanken wie »keiner versteht mich«, »keiner liebt mich«, »keiner schätzt mich« standen bei mir auf der Tagesordnung. Bis auf wenige Momente des Widerstands konnte ich der Achterbahn der Diäten nicht entrinnen, es ging hoch hinauf – abgenommen. Dann stürzte der Wagen in ein tiefes, lang gestrecktes Tal – zugenommen, jede Menge.

> Als ich mich den Fünfzig näherte, rebellierte mein Körper.

Schmerzen in der Brust, die sich einfach nicht ignorieren ließen, zwangen mich, zum Arzt zu gehen. Der erzählte mir, was ich schon wusste. Mein Blutdruck und meine Cholesterinwerte bewegten sich in schwindelnden Höhen. Mein Gewicht stieg, und ich befand mich auf dem besten Weg, mit fünfzig einen Herzinfarkt zu erleiden. Ich musste mein Gewicht reduzieren – sofort – oder mein Körper würde die Sache selbst in die Hand nehmen.

Ich versuchte, dem Arzt meine Probleme mit den Diäten verständlich zu machen. »Sie sind so kompliziert«, erklärte ich ihm, »man muss das abwiegen, jenes abzählen. Ich will endlich mal essen, was mir schmeckt. Außerdem«, fuhr ich fort, »sind diese Diäten wirklich viel zu unflexibel. Sie berücksichtigen weder Partys noch Urlaub. Und ich esse am Wochenende anders als in der Woche. Ich möchte mich ja auch mal amüsieren.«

Der Arzt reagierte nicht, und so zog ich weiter vom Leder: »Ich beginne mit einer Diät, aber nach einer Weile ist sie nicht mehr auszuhalten. Man kann doch nicht immer und ewig diese Diätkost essen. Und wenn man damit aufhört, nimmt man wieder zu und wiegt dann mehr als jemals zuvor.«

Da der Arzt immer noch nichts sagte, schlug ich eine andere Taktik ein und fragte ihn: »Warum können manche Leute essen, was sie wollen, und bleiben dennoch schlank?«

»Stoffwechsel«, erwiderte er kurz angebunden.

»Und was heißt das?«, fragte ich ihn. »Setzt eine Diät nicht den Stoffwechsel in Gang, ganz abgesehen davon, dass er sich im Lauf der Zeit verlangsamt?«

Das beeindruckte den Arzt überhaupt nicht. »Das haben wir«, antwortete er, wobei er mit steif ausgestrecktem Zeigefinger auf die Ernährungs- und Diätpläne, die sich auf seinem Schreibtisch stapelten, wies.

»Sie sind doch Wissenschaftler. Was würden Sie empfehlen?«, raunzte er mich dann an. Und ohne meine Antwort abzuwarten, fügte er hinzu: »Und wenn Sie das nicht mögen, müssen Sie eben mit etwas Besserem daherkommen.«

Warum lud ich eigentlich meinen Frust bei diesem Arzt ab? Er konnte doch nichts dafür. Einerseits fühlte ich mich deswegen dumm und kindisch, andererseits forderte er mich heraus.

Ich war Wissenschaftler, ein erfahrener Forscher, kein hilfloses Kind, das man dem Hungertod ausgesetzt hatte. Ich könnte meinen eigenen Körper als Versuchslabor verwenden, aber ich … nein, ich war überzeugt, das sei absoluter Unsinn.

Wenn jemand eine Lösung finden könnte, dann irgendjemand anderer, nur nicht ich.

Es wäre ja Größenwahn zu denken, ich wäre in der Lage, eine Diät zu finden, die alle Dicken dieser Welt rettet. Ich musste erst einmal etwas entdecken, was mich selbst wenigstens einigermaßen rettet. Aber ich legte mich dennoch ins Zeug. Mit dem Blick eines Forschers begann ich, meinen Körper zu beobachten – meinen Hunger, meine Gier, mein Gewicht, meine Reaktion auf Nahrungsmittel, meine Müdigkeit und meinen Stress. Ich ging dabei vor, als ob ich irgendein anderes – fremdes – Phänomen untersuchen würde. Schon nach einigen Tagen wechselte ich von der Analyse- in die Testphase.

> Ich entdeckte, dass Brot, Pasta, Chips und chinesisches Essen meinen Heißhunger und mein Verlangen nach mehr schürten.

Nach dem Verspeisen dieser Nahrung fühlte ich mich für eine kurze Zeit satt, dann aber überfiel mich ein unbeschreiblicher Hunger. Gesunde oder Diätnahrungsmittel – wie Obst oder Saft – reizten mich, immer mehr davon zu essen. Hamburger verschlang ich gleich bergeweise.

> Süßigkeiten, vor allem Eiscreme, versetzten mich in einen »Kohlenhydratrausch«. Ich aß so viel und so lange davon, bis ich in eine Art Delirium tremens verfiel.

All diese Nahrungsmittel hatten eines gemeinsam: Sie waren reich an Kohlenhydraten und sie regten den Körper an, Insulin zu produzieren – das »Hungerhormon«. Langsam kam ich der Sache näher. Dann unterhielt ich mich mit meiner Frau über unsere Tochter: »Sie fühlt sich hungrig und schwach, wenn sie nicht ordentlich frühstückt«, meinte sie. Dieser Satz ging mir andauernd im Kopf herum.

> Ich frühstückte ausgiebig – Brot, Saft und Cerealien –, war aber bald schon wieder so hungrig, als ob ich gar nichts gegessen hätte.

Als ich dann wieder mal zu Erdnussbutter-Crackern griff – eine meiner vielen Zwischenmahlzeiten –, fiel es mir wie Schuppen von den Augen. Meine Tochter fühlte sich hungrig und schwach, wenn sie nicht richtig frühstückte. Aber – und hier stieß ich auf den Knackpunkt – bei mir lief das genau umgekehrt ab! Frühstückte ich ausgiebig, überfiel mich lange vor dem Mittagessen schon wieder der Hunger. Trank ich morgens nur eine Tasse Kaffee, war dies nicht der Fall. Warum um Himmelswillen frühstücke ich dann ausgiebig? Nur um für den Rest des Tages gegen den Hunger anzukämpfen?

Irgendwie erschien mir das alles ziemlich unlogisch. Ein vernünftiges Frühstück gehört schließlich zu den Grundlagen der gesunden Ernährung. Und meinem Körper sollte es gut tun, wenn ich darauf verzichte? Es ließ sich nicht leugnen: Mein Körper hielt sich nicht an die Regel, und es war allerhöchste Zeit, genauer auf ihn zu hören.

Von jetzt auf gleich begann ich mit einem Experiment: Ich aß an Stelle meines üblichen Frühstücks nur kohlenhydratarme, protein- und ballaststoffreiche Nahrungsmittel. Um elf Uhr stellte sich der erste Effekt ein: Ich fühlte mich energiegeladen und zählte – zum ersten Mal – nicht die Minuten bis zum Mittagessen. Beweiskräftig war das noch nicht. Ich dehnte meine Experiment auf das Mittagessen aus und verspeiste mehr Proteinhaltiges und mehr Salat. Das Ergebnis war eindeutig: kein Nachmittagstief, kein Heißhunger, kein Verlangen, schon mal etwas zu futtern, bevor das Abendessen auf dem Tisch stand. Mir kam das unheimlich vor. Kein Kampf? Sowohl meine Gier als auch der Kampf, dagegen anzugehen, waren verschwunden.

Als ich mein Abendessen zubereiten wollte, beschlichen mich Bedenken. Ich wusste, dass es nicht gesund ist, ausschließlich kohlenhydratarme Nahrung zu essen, auch wenn sie meine Gier verringerte und meine Energie steigerte. Und – um die Wahrheit zu sagen: Ich hatte mehr Lust auf Pasta und Knoblauchbrot als auf magere Fleischbällchen und Salat. Ich beschloss, bei dieser Abendmahlzeit Kohlenhydrate, Proteine und Gemüse zu vereinen. Sogar ein kleines Stück Käsekuchen als Nachtisch erlaubte ich mir. Mich überraschte, dass ich nach einer moderaten Portion dieses Abendessens nicht das Verlangen nach mehr hatte – das erste Mal seit Jahren. Selbst auf mein Betthupferl – ein Pfund Eiscreme – konnte ich verzichten.

> »Ich habe keine Lust auf Eiscreme«, redete ich mir ein.
> »Keine Lust? Ausgerechnet du?« fragte ich mich selbst ziemlich irritiert.

Am nächsten Morgen zeigt mir die Waage, was ich in meinen kühnsten Träumen nicht zu hoffen wagte. Ich hatte abgenommen! Wie konnte das sein? Das ist doch verrückt, nach dem Abendessen! Ein Hoffnungsschimmer tauchte auf, und ich fuhr mit meinem Experiment fort: protein- und ballaststoffreiche Nahrung zum Frühstück und Mittagessen, am Abend ein ausgewogenes Festmahl.

> Innerhalb weniger Tage verringerte sich mein ständiges Verlangen nach Essen. Meine Energie nahm zu. Mein Gewicht sank beständig!

Das ist jetzt gut zehn Jahre her. Ich wiege heute 82 Kilogramm und halte das Gewicht ohne Entbehrungen und Kämpfe. Ich ernähre mich nach unserem Programm. Nehme keine Medikamente. Mein Blutdruck und meine Blutfettwerte lassen Zwanzigjährige vor Neid erblassen. Rachael und ich essen, was uns schmeckt, ob Schlemmermahlzeiten oder Fastfood. Kein Nahrungsmittel ist verboten. Nichts wird gewogen, gezählt oder ausgetauscht. Ich hatte den Schlüssel für ein glücklicheres, längeres und gesünderes Leben gefunden!

> Nehmen Sie diesen Schlüssel, wenn Sie sich in den vorangehenden Schilderungen wiedergefunden haben. Folgen Sie unserem Programm, und auch Sie werden glücklicher und gesünder sein.

2
Kohlenhydratsucht – ein hinterlistiges Übel

Süchtig sein, bedeutet: ausgeliefert sein, versklavt sein.

Kohlenhydratsucht

Zwanghaftes, beständiges oder mit der Zeit eskalierendes Verlangen nach stärkehaltigen Nahrungsmitteln, dazu zählen Brot, Nudeln, Reis oder Kartoffeln genauso wie Chips, Popcorn, Salzstangen, Kuchen, Kekse oder Schokolade. Betroffene nehmen leicht zu und nur schwer dauerhaft ab. Diäten erweisen sich als fruchtlos, da sie zwar das Körpergewicht vorübergehend verringern, die abgenommenen Pfunde aber wieder zurückkehren. Wer unter Kohlenhydratsucht leidet, verliert – regelmäßig oder gelegentlich – die Kontrolle über seine Nahrungsaufnahme.

Die schleichende Sucht

Wenn Sie unter Kohlenhydratsucht oder Kohlenhydratempfindlichkeit leiden, werden Sie feststellen, dass die Gier nach Kohlenhydraten ebenso wie die Tendenz zur Gewichtszunahme mit jedem Lebensjahrzehnt steigt. Sie bevorzugen vielleicht auch kleine, häufigere Mahlzeiten, anstelle großer ausgedehnter Essen, und Sie nehmen kaum etwas zu sich, was auf den ersten Blick dick macht. Und dennoch nimmt man im Lauf des Älterwerdens sehr viel schneller zu als ab.

Viele Kohlenhydratsüchtige geben sich selbst die Schuld oder schieben sie auf altersbedingten »verlangsamten Stoffwechsel« ab, nicht bedenkend, dass ihr Kohlenhydratproblem ihr Essverhalten, ihr Gewicht und häufig sogar ihr das ganze Leben gnadenlos in seiner Gewalt hat.

Mit jedem Jahr, das ins Land geht, neigt Ihr Körper – durch völlig natürliche hormonelle Veränderungen – stärker dazu, die mit der Nahrung zugeführte Energie in Fett und damit in zusätzliches Gewicht umzuwandeln. Außerdem fördern Stress, tief greifende emotionale Erregung, der Verlust eines Menschen, Menopause, einige Medikamente oder das Aufhören mit dem Rauchen das Verlangen nach Kohlenhydraten oder die Tendenz Ihres Körpers, Nahrungsenergie in Fett umzuwandeln – oder beides gleichzeitig.

> Übergewichtige Kohlenhydratsüchtige essen nicht zwangsläufig mehr als schlanke Menschen, manchmal sogar eher weniger. Gewichtszunahme ist also nicht immer die Folge dauerhaften übermäßigen Essens!

Bereits seit den frühen 1940er Jahren ist bekannt, dass einige Menschen süchtig auf bestimmte Nahrungsmittel oder Nährstoffe werden können. Als erster Wissenschaftler prägte 1963 Dr. J. Kemp den Begriff »Kohlenhydratsucht«, nachdem er beobachtet hatte, dass viele übergewichtige Menschen ein auffallend starkes Verlangen nach kohlenhydratreicher Nahrung, wie stärkehaltige Produkte und Süßigkeiten, an den Tag legten. Viele Wissenschaftler folgten diesem Ansatz. Einhergehend mit der Entdeckung vieler Neurotransmitter (Botenstoffe unseres Gehirns), zum Beispiel von Serotonin, setzte eine intensive Forschungsarbeit ein über die Prozesse, die mit einer Kohlenhydratsucht in Zusammenhang stehen.

Endlich durften sich die vielen Menschen, die schon vermutet hatten, kohlenhydratsüchtig zu sein, als «legitime» Opfer dieses auf physischen Ursachen basierenden Problems betrachten. Doch in den 1980er Jahren blieben noch viele Fragen offen, vor allem die Frage, wie man diese Störung beheben könnte. Ein Problem zu erkennen ist eine Sache, es zu verstehen und zu lösen eine andere.

> **Die 7 häufigsten Anzeichen einer Kohlenhydratsucht**
>
> 1. Man kann den Genuss von stärkehaltigen Nahrungsmitteln oder Süßigkeiten nicht steuern, das heißt, man kann nicht aufhören, sie zu essen, wenn man einmal damit angefangen hat.
> 2. Man nimmt sehr viel leichter zu als andere Menschen, und die durch eine Diät verlorenen Pfunde sammeln sich schneller wieder an.
> 3. Man hat schon zwei Stunden nach einer Mahlzeit wieder Lust auf Essen.
> 4. Nach einer großen Mahlzeit fühlt man sich extrem schlapp oder müde.
> 5. Etwa zwei Stunden nach dem Essen treten Anzeichen für einen zu niedrigen Blutzuckerspiegel auf (Hypoglykämie):
>
> | | |
> |---|---|
> | Hungergefühl | Schweißausbrüche |
> | Schwächegefühl | Schwindelgefühl |
> | Müdigkeit | Verwirrtheit |
> | Kopfschmerzen | Konzentrationsmangel |
> | Reizbarkeit | Lustlosigkeit |

Ursachen der Kohlenhydratsucht

Heute wissen wir, dass Kohlenhydratsucht häufig die Folge einer übermäßigen Insulinproduktion ist. Das Hormon Insulin wird auch Hungerhormon genannt, weil es den Appetit steigern kann. Früher hat man Insulin nur mit Diabetes in Zusammenhang gebracht.

> Neuere Forschungen zeigen, dass das Hormon Insulin unseren Stoffwechsel in vielfältiger Weise beeinflusst.

Zu den vielen Aufgaben des Insulins gehört, dem Körper bei der Aufnahme und Verwertung der Nahrung zu helfen. Dies erfolgt auf dreierlei Weise:
1. Insulin »meldet«: »Hunger!« Dieses Signal veranlasst Sie, nach stärkehaltigen Nahrungsmitteln und Süßigkeiten Ausschau zu halten. Essen Sie dann davon, belohnt das Insulin Sie mit einem Gefühl der Zufriedenheit.
2. Insulin sorgt dafür, dass die Nahrungsenergie (die sich in Blutzucker umgewandelt hat) dorthin kommt, wo der Körper sie braucht. Und es signalisiert der Leber, überschüssige Energie in Blutfette (Triglyzeride) umzuwandeln, sodass es in den Fettzellen gespeichert werden kann.
3. Insulin signalisiert dem Körper, Fett zu speichern – für Zeiten, in denen Fett nicht zur Verfügung steht.

Insulin erfüllt diese Aufgaben perfekt, solange es in der richtigen – ausgewogenen – Menge im Körper vorhanden ist. Dies erklärt, warum manche Menschen nur essen, wenn sie wirklich hungrig sind, und ansonsten kein Bedürfnis haben, etwas zu essen. Ihr Körper regelt den Nahrungsbedarf von ganz alleine. Probleme mit dem Essen oder Übergewicht treten bei ihnen gar nicht auf.

Bei Kohlenhydratsüchtigen ist das Insulingleichgewicht aus den Fugen geraten. Manche der Betroffenen produzieren einfach zu viel Insulin. Sobald sie stärkehaltige Nahrungsmittel oder Süßigkeiten sehen, schmecken, riechen oder essen, wird ihr Körper regelrecht von Insulin überschwemmt. Bei anderen liegt eine Insulinresistenz vor, das bedeutet, die Fähigkeit des Insulins, Blutzucker auf die Körperzellen zu verteilen, wird außer Kraft gesetzt, sodass der Körper wahre Insulinmengen produzieren muss, um den Stoffwechsel auch nur einigermaßen in Gang zu halten. Bei manchen Kohlenhydratsüchtigen treffen beide Phänomene zusammen. Auf jeden Fall befindet sich zu viel Insulin im Blutstrom, eine Störung, die Hyperinsulinämie genannt wird.

Als Folge des überhöhten Insulingehalts des Blutes erfüllt das Insulin seine drei wichtigen Aufgaben im Übermaß.

1. Statt des natürlichen Signals »Iss eine angemessene Menge stärkehaltiger Nahrung oder Süßigkeiten!« verlieren Sie jedes Gefühl für die Menge. Sie essen von diesen Nahrungsmitteln ohne Ende und immer mehr, als Sie wollen. Und daraus entwickelt sich ein gieriges Verlangen nach diesen Lebensmitteln.
2. Statt den Blutzucker in die Zellen zu schicken, wo er gebraucht wird, und nur den Überschuss der Nahrungsenergie in Form von Fett zu speichern, stockt der Transport in die Zellen. Der reichlich vorhandene Blutzucker wird in Blutfette umgewandelt und in die Fettzellen geleitet. Die Folgen: Der Blutfettspiegel und die Tendenz zur Gewichtszunahme steigen, und/oder Anzeichen einer Unterzuckerung (Hypoglykämie) machen sich bemerkbar, zum Beispiel in Form von Kopfschmerzen, Müdigkeit, Schwächegefühl, Verwirrtheit, Lustlosigkeit, Schweißausbrüchen, Reizbarkeit, Gier, Hunger oder Heißhunger.

3. Ein Überschuss an Insulin hindert den Körper daran, Energie aus seinem eingelagerten Fett zu ziehen. Er fühlt sich vielmehr dem Hungertod nahe und »schreit« nach neuer Nahrung. Die Folgen: Abnehmen oder das Gewicht (nach einer Diät) beibehalten gelingt nicht, und die Heißhungeranfälle mehren sich.

Viele Menschen sind bereits in ihrer Jugend kohlenhydratsüchtig. Doch ein junger Körper verbrennt eher übermäßig zugeführte Kohlenhydrate. Junge neigen dazu, die Kohlenhydratsucht zu ignorieren oder herunterzuspielen. »Ich esse von dem Zeug, so viel ich will. Und nehme kein Gramm davon zu.« Wie auch immer, die meisten sitzen auf einer Zeitbombe, und im Lauf der Zeit stapeln sich die Pfunde schneller als die Jahre.

Mit dem Älterwerden zeigt sich bei jedem Menschen die natürliche – mit dem Alterungsprozess verbundene – Tendenz, Nahrungsenergie in Form von Fett zu speichern. Während mit jedem weiteren Lebensjahrzehnt die Schwierigkeiten bei der Gewichtsabnahme steigen, sinkt der Hormonspiegel. Obwohl der Insulinspiegel nicht tatsächlich sinkt, glaubt dies der Körper aufgrund des Verhältnisses zwischen den sich verringernden Wachstumshormonen und Insulin. Da er also – fälschlicherweise – einen Insulinmangel annimmt, geht er in »Fett-Produktions-Stellung«.

Jahr um Jahr sind unsere Muskeln und Organe dem Insulin ausgesetzt, und es tritt eine Art Gewöhnungseffekt ein, der sie resistent gegen Insulin macht. Mit den Jahren braucht unser Körper daher eine intensivere Insulin-»Dosis«, um den Stoffwechsel reibungslos laufen zu lassen.

Hinzu kommt, dass unser Körper mit zunehmendem Alter zu wenig Chrom aufnimmt. Dieser Nährstoff hilft dem Insulin, seine Aufgaben zu erfüllen. In der Hoffnung, diesen Mangel auszugleichen, produziert unser Körper dann mehr Insulin.

All diese natürlichen Vorgänge scheinen sich bei Kohlenhydratsüchtigen zu potenzieren und das bedeutet auf eine vereinfachte Kurzformel gebracht: mehr Insulin = mehr Fett.

> Insulin ist die Ursache für Ihre Gier nach kohlenhydratreicher Nahrung, es lenkt die Nahrungsenergie in Ihre Fettzellen, wo sie als Fett gelagert wird.

Wissenschaftliche Forschungen haben ergeben, dass Insulin bei der Entstehung einer ganzen Reihe ernsthafter Gesundheitsstörungen eine maßgebliche Rolle spielt, zum Beispiel bei Bluthochdruck, Herzinfarkt, Schlaganfall, erhöhtem Blutfettspiegel, Altersdiabetes, Gicht, einigen Krebsarten und bei Erkrankungen der Eierstöcke, zum Beispiel polyzystischen Ovarien (mehr darüber lesen Sie in Kapitel 4).

Ganz gleich, worüber wir reden, sei es nun über Gesundheitsrisiken, Sucht oder Gewichtszunahme, eines steht fest:
Die Gier nach Kohlenhydraten und ihr Verursacher – die vermehrte Insulinmenge – sind keine Frage des eigenen Willens, sondern schlicht und einfach ein biologischer Vorgang.

Wenn Sie unter Kohlenhydratsucht leiden, können Sie dafür genauso viel wie für Ihre Haar- oder Hautfarbe – präzise gesagt: genau gar nichts. Allerdings können Sie eine Menge gegen diese Gier tun. Davon wird noch ausführlich die Rede sein. Betonen wollen wir hier nur – und das mit allem Nachdruck: Das übermäßige Verlangen nach Kohlenhydraten, die Neigung (oder die Tatsache) der nicht zu steuernden Gewichtszunahme und die damit verbundenen Gesundheitsprobleme sind nicht Ihre Schuld! Es handelt sich hier nicht um einen Charakterfehler oder eine moralische Schwäche! Es ist nichts anderes als das Ergebnis nachweisbarer biologischer Vorgänge. Und das Ganze, das landläufig unter »langsamem Stoffwechsel« rangiert, hat einen neuen, präziseren Namen: Hyperinsulinämie – ein überhöhter Gehalt des für den Stoffwechsel entscheidenden Hormons Insulin im Blut. Dies erklärt, warum manche Menschen essen können, was sie wollen, ohne Gewichtszunahme, und warum sie keinerlei Gier nach Kohlenhydraten verspüren. Und warum bei anderen genau das Gegenteil eintritt. Trifft Letzteres auf Sie zu, haben Sie wahrscheinlich einen langen Leidensweg mit vielen vergeblichen Kämpfen gegen das Übergewicht hinter sich. Doch damit ist jetzt Schluss:

Das Problem ist erkannt und damit fast schon gebannt. Wir sagen Ihnen, wie Sie es schaffen – ohne Qualen.

Warum man von Sucht spricht

Manche Leute stören sich an dem Begriff »Sucht«, weil er den Einzelnen von der Verantwortung für sein Tun entbindet. Das hängt unserer Meinung nach mit den Vorurteilen zusammen, die unsere Gesellschaft manchen Essproblemen gegenüber hegt. Man glaubt nicht so recht an physisch bedingte Ursachen. Für uns als Wissenschaftler ist es wichtig zu zeigen, dass dieser Begriff durchaus zutrifft.

Die Amerikanische psychiatrische Gesellschaft führt fünf Kriterien für die Definition von Sucht oder – wie es heute gemäß der WHO (Weltgesundheitsorganisation) heißt – Abhängigkeit auf, zum Beispiel lautet der Punkt: die sich steigernde Einnahme oder Aufnahme einer Substanz (in unserem Fall sind es kohlenhydratreiche Nahrungsmittel) in größeren Mengen und über einen längeren Zeitraum hinweg, als die Person dies wünscht. Das zweite Kriterium besagt: Die Aufnahme dieser Substanz wird fortgesetzt, obwohl die betroffene Person damit aufhören oder die Aufnahme kontrolliert vornehmen möchte. Und als Drittes heißt es: Die Substanz wird weiterhin aufgenommen, obwohl der Person die massiven negativen Folgen für ihre körperliche und geistige Gesundheit sowie ihr soziales Leben bekannt und bewusst sind. Fast alle Kohlenhydratsüchtigen haben diese Kriterien am eigenen Leib erfahren, einschließlich heftiger »Entzugserscheinungen« und dem sich steigernden beziehungsweise eskalierenden Verlangen nach Kohlenhydraten. Wobei es sich nicht um ein normales Hungergefühl handelt.

»Wenn ich hungrig bin«, erklärten uns viele Betroffene, »esse ich meist irgendetwas. Dieser Hunger ist ein klares, eindeutiges Gefühl. Aber wenn ich Verlangen nach Kohlenhydrate habe, will ich nur entsprechende Nahrungsmittel essen. Ich bin vielleicht gar nicht hungrig, aber ich fühle mich so. Und dieses Gefühl ist so zwingend und drängend, dass ich erst wieder zur Ruhe komme, wenn ich meinen ›Schuss‹ genommen habe.«

Zu den Entzugserscheinungen bei der Kohlenhydratsucht zählen Gefühle der Verwirrung oder Desorientierung, Ängste, Erschöpfung, Kopfschmerzen oder Lustlosigkeit. Und viele Betroffene fühlen sich minderwertig.

> Während bei anderen Suchtformen erkannt und anerkannt wird, dass die Betroffenen von einer bestimmten Substanz geknebelt werden, erzählt man Kohlenhydratsüchtigen, ihr Problem sei eine Sache der Willenskraft.

Kohlenhydratsüchtigen wird selbst nicht bewusst, dass kohlenhydratreiche Nahrung – auf falsche Weise gegessen – sie in eine Abhängigkeit – Sucht – bringt beziehungsweise gebracht hat. Sie empfinden sich selbst »gefangen in einem Teufelskreis aus Diät, Entzug (mit Heißhunger als Begleiterscheinung), Überfressen, Gewichtszunahme und wiederum Diät«. So wird es im Bericht des Kongresses über Fettleibigkeit geschildert, der 1991 in Harvard, USA, stattfand.

Um diesen sinnlosen Kreis zu durchbrechen, müssen die Betroffenen sich erst einmal bewusst machen, dass das Entspannungsgefühl, das eintritt, wenn sie ihre Gier befriedigen, ein Nachlassen von Entzugserscheinungen ist.

> Sie müssen lernen zu verstehen, dass nicht die Inhaltsstoffe – also hier die Kohlenhydrate – der Nahrung das Wichtigste sind, sondern das, was diese Stoffe in Ihrem Körper bewirken.

Für die Betroffenen ist das nicht einfach zu bewerkstelligen, denn kohlenhydratreiche Nahrungsmittel stehen in allen möglichen Formen rund um die Uhr zur Verfügung, und jede Low-Fat-Diät schwört darauf, dass Kohlenhydrate – unbesehen – für jeden Menschen gesund sind. Doch bevor wir darauf näher eingehen, lassen Sie uns noch weiter das Thema Abhängigkeit beziehungsweise Sucht betrachten. Zu den Anzeichen einer Sucht gehört nämlich auch, wenn das Verlangen nach einer bestimmten Substanz folgende Bereiche mehr oder weniger negativ beeinflusst: die Gesundheit, das Familienleben, das soziale Leben, das Arbeitsleben, die körperliche Erscheinung und das Selbstwertgefühl, außerdem das Unvermögen der Betroffenen sich selbst zu »befreien«. Und wie bereits gesagt, liegt dem Ganzen ein physisches Ungleichgewicht zu Grunde.

Das alles mag Sie nur am Rande interessieren, aber im Hinblick auf Ihr Essverhalten, Ihr Gewicht und Ihre Gesundheit sollten Sie diese Überlegungen nicht von der Hand weisen. Einen besonderen Stellenwert für Sie bekommt das Ganze spätestens dann, wenn man Ihnen immer wieder predigt: »Dein Problem ist nur eine Sache der Willenskraft.«

> Wer den Gedanken, Sie könnten »süchtig« auf Kohlenhydrate sein, völlig ablehnt, ist meist selber nicht davon betroffen.

Diese glücklichen Menschen können stärke- beziehungsweise kohlenhydratreiche Nahrungsmittel und Süßigkeiten einfach genießen. Wenn sie mal längere Zeit kein »Leckerli« verspeist haben, gönnen sie sich eine normal große Portion davon, manchmal auch zwei (dann vielleicht mit einem Hauch an Schuldgefühl). Sie genießen es, mal wieder »richtig zugeschlagen« zu haben. Das war's dann aber auch. Ihr Essverhalten verläuft anschließend völlig normal.

Kaum einer dieser »Ich-gönn-mir-mal-was-besonders-Gutes«-Menschen kann sich vorstellen, dass nicht jeder mit so einem wunderbaren Essverhalten gesegnet ist. Kohlenhydratsüchtige können sich nun mal nicht bremsen. Je mehr sie von solchen Nahrungsmitteln essen, desto größer wird das Verlangen danach – das ist typisch für jede Sucht. Und sie genießen die Nahrung nicht, sondern empfinden eher ein Gefühl der Erleichterung, wenn sie Kohlenhydratreiches verzehren – weil sie damit Entzugserscheinungen befriedigen. Viele der Betroffenen erklären, dass ihnen die Nahrung eigentlich gar nicht schmeckt, aber sie müssen sie essen – es ist wie ein Zwang. Erklären Sie das mal Menschen, die in einem Kohlenhydratsüchtigen nichts anders sehen als einen hemmungslosen Vielfraß.

Unzählige wissenschaftliche Untersuchungen haben ergeben, dass Millionen Menschen an einer physisch bedingten Störung leiden, durch die sie nicht normal auf kohlenhydratreiche Nahrung reagieren und durch die ihr Körper die Kohlenhydrate weitaus effizienter nutzt, als dies bei anderen Menschen der Fall ist. Doch die allgemeinen, von Medien, Medizinern und Wissenschaftlern geschürten Vorurteile, die das Verhältnis zu

Der Unterschied zwischen Genuss und Sucht

Menschen, die Kohlenhydrate einfach genießen können	Menschen, für die Kohlenhydrate riskant sind
Die Wunsch nach kohlenhydratreichen Nahrungsmitteln, wie Pasta und Brot oder Süßigkeiten entsteht, weil sie lange nichts davon gegessen haben.	Der Wunsch nach kohlenhydratreichen Nahrungsmitteln, wie Pasta und Brot, oder Süßigkeiten wird zwanghaft, wenn man davon isst. Je mehr man davon isst, desto mehr will man.
Das Verspeisen kohlenhydratreicher Nahrungsmittel wird als Genuss empfunden.	Das Verspeisen kohlenhydratreicher Nahrungsmittel wird als Genuss erlebt oder als ersehnte Befriedigung eines starken Verlangens. Die wiederholte Aufnahme dieser Nahrung wird als unangenehm empfunden, man kann aber damit – regelmäßig oder gelegentlich – einfach nicht aufhören.
Die Entscheidungsfreiheit – ob man isst oder nicht – bleibt erhalten.	Die Entscheidungsfreiheit ist nur eine Illusion, die dem Betroffenen ermöglicht, nicht zugeben zu müssen, dass sein Essverhalten außer Kontrolle geraten ist. Wird ihm dies bewusst, quält er sich mit Selbstvorwürfen.
Es gibt keine oder nur wenige Schuldgefühle, weder sich selbst noch anderen gegenüber, auch wenn das »Über-die-Stränge-schlagen« von manchen Zeitgenossen als Grund zum Schämen betrachtet wird.	Die Schuldgefühle sich selbst und anderen gegenüber sind stark.

Übergewichtigen beherrschen, haben dazu beigetragen, dass wichtige wissenschaftliche Erkenntnisse über die Hintergründe der Kohlenhydratsucht nicht an die Öffentlichkeit gelangten – und ungenutzt blieben. Zwar gesteht man ein, dass der eine oder andere empfindlich auf Kohlenhydrate reagiert,

aber die Opfer einer Kohlenhydratsucht müssen folgende, offenbar nicht aus der Welt zu schaffende Kröte schlucken:
Wer kohlenhydratsüchtig ist, ist selber schuld!

Als Betroffene oder Betroffener müssen Sie jetzt sehr stark sein! Nicht etwa hinsichtlich der »Kontrolle« Ihres Essverhaltens oder Ihrer Sucht, vielmehr im Hinblick auf sich selbst. Es gibt nämlich eine Menge, was Sie tun können. Vor allem aber müssen Sie als Erstes verstehen und einsehen:
Es ist eine Sucht – es ist nicht Ihre Schuld!

Falls Sie zu jenen gehören, die nicht glauben mögen, dass sie wirklich süchtig auf kohlenhydratreiche Nahrung sind, machen Sie den Test, der im nächsten Kapitel folgt. Fällt dieser Test positiv aus, dann folgen Sie dem Grundplan, der in Kapitel 6 beschrieben wird. Nach nur einer Woche werden Sie die Befreiung von diesem scheinbar unbezwingbaren Verlangen spüren. Da sind wir uns ganz sicher! Sie werden vom Saulus zum Paulus!

Wer ist von der Sucht betroffen?

Unsere Untersuchungen haben ergeben, dass rund 75 Prozent der Übergewichtigen und etwa 40 Prozent der Normalgewichtigen kohlenhydratsüchtig sind. Andere Forscher kamen auf ähnliche Zahlen. Abweichende Ergebnisse beruhen auf der Differenzierung nach Alter, Geschlecht und ethnischer Zugehörigkeit der untersuchten Personen.

Eines ist klar: Millionen Menschen sind kohlenhydratsüchtig, und ihr Problem bleibt oft genug unerkannt und wird daher natürlich auch nicht behandelt. Doch wie viele Menschen unter dieser »stillen Epidemie« leiden, spielt eigentlich keine Rolle. Nur Ihr Befinden, Ihre Gieranfälle und Ihre Kämpfe zählen und müssen ernst genommen werden. Und die Ursache muss festgestellt und benannt werden!

> Wie viele Menschen das gleiche Problem haben wie Sie, ist unwichtig, ausschlaggebend ist, dass Sie ein Recht auf Hilfe haben und keiner Ihnen die Schuld in die Schuhe schieben darf.

Klärende Fragen

Lassen Sie uns jetzt noch einige häufig gestellte Fragen klären:
»*Warum kann ich heute nicht mehr das essen, was ich in meiner Jugend locker verputzt habe, ohne an Gewicht zuzulegen?*«

Das hängt mit der natürlichen Veränderung Ihres Stoffwechsels zusammen und ist ein weiteres Beispiel für den Einfluss des Insulins. Sie essen vielleicht nicht mehr oder nicht weniger als in Ihrer Jugend, doch Ihr Körper ist erwachsen geworden. Die Wachstumshormone, die dafür sorgen, dass bei jungen Menschen die Nahrungsenergie möglichst optimal für die Entwicklung der Muskeln und Organe genutzt wird, verringern sich im Lauf des Älterwerdens. Gleichzeitig werden die Muskeln und Organe weniger »empfänglich« für Insulin, das ja für die Verteilung von Nahrungsenergie (Blutzucker) sorgt, sodass für deren Speicherung vorwiegend die Fettzellen angesteuert werden. Daher neigt der älter werdende Körper eher zur Gewichtszunahme.

Kommen zu diesem natürlichen Prozess noch andere Faktoren, die eine Insulinproduktion fördern, hinzu, muss man sich nicht wundern, wenn sich dies auf das Gewicht niederschlägt.

Solche Faktoren sind Stress in der Beziehung oder am Arbeitsplatz, finanzielle oder persönliche Probleme, Todesfälle, Medikamente, insbesondere die unkontrollierte Einnahme frei verkäuflicher Mittel, Menopause, Hormonersatztherapie, Arbeitsplatzwechsel oder -verlust, Zahnprobleme oder das Aufgeben des Rauchens.

> Wenn sich plötzlich die Pfunde von ganz alleine vermehren, ist dies ein natürlicher Vorgang, der allerdings nicht zwangsläufig erfolgt.

Also keine Panik. Wir beide, die Autoren, sind jetzt – in unseren Fünfzigern – so schlank, wie wir es als Zwanzig- oder Dreißigjährige niemals waren. Und dabei essen wir, was uns schmeckt. Und so geht es vielen, die unserem Programm, über das Sie in den folgenden Kapiteln mehr erfahren, gefolgt sind. Man kann in jedem Alter einen schlanken und gesunden Körper haben. Sie auch.

> Lesen Sie einfach nur weiter. Entspannen Sie sich!
> Wir werden Sie Schritt für Schritt begleiten.

3
Sind Sie kohlenhydratsüchtig?

*Wenn man die richtige Diagnose stellt,
ist die Behandlung einfach.*

J. BURNS AMBERSON, 1890

Der Test und wozu er gut ist

Dieser Test soll Ihnen helfen herauszufinden, ob Sie tatsächlich kohlenhydratsüchtig sind, sei es nun seit Jahren oder aufgrund von Stress, Raucherentwöhnung, Menopause oder eines Wechsels in der Lebensweise.

> Unser Ernährungsprogramm ist keine Einheitsdiät, sondern bekämpft gezielt die Ursachen Ihrer Gier und Ihres Übergewichts.

Bei einer Jedermanns- oder Einheitsdiät geht man davon aus, dass das Abnehmen hauptsächlich eine Willensfrage ist. Und weil diese Diäten nicht die Ursache bekämpfen, geben sie immer wieder die gleichen Empfehlungen, die immer und immer wieder zum Misserfolg führen.

Wie bei jeder Behandlung, die darauf ausgerichtet ist, die Ursache einer physischen Störung zu beseitigen, muss man erst einmal checken, ob Sie tatsächlich zu denen gehören, denen unser Programm helfen kann. Unser Test basiert auf verschiedenen wissenschaftlichen und eigenen Erkenntnissen der letzten zehn Jahre, aber er ist besser als jeder teure Bluttest. Sein Ergebnis zeigt, ob Sie unter postprandial reaktiver Hyperinsulinämie leiden, das ist der Fachausdruck für Kohlenhydratabhängigkeit oder Kohlenhydratsucht.

> Anhand eines einfachen Bluttestes lässt sich nicht feststellen, ob Sie kohlenhydratabhängig sind.

Wenn Sie unter Kohlenhydratsucht leiden, produziert Ihr Körper zu viel Insulin oder kann das Insulin in Ihrem Blutstrom nicht nutzen. Dieses Ungleichgewicht in Ihrem Insulinhaushalt tritt auf, nachdem Sie kohlenhydratreiche Nahrung zu sich genommen haben. Wenn Sie mit nüchternem Magen einen Bluttest durchführen lassen (wie das bei einfachen Tests üblich ist), wird man diesen anormalen – postprandial (nach der Nahrungszufuhr) erfolgten Anstieg des Insulins, der auf eine Kohlenhydratsucht hinweist, nicht feststellen. Einen entsprechenden Bericht über unsere eigenen Forschungen zu diesem Thema haben wir 1994 und 1995 auf dem jährlichen Kongress der Amerikanischen Gesellschaft für Ernährung vorgetragen.

> Der von uns entwickelte Test gibt Ihnen Gewissheit, ob Sie zu den Betroffenen gehören oder nicht. Er dauert nur ein paar Minuten.

Testanleitung

1. Machen Sie den Test alleine und an einem Platz, an dem Sie völlig ungestört sind.
2. Antworten Sie mit Ja, wenn der Sachverhalt in der Regel auf Sie zutrifft, mit Nein, wenn dies nicht überwiegend der Fall ist.
3. Beantworten Sie jede Frage. Falls Sie nicht sicher sind, ob Sie mit Ja oder Nein antworten sollen, weil es mal zutrifft, mal nicht, antworten Sie mit Ja, wenn es häufiger vorkommt.
4. Beantworten Sie jede Frage, als ob sie für sich stände. Lassen Sie sich nicht irritieren, wenn eine Antwort anscheinend der anderen widerspricht. Ein Mensch lässt sich nicht mit Ja-Nein-Fragen abhaken, daher berücksichtigt der Test die Komplexität des Menschen und die daraus resultierende Vielfalt der Antwortmöglichkeiten.
5. Denken Sie bei den Antworten bitte weder an eine Diät noch an Ihr Essverhalten, geschweige denn an Ihr Gewicht. Wir brauchen Ihre spontanen, ursprünglichen Antworten, wir wollen nicht wissen, wie gut Sie sich unter Kontrolle haben.

Dies ist Ihr ganz persönlicher Test! Sie brauchen sich für nichts zu entschuldigen und niemandem Ihre Antworten erklären! Und der Test ist so konstruiert, dass er persönlichen Einschätzungen Rechnung trägt. Sie müssen sich also nicht krampfhaft um »richtige« Antworten bemühen. Das Ergebnis wird nicht durch eine Schätzung – auch nicht durch zwei oder drei – verfälscht. Seien Sie einfach nur so ehrlich wie irgend möglich.

Der Kohlenhydratsucht-Test

Frage   *Ja*   *Nein*

1. Nach einem vollständigen Frühstück bin ich eher vor dem Mittagessen hungrig, als wenn ich nichts gegessen oder nur einen Kaffee getrunken habe. ☐ ☐
2. Ich werde am frühen Nachmittag müde oder hungrig. ☐ ☐
3. Nach einer großen Mahlzeit fühle ich mich schlapp oder müde. ☐ ☐
4. Ich unterlasse manchmal Tätigkeiten oder Unternehmungen, die für den Abend geplant waren, weil ich nach dem Abendessen dafür zu müde bin. ☐ ☐
5. Mit fällt es schwer, mit dem Essen von kohlenhydratreichen Nahrungsmitteln oder Süßigkeiten aufzuhören, und ich komme besser zurecht, wenn ich gar nichts davon esse. ☐ ☐
6. Etwa zwei Stunden nach dem Essen werde ich manchmal müde, hungrig, gereizt, unkonzentriert und lustlos, oder ich bekomme Kopfschmerzen. Wenn ich dann etwas esse, fühle ich mich manchmal besser. ☐ ☐
7. Stress animiert mich zum Essen, sofort oder nach dem Stress hakt irgendetwas aus. ☐ ☐
8. In den meisten Nahrungsmitteln, die ich esse, sind Haushaltszucker, Fruchtzucker (Fruktose) oder künstliche Süßungsmittel enthalten. ☐ ☐
9. Je älter ich werde, umso leichter nehme ich zu. ☐ ☐
10. Mehr als einer meiner Blutsverwandten ist übergewichtig. ☐ ☐

Frage   *Ja Nein*

11. Ich bin nicht sehr aktiv.   ☐ ☐
12. Ich stehe häufig zu Hause oder am Arbeitsplatz unter Stress.   ☐ ☐
13. Ich leide unter einer oder mehreren der folgenden Gesundheitsstörungen: Bluthochdruck, hohen Blutfettwerten (hohe Werte bei Gesamtcholesterin und Triglyzeriden, niedrige HDL- und hohe LDL-Werte), Typ-II-Diabetes-mellitus (nicht-insulinabhängiger Diabetes).   ☐ ☐
14. Ein Elternteil leidet oder beide Eltern leiden unter einer oder mehreren der folgenden Gesundheitsstörungen: Bluthochdruck, hohen Blutfettwerten (hohe Werte bei Gesamtcholesterin und Triglyzeriden, niedrige HDL- und hohe LDL-Werte), Typ-II-Diabetes-mellitus (nicht-insulinabhängiger Diabetes), Herzerkrankungen, Artheriosklerose, Gefäßerkrankungen oder hatte(n) einenHerzinfarkt.   ☐ ☐
15. Ich mache eine Hormonersatztherapie und/oder nehme regelmäßig Abführmittel, ein oder verschriebene beziehungsweise frei verkäufliche Mittel gegen eine oder mehrere der folgenden Gesund-heitsstörungen: Bluthochdruck, hohe Blutfett-werte (hohe Werte bei Gesamtcholesterin und Triglyzeriden, niedrige HDL- und hohe LDL-Werte), Typ-II-Diabetes-mellitus (nicht-insulin-abhängiger Diabetes), Wasseransammlung, Sodbrennen oder Verdauungsstörungen.   ☐ ☐

Testauswertung

Um zu Ihrem Ergebnis zu kommen, setzen Sie für jede Ja-Antwort die entsprechenden nachfolgend angegebenen Punktwerte ein. Die Werte für die einzelnen Fragen sind unterschiedlich in Abhängigkeit von der Aussagekraft hinsichtlich einer Kohlenhydratsucht. Je höher der Wert einer Frage, desto stärker weist er auf eine Abhängigkeit hin.

Frage	*Wert/Punkte*
1	6
2	2
3	1
4	4
5	5
6	3
7	3
8	1
9	3
10	3
11	3
12	3
13	5
14	4
15	4
	50

Zur Auswertung: Kreuzen Sie die Ja-Antworten an, und zählen Sie die Punkte zusammen.

Was das Ergebnis Ihnen sagt

Anzahl der Punkte	Auswertung
13 oder weniger	zweifelhaft, ob eine Kohlenhydratsucht vorliegt
14 bis 22	leichte Kohlenhydratsucht
23 bis 35	mäßige Kohlenhydratsucht
36 bis 50	schwere Kohlenhydratsucht

Zweifelhaft, ob eine Kohlenhydratsucht vorliegt

Wenn Sie Probleme mit Ihrem Essverhalten oder Gewicht haben, hängt dies wahrscheinlich nicht mit einem Ungleichgewicht in Ihrem Insulinhaushalt zusammen. Sie sollten mit Ihrem Arzt zusammen nach anderen Ursachen suchen. Das heißt aber nicht, dass Sie unserem Ernährungsprogramm nicht folgen können. Viele Menschen haben das Programm dazu genutzt, auf leichte Weise ihr Wunschgewicht zu erreichen.

Leichte Kohlenhydratsucht

Ihre Hunger- oder Fressanfälle und Ihre Gewichtsprobleme beruhen wahrscheinlich auf einer physischen Störung, die zwar spürbar, aber nicht so sehr schwer ist. Eine zeitweise übermäßige Insulinproduktion und/oder mangelhafte Insulinverwertung lässt sie manchmal die Kontrolle über Ihr Essen verlieren. Sie essen zeitweise mehr kohlenhydratreiche Nahrung und Süßigkeiten, als Sie eigentlich wollen. Sehr fetthaltige und zugleich kohlenhydratreiche Nahrungsmittel, wie Eiscreme, Schokolade oder Pizza, fördern diese Anfälle.

Auch Müdigkeit, Stress, Aufregung oder Langeweile können die Auslöser für unkontrolliertes Essverhalten sein. Vielleicht wollen Sie sich mit etwas Essbarem belohnen, vor allem, wenn Ihnen die Zeit für Vergnügungen oder Entspannung fehlt. Oder Sie lassen sich vom Anblick und Duft von Gerichten zum Essen verführen, auch wenn Sie sich sonst gut unter Kontrolle haben. Vielleicht essen Sie auch nur für Ihr Leben gern.

Wie auch immer, Ihr Testergebnis lässt auf eine hormonelle Schwäche schließen, die sich unter Umständen zu einer folgenreichen Kohlenhydratsucht entwickeln kann. Suchtfördernde Faktoren sind zum Beispiel extremer Stress, das Rauchenaufgeben, Menopause, Schwangerschaft oder bestimmte Medikamente. Oder das latente Ungleichgewicht wächst sich ganz einfach aus, wenn Sie älter werden.

Auch wenn Ihr Gewicht Ihnen jetzt noch keine Sorgen macht, möchten Sie vielleicht aus Gesundheitsgründen ein paar Pfund abnehmen oder einfach, weil Sie besser aussehen möchten. Sie versuchen dies dann eventuell mit einer der üblichen Diäten, bei der Sie Kalorien oder Fettgramme zählen oder nur bestimmte Nahrungsmittel essen sollen. Und Sie sagen sich, mit ein bisschen gutem Willen müsste das doch zu schaffen sein. Und Sie wundern sich dann, dass sich kein Langzeiterfolg einstellt. Ausreden gibt es dann viele: Sie haben nicht energisch genug den Diätplan eingehalten, oder es war der falsche Moment für die Abspeckkur. Häufig lügt man sich dann auch in die eigene Tasche, indem man sich selbst »überredet«, die paar Pfunde zu viel lohnen nicht, sich den Qualen einer Diät zu unterziehen.

Vergessen Sie das alles am besten. Ihr Ergebnis weist auf eine versteckte hormonelle Störung hin, die Sie mit unserem Ernährungsprogramm gut in den Griff bekommen. Das heißt, die Tendenz zu Fressanfällen und Gewichtszunahme wird im Keim erstickt und gefährdet Sie nicht, wenn Sie in kohlenhydratsuchtfördernde Situationen geraten. Sie können außerdem ohne Probleme abnehmen und dabei essen, was Ihnen schmeckt. Nichts zwingt Sie mehr zwischen einem glücklichen und gesunden Leben zu wählen.

Mäßige Kohlenhydratsucht

Ihre Hungeranfälle und Gier nach Kohlenhydraten können sich mit der Zeit erheblich steigern. Wahrscheinlich haben Sie in der Vergangenheit mit Diäten keine grandiosen Erfolge erzielt. Wobei Sie weniger dem Diätprogramm als sich selbst die Schuld gegeben haben. Sie haben versucht, sich von den Nahrungsmitteln, auf die Sie einen schier unbezwingbaren Appetit hatten, fern zu halten oder insgesamt nur die Hälfte zu essen. Bestimmte Situationen – Raucherentwöhnung, Menopause, Erschöpfung oder einfach das Älterwerden boykottieren Ihre Bemühungen, Ihr Essverhalten und Ihr Gewicht unter Kontrolle zu halten. Übermenschliche Anstrengungen werden nur mit einem geringen Gewichtsverlust belohnt. Sie kämpfen einen aussichtslosen Kampf, denn die Ursache für Ihre Probleme liegt in einer mit dem Willen nicht bezwingbaren physischen Störung.

Durch oben genannte Situationen oder die Einnahme von bestimmten Medikamenten, durch Krankheit oder Todesfälle und vieles mehr kann Ihr Insulinhaushalt stärker aus dem Tritt geraten. Dies wiederum steigert die Gier nach Kohlenhydraten und die Gewichtszunahme. Ihre Nahrung, der Stress durch Schuldgefühle, alles kann das Problem verschlimmern.

Unser Ernährungsprogramm kann Sie schneller, als Sie denken, auf einen glücklicheren Weg führen. Übermäßiges oder unbezwingbares Verlangen nach kohlenhydratreicher Nahrung und Süßigkeiten werden innerhalb weniger Tage verschwinden. In dem Maße, in dem sich Ihr Insulinspiegel normalisiert und Ihr Stoffwechsel einwandfrei läuft, werden Sie sich wohler fühlen; ihre Energie nimmt zu, Lustlosigkeit wird durch

Motivation ersetzt, und Sie denken viel klarer. Ihre Schuldgefühle verschwinden, weil Sie in der Lage sind, Ihr Gewicht dauerhaft zu korrigieren und sich von Zwängen beim Essen zu befreien.

Schwere Kohlenhydratsucht

Das Ergebnis zeigt, dass Ihr Essverhalten und Ihr Gewicht massiv von einer hormonellen Störung beeinflusst werden. Die Folgen wirken sich negativ auf Ihre Gesundheit und Ihr seelisches Wohlbefinden aus. Während Sie in Ihrer Jugend noch einigermaßen problemlos kohlenhydratreiche Nahrung verkraftet haben, schlägt sie sich mit den fortschreitenden Jahren in Form von anwachsendem Körpergewicht nieder.

Übliche Diäten sind bei Ihnen von vornherein zum Scheitern verurteilt. Mögen sie dank Ihrer Willenskraft zeitweise geholfen haben, so leisteten sie zugleich einen Beitrag zur Verschlimmerung Ihrer Probleme – dem unbezwingbaren Verlangen nach Kohlenhydraten und der Gewichtszunahme.

Wenn Ihr Blutzuckerspiegel sehr hoch steigt und dann fällt, treten Stimmungsschwankungen, Reizbarkeit, Nervosität, Ängste, Müdigkeit und Lustlosigkeit bei Ihnen zu Tage. Sie fühlen sich vielleicht wie in einer Nebelbank eingeschlossen, sind unfähig, auszubrechen, klar zu denken oder Ihr Leben in den Griff zu bekommen. Hoffnung auf Hilfe scheint es nicht zu geben. Resignation macht sich breit. Und Sie denken, dass das alles ist, was das Leben Ihnen zu bieten hat. Aber dennoch glüht in Ihnen ein kleines Überlebensflämmchen, das Sie nicht aufgeben lässt.

Menschen mit schwerer Kohlenhydratsucht verstecken ihre Gefühle oder lehnen es ab, über ihre Verzweiflung und ihren Schmerz zu reden. Sie scheinen sich gegen Hilfsangebote von Freunden oder der Familie zu wehren. In Wahrheit aber sind sie einfach des Kampfes und der wiederholten Fehlschläge müde. Sie werden von anderen, vor allem auch von Ärzten, als potenzielle Selbstmörder beschimpft. Dabei liegt ihnen nichts ferner als das. Nur Betroffene wissen, wie hart sie ums Überleben kämpfen.

Speziell für Sie als kohlenhydratabhängigen Menschen wurde unser Ernährungsprogramm gemacht. Es dient dazu, auf die Ursachen Ihrer Gier und Ihres Übergewichts Einfluss zu nehmen. Und es ist keine Diät mit Entzugserscheinungen und anderen Qualen. Es korrigiert eine hormonelle Störung, die Ihr Essverhalten und Ihr Gewicht aus dem Tritt gebracht hat. Viele »Stolpersteine« – wie Medikamente, Menopause oder einfach das Älterwerden – haben aus einer mäßigen Kohlenhydratsucht im Lauf der Zeit eine schwere gemacht. Unser Ernährungsprogramm führt Sie zu einem Stoffwechsel, der Sie auf ein vernünftiges Gewicht bringt und dort auch hält. Es ebnet Ihnen den Weg in eine glücklichere Zukunft, die für Sie schon morgen beginnen kann.

4

Über Auslöser und Zeitbomben

*Für jede Krankheit gibt es eine Ursache,
für jede Ursache ein Mittel.*
DR. HENRY SIGERIST, 1934

Warum Ihr Körper aus dem Ruder läuft

In Ihrem Körper arbeiten zwei lebenserhaltende Systeme, die auf verschiedenen – oft gegensätzlichen Wegen – Ihre Lebensfunktionen in Schwung halten.

Das eine System sorgt dafür, dass Ihre Nahrung in Energie umgewandelt und für jede Zelle Ihres Körpers – bedarfsgerecht – nutzbar gemacht wird. Das hält Sie am Leben und verleiht Ihnen Ihre Kondition.

Das andere System ist eifrig bemüht, für die Zukunft zu sorgen, indem es Fett in Ihrem Körper speichert, um Sie auch in nahrungslosen Zeiten mit Energie beliefern zu können.

Insulin und Glukagon – gemeinsam gegeneinander

Unter normalen Umständen arbeiten diese beiden Systeme harmonisch zusammen. Wie schon erklärt, ist Insulin das »Hungerhormon«, das freigesetzt wird, wenn Sie kohlenhydratreiche

Nahrung oder Süßigkeiten essen. Insulin weckt in Ihnen das Bedürfnis, diese Lebensmittel zu verspeisen, indem es Ihnen »vermittelt«, dass diese Sachen gut schmecken. Ein großer Teil dieser Nahrung wird in Blutzucker abgebaut, den das Insulin überall dorthin in den Körper schickt, wo er gebraucht wird. Und es signalisiert der Leber, überschüssigen Blutzucker in Blutfette (Triglyzeride) umzuwandeln, die dann in Ihren Fettzellen gespeichert werden. Und das Insulin kann »befehlen«, dass das Fett in den Zellen bleibt, bis es später einmal gebraucht wird. Nach getaner Arbeit ist das Insulin »abgenutzt«, und der Insulingehalt im Blut verringert sich, wenn Sie keine weitere Nahrung zu sich nehmen.

Nun tritt ein zweites Hormon in Aktion: Glukagon. Seine Aufgabe ist es, die Nahrungsenergie, die in Form von Fett in den Fettzellen lagert, bei Bedarf – wenn keine Nahrung zur Verfügung steht – loszueisen und zum Verbrennen in die Muskeln und Organe zu befördern.

So lange diese beiden wichtigen Hormone im Gleichgewicht sind, funktioniert alles bestens. Doch wie viele Forscher berichten, sind Insulin und Glukagon keine gleichwertigen Partner. Sobald Insulin in ausreichender Menge vorhanden ist, sieht das Glukagon keinen Anlass, seine »fettverbrauchende« Arbeit zu verrichten.

> Eine übermäßige Insulinmenge ist verantwortlich für nahezu alle Ess- und Gewichtsprobleme, die Kohlenhydratsüchtige haben.

Bei Kohlenhydratsüchtigen läuft das Insulin aus dem Ruder. Es beginnt damit, dass es Ihnen das Gefühl vermittelt, wie gut kohlenhydratreiche Nahrung und Süßigkeiten schmecken. Je mehr Insulin vorhanden ist, desto stärker empfinden Sie dieses Gefühl, also essen Sie weiter.

Ihre Organe und Muskeln schützen sich vor einer Insulinüberschwemmung, indem Sie dichtmachen und die Nahrungsenergie in Form von Blutzucker nicht mehr aufnehmen. Man spricht dann von Insulinresistenz. Wenn aber nicht genügend Blutzucker abtransportiert und verwertet wird, funkt das Insulin der Leber, doch bloß diese Riesenmengen an Blutzucker zu entsorgen, also in Fett umzuwandeln.

Der erste Vorgang – die Insulinresistenz – erklärt, warum Kohlenhydratabhängige schnell müde werden (weil der Blutzucker dort fehlt, wo er gebraucht wird). Und durch den zweiten Vorgang – Umwandlung von Blutzucker in Fett und dessen Lagerung – wird nachvollziehbar, warum dann Betroffene im Nu zunehmen, auch wenn sie wenig essen.

Eine gewisse Insulinresistenz gehört zum natürlichen Alterungsprozess. Daher nimmt man in späteren Lebensjahren schneller zu als in jungen Jahren.

> Insulin kann zu viel Blutzucker zu schnell aus dem Blutstrom schwemmen, was zu einem zu niedrigen Blutzuckerspiegel führt (Hypoglykämie).

Die Symptome von Hypoglykämie sind Kraftlosigkeit, Müdigkeit, Zittern, Schwitzen, Konzentrationsschwierigkeiten und Kopfschmerzen. Kohlenhydratsüchtigen sind diese Symptome, die nach dem Essen auftreten, bekannt. Sie bilden sich das nicht ein, sondern es sind klare Anzeichen, dass der Körper die Nahrungsenergie nicht in der notwendigen Weise verarbeitet. Einhergeht die Tendenz zur schnellen Gewichtszunahme.

> Wenn es schwierig für Sie ist, kontinuierlich abzunehmen oder Ihr Gewicht zu halten, dann wird das Hormon Glukagon von übermäßig vorhandenem Insulin gehindert, gespeicherte Nahrungsenergie – Fett – zu verbrennen.

Diese Tyrannei des Insulins lässt sich mit Hilfe unseres Ernährungsprogramms unterbinden.

Ihr Überlebensgen

Um zu verstehen, warum Ihr Körper mehr Insulin produziert als der anderer Menschen, werfen wir einen Blick auf Ihre Gene. Doch keine Sorge, Ihr Körper besitzt keinerlei Makel! Er arbeitet perfekt – wie vor Jahrmillionen. Allerdings ist er auch schon so lange darauf gedrillt, Fett für Hungerzeiten zu speichern. Unsere Vorfahren lebten in Zeiten, in denen kohlenhydratreiche Nahrung selten vorkam. Fanden sie dann mal Früchte oder wildes Getreide, »befahl« ihnen der beim Essen steigende Insulinspiegel, große Mengen von dieser lebenswichtigen Rarität zu verspeisen. So wurden die oben beschriebenen lebenserhaltenden Prozesse gesichert.

> Forscher machen ein »Überlebensgen« für die übermäßige Insulinproduktion verantwortlich.

Viele Forscher sehen in diesem »Überlebensgen« ein Überbleibsel aus prähistorischer Zeit. Damals entschied es über Leben und Tod. Heute brauchen wir es nicht mehr. Der Körper bekommt ausreichend Nahrung, sodass dieses Gen nur das Risiko für Übergewicht und Gesundheitsstörungen steigert.

Doch was nutzt uns das Wissen über dieses Gen? Sehr viel. Weil sich die Botschaften unseres Körpers geändert haben, müssen wir lernen, genauer auf ihn zu hören.

Was Sie und Ihr Körper können und was nicht

Viele Menschen versuchen, mit Willenskraft Ihre Kohlenhydratsucht zu überwinden. Doch dies ist ein aussichtsloser Kampf, denn früher oder später wird die Natur siegen. Gegen eine übermäßige Insulinproduktion, die Ursache der Sucht, erweist sich Willenskraft als stumpfe Waffe. Sie verlangen etwas von Ihrem Körper, was er nicht kann, nämlich durch Willen und Selbstdisziplin eine genetisch bedingte Disposition, die Sie von Ihren Eltern geerbt haben, zu verändern. Diese »Erbschaft« müssen Sie nicht zwingend antreten, doch sie wartet nur auf eine günstige Gelegenheit, sich in Ihrem Leben breit zu machen. Und gegen diese Gelegenheit, sprich diesen Auslöser, können Sie viel tun!

Die Kohlenhydratzufuhr sinnvoll beeinflussen

Einer der stärksten Auslöser der Kohlenhydratsucht ist die dauernde Zufuhr von kohlenhydratreicher Nahrung. Was mit dieser Nahrung in Ihrem Körper passiert und wie das Insulin arbeitet, haben Sie in den vorangehenden Abschnitten gelesen. Natürlich sollen Sie nicht auf Kohlenhydrate verzichten. Das bekäme Ihnen schlecht. Doch anstatt dauernd und dauernd mit großen Kohlenhydratmengen die mit dem Insulin verbundenen Prozesse anzuheizen, sollten Sie zu ausgewogener Nahrung greifen. Und das heißt: Proteine und Ballaststoffe im richtigen Verhältnis zu Kohlenhydraten. Dann können Sie so ziemlich alles essen, was Ihnen schmeckt (es sei denn, es gibt abweichende Anweisungen Ihres Arztes). Wie das funktioniert, erfahren Sie in den folgenden Kapiteln.

Auf Süßungsmittel achten

Zuckerersatzmittel führen Ihrem Körper zwar wenig Kalorien zu, sie können aber durchaus die Kohlenhydratsucht mit all ihren Folgen fördern. Der Grund dafür: Schmeckt etwas süß, denkt Ihr Körper, es sei Zucker. Und darauf reagiert er mit der Freisetzung von Insulin. Und sind Sie disponiert, übermäßig viel Insulin zu produzieren, kann alles, was süß ist, Ihre Gier und Gewichtszunahme steigern. Völlig unabhängig vom Kaloriengehalt des Süßen.

> Wenn Sie glauben, Diät-Getränke, Kaugummi ohne Zucker oder Ähnliches könne Ihrer Gewichtsabnahme nichts anhaben, sind Sie auf dem Holzweg.

Dies trifft auch auf Fruchtzucker (Fruktose) und andere für die üblichen Diäten akzeptablen Süßungsmittel zu. Bitte vergessen Sie das nie: Alles, was süß schmeckt, kann Auslöser einer Insulinproduktion sein und damit auch ein Auslöser Ihrer Sucht.

Auf Glutamate achten

Glutamate (Geschmacksverstärker) sind in vielen Fertigprodukten enthalten, zum Beispiel Suppen, Instant-Brühen, Saucen, Salatdressings, Dips sowie Fleisch oder Fisch in Dosen, außerdem in vielen Fastfood-Gerichten. Aus der chinesischen Küche sind sie nicht wegzudenken.

Es gibt sehr viele unterschiedliche Glutamate. Auf Fertigprodukten müssen sie auf der Zutatenliste stehen. Essen Sie im Restaurant, sollten Sie ausdrücklich nach absolut glutamatfreien Gerichten fragen.

Manche Menschen reagieren allergisch auf Glutamate. Symptome sind unter anderem Kopfschmerzen, Übelkeit und geschwollene Beine. Bei Kohlenhydratsüchtigen machen sich Glutamate durch Fressanfälle und Stagnation der Gewichtsabnahme bemerkbar. Im Rahmen unserer Forschung haben wir bei Kohlenhydratsüchtigen folgende Reaktionen auf Glutamate festgestellt: Gewichtszunahme (ein bis zwei Kilogramm an einem Tag), Wasseransammlung, Reizbarkeit, Müdigkeit, Lustlosigkeit, starkes Verlangen nach kohlenhydratreichen Nahrungsmitteln und ein Verlangen nach dem kurz zuvor verspeisten Essen, das Glutamat enthielt.

Laborversuche haben ergeben, dass Glutamate, die Gehirnzentren, die für das Gefühl für Hunger und Gewicht zuständig sind, beeinflussen. Während noch nach den Zusammenhängen geforscht wird, haben wir wenig Zweifel, dass Glutamate zu den Auslösern einer Kohlenhydratsucht gehören.

Marcelles Geschichte

»Ich hatte immer eine Vorliebe für chinesisches Essen.« So begann Marcelle ihren Brief. Und sie fuhr fort: »Als mein Mann noch lebte, kochte ich jeden Tag irgendeine gesunde Mahlzeit für ihn. Chinesisches Essen schmeckte ihm nicht. Nach seinem Tod – ich war siebenundsechzig – hatte ich keine Lust, für mich alleine zu kochen. Warum sollte ich jetzt nicht essen, was mir schmeckte. Innerhalb weniger Wochen ging ich dazu über, mir vier- oder fünfmal in der Woche chinesisches Essen kommen zu lassen. Der reine Genuss! Ich fand das Essen auch völlig in Ordnung, viel Gemüse und Proteine, wenig Fett. Und trotzdem nahm ich zu – ohne Ende.«
Sie bestellte immer glutamatfreie Gerichte, weil sie auf Glutamate schon mal empfindlich reagiert hatte. Als sie dann unsere Fernsehsendung sah, in der wir über Glutamate sprachen, kam sie aus dem Staunen nicht mehr heraus.
»Mir blieb der Mund offen stehen, als ich hörte, dass in Soja- und

> Teriyakisauce von Haus aus Glutamate enthalten sind. Und das dies bei einem Drittel aller Restaurantessen ebenfalls so ist«, schrieb sie in ihrem Brief. Sie erzählte dann, dass ihr selbst zubereitetes chinesisches Essen lange nicht so gut schmecken würde wie das aus dem Restaurant. Und dass ihr gieriges Essverhalten und ihre Gewichtsprobleme nach dem Tod ihres Mannes eskalierten. »Ich habe das auf psychisch bedingte Ursachen zurückgeführt, Essen, um den Kummer besser verkraften zu können. Aber nun kapiere ich, dass eine Chemikalie mich angetrieben hat, mehr und mehr zu essen und dass sie mich süchtig gemacht hat.«
>
> Marcelle kehrte zu ihren selbst zubereiteten Mahlzeiten zurück und mied Glutamate konsequent. Nach einigen Monaten schrieb sie uns: »Ich habe über zwanzig Kilo verloren und fühle mich wie neugeboren!«

Stress abbauen

Wenn Sie Stress ausgesetzt sind – gutem wie schlechtem –, schüttet Ihr Körper Stresshormone aus. Einige davon können Ihren Körper zu einer Insulinüberproduktion veranlassen. Zwar gibt es Unterschiede bei den physischen Reaktionen auf mäßigen, aber lang andauernden Stress, und kurzzeitigen Hochstress, doch beides kann den Insulinspiegel in die Höhe treiben und Suchtverhalten sowie Gewichtszunahme fördern.

Extremer Stress kann zu einem Chrommangel führen. Chrom ist äußerst wichtig für die Regulierung des Blutzuckerspiegels. Einen Mangel versucht der Körper durch Freisetzung von zusätzlichem Insulin auszugleichen. Und damit wird die Gier nach Kohlenhydraten gefördert. Und das passiert, ganz gleich, ob der Stress durch ein freudiges oder trauriges Ereignis hervorgerufen wurde. Wie Sie mit diesem Problem umgehen können, erfahren Sie gleich.

Auf Medikamente achten

Es gibt eine ganze Reihe von Medikamenten, vom Arzt verordnete und frei verkäufliche, die den Insulinspiegel – suchtfördernd – steigen lassen. Dazu gehören zum Beispiel: Abführmittel, Mittel gegen Sodbrennen, Kopfschmerzen, Rückenschmerzen oder Arthritis, Mittel für eine Hormonersatztherapie, Mittel gegen Bluthochdruck oder zur Cholesterinsenkung.

Wenn Sie kohlenhydratsüchtig sind, sollten Sie beobachten, ob irgendwelche Mittel Ihre Sucht und Ihr Gewicht steigern. Sprechen Sie mit Ihrem Arzt darüber. Setzen Sie verordnete Mittel niemals ohne Rücksprache mit Ihrem Arzt ab!

> Muss Ihr Arzt aus medizinischen Gründen auf die Einnahme verordneter Mittel bestehen, kann unser Ernährungsprogramm Ihnen helfen, die insulinsteigernde und dickmachende Wirkung von Medikamenten zu lindern.

Auf Alkohol achten

Forscher haben herausgefunden, dass bei Alkohol, der in Bier, Wein, Likör oder Cocktails steckt, der Stoffwechsel im Körper auf die gleiche Weise abläuft wie bei Kohlenhydraten. Für Kohlenhydratabhängige heißt das: Sie werden angeregt, mehr Alkohol zu trinken, oder der Alkoholgenuss setzt Suchtverhalten und Gewichtszunahme in Gang. Denkt man an den Zucker, der in vielen Alkoholika enthalten ist, und an die Snacks und Knabbereien, die dazu gegessen werden, muss man sich über »Bierbäuche« nicht wundern.

Im Rahmen unseres Ernährungsprogramms muss aber keiner zum Abstinenzler werden – es gibt die Möglichkeit des Genusses ohne Reue.

Medikamente, die Suchtverhalten und Gewichtszunahme fördern

Medikament/Wirkstoff	Eingesetzt bei
Säureregulierende Tabletten oder Flüssigkeiten	Sodbrennen, Verdauungsstörungen
Schmerz- und entzündungshemmende Mittel (u.a. Aspirin, Ibuprofen)	Kopfschmerzen, Rückenschmerzen, Fieber, Arthritis, Schmerzbehandlung, Vorbeugung gegen Herzerkrankungen (Aspirin, Einfluss niedriger Dosierung auf die Insulinproduktion nicht vollständig geklärt)
Antibabypille	Verhütung, Regulierung der Menstruation
Cholesterinsenkende Mittel	Regulierung des Cholesterinspiegels
Erkältungsmittel	Schnupfen, Husten, Heiserkeit
Kortison	Entzündungen, Autoimmunreaktionen u.v.a.
Diuretika	Wasseransammlungen, Bluthochdruck
Östrogene und andere Hormone	Hormonersatztherapie nach der Menopause oder Entfernung der Eierstöcke und der Gebärmutter
Insulin oder andere entsprechende Mittel	Regulierung des Blutzuckerspiegels bei Diabetes

Rauchen abgewöhnen

Das Rauchen aufzugeben, ist ohne Zweifel eine der besten Ideen, die Sie haben können. Für Kohlenhydratsüchtige ist es aber leider mit einem Wermutstropfen verbunden. Der Entwöhnungsprozess fördert das Verlangen nach Süßigkeiten und kohlenhydratreicher Nahrung und kann so ein Auslöser der Sucht sein.

Bisher weiß man noch nicht genau, was mit dem Stoffwechsel passiert, wenn man mit dem Rauchen beginnt oder aufhört. Beginnt man zu rauchen, beantwortet der Körper dies anscheinend mit der Freisetzung von Insulin und Stresshormonen. Er verhält sich also so wie in Stresssituationen oder bei plötzlichen Veränderungen der Lebensweise. Muskeln und Organe scheinen mit einer Insulinresistenz zu antworten, die der Körper durch vermehrte Insulinproduktion auszugleichen sucht. Genauso läuft es ab, wenn man mit dem Rauchen aufhört.

Die Frage ist nur: Warum sinkt das Verlangen nach Kohlenhydraten, wenn man anfängt zu rauchen, während es steigt, wenn man damit aufhört? Dafür gibt es noch keine schlüssige Erklärung. Man nimmt an, dass das Nikotin den Grundumsatz verringert und mit der Zeit Funktionen des Insulins (die Signale für Hunger und Fettablagerung) außer Kraft setzt. Solange man raucht, wird das Insulin »gedeckelt«, sodass man das Körpergewicht niedrig halten kann – oder niedriger, als es eigentlich sein müsste. Diese Beeinflussung des Insulins verläuft lautlos schleichend und stellt eine ständige Gefahr für Ihre Gesundheit dar und verkürzt das Leben.

Hört man auf zu rauchen, »blüht« das Insulin auf. Der Insulinspiegel steigt, und das Verlangen nach Kohlenhydraten ebenso wie die Gewichtszunahme kehren mit Vehemenz zurück. Dieser Vorgang beruht nicht auf dem viel zitierten »Essen als Ersatzbefriedigung«, sondern ist die unmittelbare Antwort des Körpers auf den Anstieg des Insulins, des Hungerhormons.

Doch alle Forscher sind sich einig, dass dieser Nachteil der Raucherentwöhnung in keinem Verhältnis zu den gesundheitlichen Schäden des Rauchens steht – zumal es genug Möglichkeiten gibt, solche »Entzugserscheinungen« in den Griff zu bekommen. So kann Chrom helfen, den hohen – durch die Raucherentwöhnung bedingten – Insulinspiegel zu senken (siehe

Seite 79f.). Eine Normalisierung des Insulinspiegels reduziert nicht nur die Gier und das Ansteigen des Gewichts, sondern hilft auch, die gesundheitlichen Schäden des Rauchens zu mindern. Wenn Sie Ihren Insulinspiegel normalisieren, bevor Sie mit dem Rauchen aufhören, können Sie die Kohlenhydratgier und die Gewichtszunahme vermeiden oder zumindest deutlich verringern.

»Leere Kalorien«

Mit diesem Begriff bezeichnet man landläufig jene Nahrung, die für den Körper keinerlei Nährwert besitzt und deren Kalorien lediglich in Fett umgewandelt wird. Es gilt als vernünftig, diese Nahrung zu meiden, weil Nahrung schließlich dazu dient, den Körper so gut wie möglich mit den lebenswichtigen Vitaminen und Mineralstoffen zu versorgen.

> Nahrungsmittel mit »leeren Kalorien« reduzieren die Vitamin- und Mineralstoffreserven unseres Körpers.

Diese Nährstoffräuber bewirken einen Nährstoffmangel, den der Körper eines Kohlenhydratsüchtigen als Stress interpretiert, was natürlich eine erhöhte Insulinausschüttung zur Folge hat. Die Gier nach »leeren Kalorien« wächst, der Körper antwortet wieder – der Teufelskreis ist geschlossen.

Wissenschaftler haben sich häufig konsumierte »leere Kalorien« näher angeschaut, darunter vor allem mit Zucker gesüßte Cola-Getränke. Bei diesen Getränken handelt es sich nicht nur um »leere Kalorien«, sondern sie entziehen dem Körper auch einen besonders wichtigen Nährstoff: Thiamin (Vitamin B$_1$), ohne das unser Gehirn und Nervensystem nicht auskommt und das eine wichtige Aufgabe beim Verbrennen von

Kohlenhydraten erfüllt. Schon ein leichter Thiaminmangel kann zu Depressionen, Gedächtnis- und Konzentrationsstörungen, Reizbarkeit, Lustlosigkeit sowie Schlaflosigkeit führen. Gesüßte Cola-Getränke sind nicht die einzigen Thiaminräuber.

> Manche Menschen verwandeln sich durch Thiaminmangel in »Dr. Jekyll und Mr. Hyde«.

Dr. Derrick Lonsdale behandelt in seiner Praxis regelmäßig Patienten, die unter Thiaminmangel leiden. Bei vielen hat er neurologische Symptome, wie Depression, Schlaflosigkeit und chronische Müdigkeit, festgestellt. Diese Symptome traten nach dem Verzehr von Mahlzeiten auf, die einfache Zucker enthielten und hauptsächlich aus typischen Imbissen bestanden. Dr. Lonsdale beobachtete bei diesen Patienten einen »Dr.Jekyll-und-Mr.Hyde-Effekt«: »Sie wurden empfindlich gegen Kritik, aggressiv oder feindselig.« Auch Reizbarkeit und Ausrasten gehörten zu den Symptomen.

Mit diesem Beispiel möchten wir Ihnen nahe bringen, dass es eine ganze Reihe von Nahrung gibt, die Ihrem Körper Nährstoffe raubt. Worauf dieser mit einer zusätzlichen Insulinproduktion antwortet. (Eine eventuell notwendige Nährstoffergänzung in Form von Präparaten dürfen Sie jedoch nur in Absprache mit Ihrem Arzt vornehmen!)

> Bestimmte Nahrungsmittel können einen Nährstoffmangel in Ihrem Körper verursachen – und sie machen Sie mit jedem Bissen hungriger.

In manchen Nahrungsmitteln stecken Stoffe, die sich als Eisenräuber betätigen, indem sie den Körper daran hindern, diesen lebenswichtigen Mineralstoff aufzunehmen. Zu den Übeltätern gehören insbesondere einige der vielen Stoffe, die unserer industriell bearbeiteten Nahrung hinzugefügt werden. Phosphate zum Beispiel, die Eiscreme, Bonbons und einigen Backwaren zugegeben werden, sind gewaltige Eisenblockierer.

Sogar Milchprodukte, die eine wirklich wertvolle Kalziumquelle sind, können die Fähigkeit des Körpers, Eisen aufzunehmen, hemmen, wenn man zu viel und zu häufig davon isst. Eier binden nicht nur das Eisen, das sie selbst enthalten, sondern auch das jener Nahrungsmittel, die man gleichzeitig mit ihnen verspeist. Auch Tee ist aufgrund seines Tanningehalts ein Eisenblockierer.

Eisen spielt eine entscheidende Rolle bei der Bildung der roten Blutkörperchen. So muss man sich nicht wundern, dass unser Körper Eisenmangel als Angriff – sprich Stress – empfindet und den seinen Retter Insulin in Massen aufmarschieren lässt.

> Fallen Sie nicht auf Lebensmittel herein, auf denen werbewirksam steht »mit Eisen angereichert«.

Dieses hinzugefügte Eisen ist völlig nutzlos, weil es vom Körper nicht aufgenommen wird, im Gegensatz zu dem Eisen, das von Natur aus in Nahrungsmitteln steckt.

Auch manche Medikamente entziehen dem Körper Nährstoffe (Vitamin B_6, B_{12}, C, D, K, Folsäure, Niacin, Eisen, Magnesium und Kalium). Dazu gehören die Mittel, die in der Liste »Medikamente, die Suchtverhalten und Gewichtszunahme fördern« (siehe Seite 72) aufgeführt sind. Nährstoffmangel stresst unseren Körper, und er antwortet darauf in der beschriebenen Weise.

Koffein

Koffein – in Kaffee, Tee oder Cola-Getränken – steigert die Kohlenhydratsucht auf zweierlei Weise. Zum einen ist es ein Nährstoffräuber (Kalium und Thiamin). Zum anderen wirkt es auf das vegetative Nervensystem, was zu einer ·Erhöhung des Insulinspiegels führen kann. Die genauen Zusammenhänge kennt man noch nicht, aber diese Insulinsteigerung erklärt vielleicht, warum wir gern zum Kaffee etwas Süßes essen. Auf koffeinhaltige Getränke müssen Sie aber nicht verzichten, wie Sie in den nächsten Kapitel erfahren werden.

Einfache Zucker und Chrom

Den folgenschwersten Angriff, den Nährstoffräuber starten können, ist der auf Chrom. Dieser wichtige Nährstoff geht verloren, wenn wir kohlenhydratreiche Nahrung essen, vor allem jene, die einfache Zucker enthalten, zum Beispiel Haushaltszucker, Süßigkeiten, Gebäck, Früchte oder Fruchtsäfte.

Für Ihren Insulinhaushalt spielt Chrom eine unentbehrliche Rolle, denn Chrom ist zusammen mit Niacin für die Bildung des Glukose-Toleranz-Faktors (GTF) verantwortlich, der zusammen mit Insulin Ihren Blutzuckerspiegel reguliert.

Selbst gesunde Nahrung, wie Früchte, Fruchtsäfte und Milch, kann Ihrem Körper Chrom entziehen – den Mineralstoff, der hilft, Sie vor Herzerkrankungen und Diabetes zu schützen.

Chrommangel erhöht den Insulinspiegel, fördert die Insulinresistenz und führt unter Umständen zu Arteriosklerose, das heißt, einer Verengung der Blutgefäße, die einen Herzinfarkt oder Schlaganfall auslösen kann. Unser Programm zeigt Ihnen, wie Sie einem Chrommangel vorbeugen können.

Zeitbomben

Wenn es um unsere Gesundheit und unsere Kohlenhydratabhängigkeit geht, haben wir vieles in der Hand. Das haben Sie gerade gelesen, und Sie werden in den folgenden Kapiteln noch mehr darüber erfahren. Mit den »Zeitbomben« sieht es etwas anders aus. Mit denen müssen wir zwangsläufig leben, aber wir sind keineswegs ihr willenloses Opfer.

Älterwerden

Jedes Lebensjahrzehnt, das vorübergegangen ist, bringt Veränderungen bei unserem Insulinspiegel mit sich und der Art, wie unser Körper Insulin nutzt. Forschungen haben mit einiger Sicherheit ergeben, das mit dem Älterwerden die Insulinresistenz zunimmt und mehr Insulin im Blutstrom verbleibt. Auch der Fettstoffwechsel, insbesondere die Speicherung von Fett in den Fettzellen, verändert sich. Warum diese Entwicklung eintritt, weiß man noch nicht genau. Manche Forscher führen dies spekulativ auf den Überlebenskampf unserer prähistorischen Ahnen zurück, für die Fettreserven und der Antrieb zur Nahrungsaufnahme durch das Hungerhormon Insulin mit jedem Jahr des Älterwerdens und naturgemäß Schwächerwerdens immer wichtiger wurden.

Mit unseren »kampflos« erreichbaren, stets gut gefüllten

Kühlschränken hat sich diese Überlebensstrategie gegen uns gewendet, indem sie uns Übergewicht und gesundheitliche Störungen beschert.

Viele Menschen essen, wenn sie älter werden, kleinere, kohlenhydratreichere Mahlzeiten und diese häufiger am Tag. Viele bevorzugen ein Sandwich anstelle der üppigen Gerichte ihrer Jugend. Über den Tag verteilt, und vor allem am Abend, futtern so manche Ältere eine ganze Reihe von Snacks – kleinen Imbissen. Einige, die genauso viel wie in ihrer Jugend essen, wundern sich über ihre Gewichtszunahme. Doch das hat seinen Grund. Durch den höheren Insulinspiegel wird die Nahrung, vor allem die Kohlenhydrate, verstärkt in Fett umgewandelt. Deshalb haben auch jene, die nicht mehr, aber kohlenhydratreiche Kost essen, häufig eine Gewichtszunahme zu verzeichnen – aus dem genannten Grund. Man spricht dann auch landläufig von einem »verlangsamten Stoffwechsel«. Und manche essen einfach mehr und mehr und können sich nicht einbremsen, weil das Hungerhormon Insulin es nicht zulässt. Jedoch für alle Fälle gilt:

Älterwerden muss nicht mit einer Gewichtszunahme verbunden sein. Unser Ernährungsprogramm sorgt dafür.

Sinkende Chromreserven

Wenn wir älter werden, scheint unser Körper einen höheren Bedarf an dem Mineralstoff Chrom zu haben. Unglücklicherweise scheinen unsere Chrom-Reserven zu diesem Zeitpunkt auf dem niedrigsten Stand zu sein. Es ist wie mit einem Bankkonto, das leer ist, wenn man dringend Geld braucht.

Wie beschrieben, ist Chrom für den Glukose-Toleranz-Faktor und damit für die Regulierung des Blutzuckerspiegels von großer Bedeutung. Bei Chrommangel versucht der Körper, sich durch eine erhöhte Insulinausschüttung zu retten, und damit steckt er wiederum in dem Teufelskreis »Gier – Gewichtszunahme – und immer mehr »anheizendes« Insulin«. Wir haben hier also eine Zeitbombe, die wir nicht aus der Welt schaffen, aber entschärfen können, wie Sie in den folgenden Kapiteln erfahren werden.

Bewegungsmangel

Bei vielen Menschen hilft körperliche Aktivität, den Insulinspiegel zu senken. Bewegungsmangel hat bei ihnen eine Gewichtszunahme zur Folge.

> Bei manchen Kohlenhydratsüchtigen hilft Bewegung, die Gier zu verringern und die Gewichtsabnahme zu erleichtern. Andere meinen, dies sei überhaupt nicht der Fall.

Das ist kein Widerspruch, denn es kommt darauf an, in welchem Maß eine Insulinresistenz vorliegt.

Wenig Bewegung wird im Allgemeinen mit weniger Kalorienverbrauch in Verbindung gebracht. Doch das ist nur ein Teil des Stoffwechsel-Puzzles. Nur etwa fünfzig Prozent der Kalorien werden über den mit Aktivität verbundenen Stoffwechsel verbrannt, der Rest über den »ruhenden Stoffwechsel« – und der hängt unmittelbar mit Ihrem Insulinspiegel zusammen. Wenn Sie sich nicht bewegen, steigt Ihr Insulinspiegel, und das fördert Ihr Verlangen nach Kohlenhydraten und die Bereitschaft Ihres Körpers, Fett zu »produzieren«. Beides zusammen – weniger Kalorienverbrauch, mehr Insulin – ergibt die Gewichtszunahme. Doch dagegen lässt sich etwas tun.

Einfluss der Jahreszeiten

Bei manchen Menschen bringen der Herbst und Winter psychische Veränderungen mit sich. Sie sind nicht so fröhlich wie in den hellen Jahreszeiten, sogar Depressionen und Angstgefühle treten auf. Man führt dies auf das wenige Tageslicht zurück.

Bei fast allen Menschen, die auf jahreszeitlich bedingte Veränderungen reagieren, sammeln sich im Winter leichter die Pfunde an. Wie im Tierreich scheint das nur kurz währende Tageslicht, den Körper des Menschen auf das Programm »Fettvorrat anlegen« einzustellen. Es überrascht nicht, wenn die Forschung dies auf einen – durch die jahreszeitlichen Veränderungen – erhöhten Insulinspiegel zurückführt. Für betroffene Kohlenhydratsüchtige ist das eine Zeitbombe, die sie aber mit unserem Ernährungsprogramm in den Griff bekommen können.

Schwangerschaft und Menopause

Während und nach der Menopause treten bei vielen Frauen Symptome auf, die mit einem erhöhten Insulinspiegel und/oder niedrigem Blutzuckerspiegel zusammenhängen. In der Forschung ist man sich einig, dass dies ein erhöhtes Risiko für Herzerkrankungen in sich birgt. Gegen diese Zeitbombe können Sie angehen, genauso wie gegen die mit der Menopause verbundenen Beschwerden, wie Müdigkeit, Reizbarkeit oder Ängste. Viele Frauen glauben, man müsse dies alles hinnehmen.

Die hormonellen Veränderungen, die mit den Wechseljahren verbunden sind, beantwortet der Körper mit Veränderungen im Insulin- und Blutzuckerhaushalt. Dies ist ebenfalls –

wenn auch hormonell gesehen auf andere Weise – während einer Schwangerschaft der Fall.

Wenn also die Pfunde während der Wechseljahre oder der Schwangerschaft sprießen, ist dies nicht Ihre Schuld, sondern bedingt durch die Vorgänge in Ihrem Körper. Doch auch hier sind Sie kein wehrloses Opfer!

5

So verbessern Sie Ihre Gesundheit

Die wahren Ursachen sehen

Mit Übergewicht fängt alles an. Es ist das erste Anzeichen, dass Sie sich wahrscheinlich auf dem Weg zu anderen Risikofaktoren befinden. Doch lassen Sie uns das näher betrachten.

Sie haben etwas zugenommen. Sie meinen, Sie essen etwas mehr oder häufiger. Oder Sie essen mehr zwischendurch und mehr Süßigkeiten als früher. Es kann auch sein, dass Sie Ihrer Meinung nach, Ihr Essverhalten überhaupt nicht geändert haben. Wie auch immer, auf jeden Fall sammeln sich die Pfunde an allen möglichen Körperstellen. Ihr Arzt mahnt Abnehmen an, weil »Übergewicht zu Bluthochdruck führt«. Das sehen Sie ein, fragen sich aber nicht nach den Ursachen Ihrer Gewichtszunahme. Lässt sich die Entwicklung nicht stoppen, kommen vielleicht andere Übergewichtsfolgen – erhöhte Blutfettwerte, Altersdiabetes, Herzerkrankungen – hinzu. Und Sie machen sich Vorwürfe, dass Sie Ihr Essverhalten und Ihr Gewicht nicht in den Griff bekommen.

Doch all das ist viel zu kurz gedacht. Die Wurzel des Übels liegt viel tiefer beziehungsweise ist viel früher anzusetzen. Auslöser der ganzen Kette, die mit dem sichtbaren Anzeichen Übergewicht schon ein ganzes Stück weit »gestrickt« wurde, ist der unsichtbare Faktor »übermäßiges Insulin« oder auch chronische Hyperinsulinämie genannt. Man spricht auch vom Profaktor H, wenn die Kraft des übermäßigen Insulins die Ursache von Übergewicht, Bluthochdruck, hohen Blutfettwerten, Herzerkrankungen und Altersdiabetes ist.

Die Wahrheit über fettarme Ernährung

Wer kennt das nicht, die ganzen Low-Fat-Diäten und das Trommeln für eine fettarme Ernährung? Und die Begeisterung darüber, dass fettarm essen den Blutfettspiegel senkt. Das ist richtig, aber nicht die ganze Wahrheit. Doch die ist gar nicht so einfach zu packen.

Ein entscheidender Faktor dabei sind die Ballaststoffe. Doch die lassen sich wahrscheinlich nicht so werbewirksam verkaufen wie das »Low-Fat«. Aus einschlägigen Forschungsstudien geht hervor: Die Blutfettwerte werden nur dann günstig beeinflusst, wenn die Kombination von fettarm und ballaststoffreich vorliegt. Eine fettarme Ernährung nutzt also wenig, wenn nicht gleichzeitig ausreichend Ballaststoffe zugeführt werden.

Andere Studien sagen überzeugend, dass die in diesen Diäten zugeführten Kohlenhydrate die Blutfettwerte und andere Risikofaktoren in die Höhe treiben. Weit verbreitet ist der hohe Blutfettspiegel, den man sogar »von Kohlenhydraten herbeigeführter hoher Blutfettspiegel« nennt. Das verführt viele Menschen zu der Annahme »nur Fett macht fett«. Sie essen wenig und dabei kaum Fett – und sie werden dicker und dicker und kränker und kränker.

Was machen wir nun mit diesen doch ziemlich verwirrenden Informationen? Wir sagen es Ihnen, denn es hat unser beider Leben gerettet: Hören Sie auf Ihren Körper! Achten Sie darauf, was passiert, wenn Sie sich nur von so genannter fettarmer Kost ernähren. Sinken Ihre Blutfettwerte? Liegt es wirklich an der fettarmen Diät oder nicht viel mehr an den Zuckern, die fettarmer Kost häufig hinzugefügt werden? Zucker, die Sie anregen, mehr zu essen, und die es den Pfunden leicht machen, sich bei Ihnen zu »versammeln«.

Eines sollten Sie bei allem bedenken: Nichts lässt sich über einen Kamm scheren. Jeder Mensch reagiert anders. Und wenn Ihr Arzt Ihnen beispielsweise fettarme Kost verordnet hat, findet sich auch dafür in unserem Ernährungsprogramm eine Lösung. Lesen Sie dazu die »Ernährungsempfehlungen« (ab Seite 150). Sie helfen Ihnen den Fettanteil Ihrer Nahrung zu senken, ohne Ihre Gier nach Kohlenhydraten, Ihr Gewicht oder die Gesundheitsrisiken zu erhöhen, wie das die üblichen Diäten mit fettarmer, kohlenhydratreicher Kost häufig tun.

Senken Sie Ihr Risiko für Bluthochdruck!

Millionen und Abermillionen Menschen leiden unter Bluthochdruck. Sie erhalten Medikamente und den Rat, mit Salz vorsichtig zu sein und in Zukunft »aufzupassen«, da Bluthochdruck gefährlich sein könnte. Doch mit der Zukunft werden manche in Form eines Herzinfarktes schneller konfrontiert, als sie denken. Und dann ist es zu spät »aufzupassen«. Nehmen Sie daher die lapidare Information »Sie haben hohen Blutdruck!« nicht auf die leichte Schulter.

> Bluthochdruck kann ein markantes Anzeichen sein, dass ein zu hoher Insulinspiegel Ihren Körper still und leise schädigt.

Das muss nicht zwangsläufig so sein. Aber unsere Erfahrung hat uns gelehrt, dass Bluthochdruck in Kombination mit übermäßigem Verlangen nach Kohlenhydraten, Gewichtszunahme und hohen Blutfettwerten auf ein gesundheitsschädigendes Ungleichgewicht im Insulinhaushalt hinweist. Oder einfacher ausgedrückt: Ihr Körper schreit nach Hilfe! Und Sie müssen antworten!

Vielfach lässt sich die Ursache für Bluthochdruck nicht herausfinden. Man spricht dann von essenziellem Bluthochdruck, dem man mit Reduzierung des Gewichts und salzarmer Kost beizukommen versucht. Doch damit bekämpft man nur Symptome, aber nicht die Ursache, und viele schlagen sich für den Rest ihres Lebens mit den Problemen, die der Bluthochdruck mit sich bringt, herum. Außerdem gibt es mehr als genug Übergewichtige, die einen völlig normalen Blutdruck haben und/oder wahre Salzmengen zu sich nehmen.

Es geht also darum, die Ursache ausfindig zu machen. Inzwischen setzen weltweit Forscher Bluthochdruck in Zusammenhang mit Insulin und machen erstaunliche Entdeckungen.

> Ein überhöhter Insulinspiegel kann auf unterschiedliche Weise zu Bluthochdruck führen.

Die erste Möglichkeit: Übermäßig vorhandenes Insulin beeinflusst das vegetative Nervensystem so, dass das Herz schneller schlägt und die Blutgefäße sich verengen – was den Blutdruck in die Höhe treibt. Liegt Bluthochdruck in Ihrer Familie, kann dies die Ursache für Ihre Blutdruckprobleme sein.

Die zweite Möglichkeit: Insulin hilft mit, den Salzhaushalt des Körpers zu regulieren. Je höher der Insulinspiegel ist, desto mehr steigt der Salzgehalt und umso mehr Wasser verbleibt im Blutstrom. Das heißt, es fließt mehr und zu viel Flüssigkeit durch die Arterien, und das erhöht den Blutdruck. (Deshalb ist es für die Betroffenen wirklich wichtig, sparsam mit Salz umzugehen.)

Die dritte Möglichkeit: Insulin fördert die Cholesterinproduktion sowie die damit in Zusammenhang stehende Plaquebildung an den Arterienwänden. Letzteres verengt die Arterien, sodass der Blutstrom nicht reibungslos fließen kann, wodurch der Blutdruck naturgemäß steigt.

Aus dem bisher Gesagten wird klar, dass Bluthochdruck ein sehr wichtiges Symptom für Insulinprobleme ist, das nicht isoliert betrachtet und behandelt werden kann. Und diese Probleme lassen sich in der Regel beseitigen.

Etwas gegen Gicht tun

Gicht ist eine Stoffwechselerkrankung, bei der das Blut mit Harnsäure angereichert wird und diese in kristallisierter Form sich an den Gelenken absetzt, wodurch schmerzhafte Entzündungen und Schwellungen hervorgerufen werden. Übergewichtige sind von diesem Leiden häufig betroffen. Man brachte bisher die Harnsäurebildung sehr stark in Verbindung mit Alkohol und purinreicher Nahrung, zum Beispiel Anchovis, Sardinen, Leber und Nieren.

Neuere Forschungen haben zur Klärung des Zusammenhangs zwischen Übergewicht und Gicht sowie der Rolle des Alkohols beigetragen. Beispielsweise stellten Dr. F. Facchini und seine Kollegen fest, dass Insulinresistenz zu einer Harnsäurekonzentration führt. Oder die drei Jahre währenden Studien von Dr. C.H. Tseng und Dr. T.Y. Tai kamen zu dem Schluss, dass zwischen einem erhöhten Insulinspiegel und einem erhöhten Harnsäurespiegel ein unmittelbarer Zusammenhang besteht.

Die entscheidende Ursache scheint also im Insulin zu liegen. Was unterstützt wird durch Forschungen, die sich mit der Ernährung in Verbindung mit Gicht beschäftigen. Es überrascht nicht, dass sich gezeigt hat, dass kohlenhydratreiche Nahrung, darunter Bier und andere Alkoholika, Gichtanfälle fördern. Betrachtet man nun den bereits geschilderten Zusammenhang zwischen Kohlenhydraten, Insulinresistenz und Insulinüberproduktion wird klar, dass unser Ernährungsprogramm das Gichtrisiko senken oder bei Vorliegen dieses Leidens die Auswirkungen lindern kann.

Wie Sie Hypoglykämie und Diabetes in den Griff bekommen

Die meisten Vorgänge, die in unserem Körper ablaufen, zum Beispiel unseren Blutzuckerhaushalt, nehmen wir gar nicht bewusst wahr, solange alles funktioniert. Läuft alles glatt, leitet Ihr Körper Insulin in den Blutstrom, wenn Sie essen, um aus der Nahrung Energie zu gewinnen. Ein Teil davon wird in Glukose (Blutzucker) umgewandelt, die dank des bereitgestellten Insulins in die Körperzellen zur Nutzung oder Speicherung befördert wird. Das Insulin öffnet »die Türen« der Zellen und signalisiert außerdem der Leber, überflüssigen Blutzucker in Blutfette zu verwandeln, die dann als Körperfett in den Fettzellen gespeichert werden können. Später, wenn der Blutzuckerspiegel langsam sinkt, kann die in Form von Fetten gespeicherte Energie abgerufen und als »Treibstoff« vom Körper genutzt werden. Dieses wunderbare System gerät jedoch aus dem Takt, wenn zu viel Insulin zur Verfügung steht.

Bei Kohlenhydratsüchtigen wird nach dem Essen zu viel Insulin in den Blutstrom freigesetzt. Im Anfangsstadium wird dann zu viel Blutzucker aus dem Blutstrom geschwemmt, was die Leber natürlich animiert, all dieses »Überflüssige« in Fett umzuwandeln. Der größte Nachteil dabei ist, dass dadurch der Blutzucker zu niedrig wird, um Gehirn und Organe mit der benötigten Energie zu versorgen. Dieser Zustand, den man reaktive Hypoglykämie nennt, tritt häufig zwei Stunden nach dem Essen ein. Das ist die Antwort des Körpers eines Kohlenhydratsüchtigen auf die kohlenhydratreiche Nahrung. Sie ist nicht zu verwechseln mit dem niedrigen Blutzuckerspiegel nach einer längeren Zeit des Nichtessens. Wir haben im Lauf unserer Forschungen festgestellt, dass der Blutzuckerspiegel von Kohlenhydratsüchtigen zwei Stunden nach dem Essen um die Hälfte niedriger ist, als wenn sie zehn Stunden lang nichts gegessen haben. Außerdem hat sich herausgestellt:

Je mehr Kohlenhydratsüchtige essen, desto stärker sinkt ihr Blutzuckerspiegel und umso hungriger, zerschlagener und lustloser werden sie.

In dem Moment, in dem diese Menschen lernen, Kohlenhydrate auf eine bestimmte Art und Weise zu sich zu nehmen, stellen sie fest, dass sie die gleiche kohlenhydratreiche Nahrung essen können wie zuvor, doch ohne die Folgen. Dazu gehören neben dem bereits erwähnten niedrigen Blutzuckerspiegel auch Kopfschmerzen, Reizbarkeit, sich schlapp fühlen, Lustlosigkeit und Hunger. Von diesen jahrelang ertragenen Plagen kann unser Programm sie befreien.

Ein niedriger Blutzuckerspiegel ist meist leider nur die erste Stufe. Um sich vor dem Ansturm des Blutzuckers zu retten, blocken die Körperzellen ab. Im Blutzucker- und Insulinhaushalt des Körpers »geht nichts mehr« – beide lebenswichtigen Stoffe sitzen in der Falle. Das ist der Zustand, der bei Altersdiabetes herrscht.

Auch wenn viele Kohlenhydratsüchtige unter der oben beschriebenen reaktiven Hypoglykämie leiden, bekommen sie nicht zwangsläufig Diabetes. Von erfahrenen Forschern und Ärzten wird die reaktive Hypoglykämie jedoch als »Einstieg«

in sehr ernsthafte Gesundheitsstörungen gesehen, darunter auch Altersdiabetes.

> **Anzeichen von Hypoglykämie**
>
> Testen Sie etwa zwei Stunden nach einer vollständigen Mahlzeit:
> - Fühlen Sie sich schlapp?
> - Fühlen Sie sich in irgendeiner Form konfus?
> - Schwitzen Sie?
> - Haben Sie schon wieder Hunger oder Verlangen nach Kohlenhydraten?
> - Essen Sie sehr schnell und große Mengen?
> - Schlägt Ihr Herz sehr schnell oder unregelmäßig?
> - Haben Sie grundlos Angstgefühle?
> - Sind Sie leicht gereizt?
> - Fühlen Sie sich nicht wohl in Ihrer Haut?
> - Fühlen Sie sich müde und lustlos?
> - Haben Sie Kopfschmerzen?
> - Haben Sie Schwindelgefühle?
> - Haben Sie manchmal das Gefühl, neben sich zu stehen?
>
> Haben Sie eines dieser Anzeichen oder mehrere davon häufiger, liegt der Verdacht auf Hypoglykämie nahe.

Die Erfahrung hat gezeigt, dass unser Ernährungsprogramm Hypoglykämie und Altersdiabetes günstig beeinflussen kann, weil es hilft, den Insulin-Blutzucker-Haushalt zu normalisieren, also der übermäßigen Insulinproduktion und der Insulinresistenz wirksam entgegenzusteuern. Diabetiker seien jedoch vor Alleingängen gewarnt! Diabetes muss von einem Facharzt behandelt werden. Eine Veränderung der bestehenden Behandlung, wie die Verringerung von Medikamenten, die durchaus möglich ist, darf nur in Absprache mit dem Arzt erfolgen!

Für ein gesundes Herz

Wie alle Muskeln muss das Herz mit Blut versorgt werden, um gesund zu bleiben. Über das Blut wird unser Herz mit Nährstoffen und Sauerstoff versorgt. Eine ganze Reihe von Erkrankungen können die Funktion des Herzens beeinträchtigen und das Herz selber schädigen. Dazu gehören beispielsweise Verengungen der Blutgefäße durch Ablagerungen von Cholesterin und anderen Blutfetten. Sie verhindern, dass das Blut reibungslos zum Herzen gelangt, sodass die Sauerstoffversorgung mangelhaft wird. Außerdem fördern sie die Bildung von Blutgerinnseln. Die Folgen können Herzinfarkt oder Schlaganfall sein.

> Forscher in aller Welt sind sich darüber einig, dass ein unmittelbarer Zusammenhang zwischen Herzerkrankungen und einem zu hohen Insulinspiegel besteht.

Eine Absenkung des Insulinspiegels und eine Reduzierung der Insulinresistenz sind der Schlüssel zu einem kräftigen, gesunden Herzen. Und diesen Schlüssel halten Sie mit unserem Ernährungsprogramm in der Hand – als vorbeugende Maßnahme oder als Unterstützung zur deutlichen Verbesserung bestehender Herzerkrankungen.

Krebserkrankungen entgegensteuern

Wohl kaum eine Krankheit wird so gefürchtet wie eine Krebserkrankung. Niemand kann uns garantieren, dass wir davon verschont bleiben, doch die Forschung arbeitet intensiv daran, der Entstehung und Entwicklung der verschiedenen Krebsarten auf den Grund zu gehen, auch im Zusammenhang mit der Ernährung. Eine Erkenntnis jagt die andere, sie widersprechen, ändern sich. Mal ist es fettreiche Nahrung, mal Zucker, mal alles zusammen. Vieles verläuft im Sand, doch manches hat sich schon als sehr hilfreich erwiesen. So zum Beispiel die Grunderkenntnis:

Es ist wichtig zu lernen, wie der individuelle Körper auf Nahrungsmittel, Zusatzstoffe und Umwelteinflüsse reagiert – das kann die Chance erhöhen, einer Krebserkrankung entgegenzusteuern.

Eine ganze Reihe von Studien weisen darauf hin, dass es einen ursächlichen Zusammenhang zwischen zu hohem Insulinspiegel und der Entstehung von Brust-, Eierstock- und Gebärmutterkrebs gibt. Insulin wird auch als Förderer des Wachstums von Krebszellen gesehen. Wie nahe liegend ist da, auf den eigenen Insulinspiegel zu achten und einen möglichst optimalen Insulin-Blutzucker-Haushalt anzustreben.

> Vorbeugen, lindern, heilen ist das Motto unseres Ernährungsprogramms, damit Sie für den Rest Ihres Lebens gesund, vital und glücklich leben können.

6

Der Grundplan

Der Weg ist eben und gerade.
ROBERT SOUTHEY, 1799

Starten Sie mit einem großen Schritt nach vorn!

Unser Programm ist darauf ausgerichtet, Ihren Körper fit zu machen für die Wechselfälle des Lebens. Wir erinnern noch einmal daran, was wir in den Anfangskapiteln gesagt haben: Sind Sie kohlenhydratsüchtig, dann ist es nicht Ihre Schuld, wenn Diäten und andere Ernährungsprogramme fehlgeschlagen sind. Diese haben nicht die Ursache Ihrer Sucht und Ihres Übergewichts bekämpft!

Das Programm ist einfach

Das ist es wirklich! Sie müssen weder Kalorien zählen noch Gramm abmessen. Und auf Ihre Lieblingsspeisen müssen Sie schon gar nicht verzichten.

Folgen Sie den einfachen Richtlinien, das wird Ihnen helfen, Ihren hohen Insulinspiegel, der zu Sucht und Übergewicht geführt hat, zu normalisieren. Und damit besiegen Sie Ihren Hunger und Ihre Gier.

Die Richtlinien sagen Ihnen, welche Nahrungsmittel Sie den ganzen Tag und zu jeder Zeit essen dürfen und welche der Mahlzeit, die wir Belohnungsmahlzeit nennen, vorbehalten bleiben sollten.

Das Programm passt sich Ihnen ganz persönlich an: Ihren Bedürfnissen, Ihren Vorlieben, Ihrer Lebensweise, Ihren Gewichtsproblemen und Ihren eventuell vorhandenen Gesundheitsstörungen.

Das Programm ist für Erwachsene gedacht, etwa ab vierzig bis ... so lange Sie wollen.

Die Richtlinien sollen Ihnen helfen, auf dem Weg zu bleiben. Sie werden nicht bevormundet oder »überwacht«.

Die Wahlmöglichkeiten sind so breit gefächert, dass Sie letztlich machen können, was Sie wollen und wann Sie es wollen.

> Mit diesem Programm können Sie essen, wenn Sie hungrig sind, ins Restaurant gehen, wenn Sie Lust dazu haben, ein leckeres Dessert verspeisen, wenn Ihnen danach ist – ohne vom Programm abzuweichen und ohne Schuldgefühle.

Das Programm verlangt keine Entbehrungen, es gibt keine Entzugserscheinungen oder andere Qualen. Sie können voll am Leben teilhaben – im Alltag, im Urlaub, beim Feiern – wie und wann Sie wollen.

> Unser Programm ist erfolgreich, weil Sie zweifach belohnt werden – mit Gewichtsverlust und dem Essen, das Ihnen schmeckt.

Die meisten Diäten belohnen Sie nur mit Gewichtsverlust, und das meist nicht auf Dauer.

Es gibt nur drei Richtlinien!

Der Grundplan basiert auf drei Richtlinien. Jede davon ist wichtig, weil alle drei zusammen Ihnen umgehend helfen, Ihre Sucht zu vertreiben und an Gewicht zu verlieren.

Folgen Sie bitte den drei einfachen Richtlinien, die im nächsten Abschnitt beschrieben sind, zwei Wochen lang. Schon nach wenigen Tagen werden Sie merken, wie Ihre Gier verschwindet.

Wiegen Sie sich jeden Tag, und tragen Sie das Gewicht in Ihre Erfolgsliste ein (siehe Seite 134). Dann errechnen Sie Ihr Wochendurchschnittsgewicht (siehe Seite 134).

Nach zwei Wochen – bitte nicht früher! – wählen Sie die für Sie passenden Optionen, die im nächsten Kapitel stehen, aus.

Die drei Richtlinien

Die erste Richtlinie wird Ihnen besonders gut gefallen, denn es geht um das, was Sie besonders gern essen.

1. Die Belohnungsmahlzeit

Essen Sie täglich eine ausgewogene Belohnungsmahlzeit.

Neben der kohlenhydratreichen Nahrung, die aus stärkehaltigen Lebensmitteln, Snacks und Süßigkeiten bestehen kann, sollte Ihre Belohnungsmahlzeit Salate und suchtreduzierende Gemüse (siehe Seite 103) enthalten, außerdem proteinhaltige Nahrungsmittel.

> Bitte merken: Wenn von Gemüse die Rede ist, meinen
> wir jene Gemüsesorten, die Ihre Sucht reduzieren und die in
> der Auflistung auf Seite 103 zu finden sind.

Sie können jede Mahlzeit für Ihr Belohnungsessen wählen: Frühstück, Mittagessen oder Abendessen. Und es muss nicht jeden Tag die gleiche Mahlzeit sein. Viele bevorzugen das Abendessen, doch das bleibt Ihnen überlassen.

Beginnen Sie Ihre Belohnungsmahlzeit mit einer guten Handvoll Salat, der möglichst viele grüne Salatblätter enthält. Ihr Lieblingsdressing ist erlaubt! Falls Sie Salat nicht mögen, nehmen Sie suchtreduzierende Gemüse aus der Liste auf Seite 103. Die dürfen Sie aber nicht auf das Folgende anrechnen!

Der Rest der Belohnungsmahlzeit sollte je zu einem Drittel bestehen aus:

- proteinhaltigen Nahrungsmitteln (suchtreduzierend),
- Gemüse (suchtreduzierend),
- kohlenhydratreichen Nahrungsmitteln, wobei das Dessert mitzurechnen ist.

Sie müssen nichts abwiegen, nur die drei Drittel sollten ungefähr – mengenmäßig gesehen – gleich groß sein und eine Portion ergeben. Das beste Maß dafür ist ein Teller, auf den Sie die drei Bestandteile legen (siehe folgende Abbildung).

Wenn Sie einen Teller voll verspeist haben, dürfen Sie durchaus noch mehr essen. Vom Salat können Sie so viel essen, wie Sie wollen. Beim Rest jedoch ist das Entscheidende, dass die Drittelung bestehen bleibt! Essen Sie als Nachschlag nicht nur kohlenhydratreiche Nahrungsmittel. Es kommt beim Nachschlag nicht auf die Menge an, es kann viel oder wenig sein. Doch bitte immer von jedem Bestandteil (siehe Zeichnung) jeweils ein Drittel nehmen!

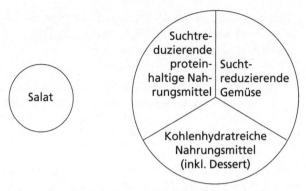

¹/₃ **suchtreduzierende proteinhaltige Nahrungsmittel:** normale oder fettarme Varianten; alle Fleischsorten, Geflügel, Fisch, Käse, Eier, Tofu und Tofuprodukte
¹/₃ **suchtreduzierende Gemüse:** alle nicht stärkehaltigen Gemüse
¹/₃ **kohlenhydratreiche Nahrungsmittel (inkl. Dessert):** alle stärkehaltigen Nahrungsmittel wie Brot, Pasta, Reis usw., stärkehaltige Gemüse wie Kartoffeln, Erbsen, Mais, Möhren usw., Snacks wie Chips oder Cracker, Früchte, Säfte und Süßigkeiten
Ausführliche Listen finden Sie ab Seite 102.

Diese Ausgewogenheit ist der Kern, das A und O Ihrer Belohnungsmahlzeit. Jeder der Bestandteile hat seine unentbehrliche Funktion. Sie brauchen

- den Salat für Ballast- und Nährstoffe sowie als Sattmacher,
- proteinhaltige Nahrungsmittel wegen der darin enthaltenen Mineralstoffe und als Hilfe beim Stabilisieren Ihres Blutzuckerspiegels,
- das Gemüse für Ballast- und Nährstoffe sowie als Sattmacher,
- kohlenhydratreiche Nahrungsmittel für Energie, Nährstoffe und zur Befriedigung.

Nicht ausgewogene Belohnungsmahlzeiten bremsen die Gewichtsabnahme oder lassen sie stagnieren, außerdem wirken sie sich ungünstig auf Gesundheit und Wohlbefinden aus.

Viele von uns machen sich Gedanken über die Menge, die sie essen. Doch in unserem Ernährungsprogramm müssen Sie sich darüber keine Gedanken machen.

> Sie brauchen Ihre Nahrungszufuhr nicht einzuschränken. Unser Ernährungsprogramm konzentriert sich darauf, die Ursache Ihres Hungers zu beseitigen, sodass Sie sich nicht überessen werden.

Denken Sie daran, Ihre Gier und Ihr Übergewicht hängen von der Insulinmenge ab, die Ihr Körper freisetzt. Je mehr kohlenhydratreiche Nahrung sie essen, desto höher der Insulinspiegel, und umso mehr Nahrung möchten Sie zu sich nehmen. Eine einzige Belohnungsmahlzeit am Tag durchbricht den Kohlenhydrat-Insulin-Teufelskreis, indem die Häufigkeit (nicht die Menge) kohlenhydratreicher Nahrung durchbrochen wird. Obwohl die Mahlzeit Sie befriedigt, weil Sie Dinge essen, die Sie mögen, sinkt der Insulinspiegel und damit Ihr Verlangen und die Tendenz zur Gewichtszunahme – natürlich auch Ihr gesundheitliches Risiko.

Ihr Körper wird die Nahrung besser für die Energiegewinnung nutzen und nicht – wie früher – Ruckzuck in Fett verwandeln.

2. Der Zeitraum fürs Essen

Essen Sie Ihre Belohnungsmahlzeit innerhalb einer Stunde.

Das klingt nach Einschränkung. Doch beim genaueren Hinsehen hilft es Ihnen mehr als jede Vorschrift, die Sie jemals mehr oder weniger freiwillig eingehalten haben. Und unter denen war bestimmt keine, die Ihnen sagte, wie lange Sie essen sollten, sondern wie viel. Doch die Menge spielt keine Rolle, denn ein Körper, der im Gleichgewicht ist, fühlt sich zufrieden nach einer gewissen Menge und »sagt«, wann er genug hat.

Diese zweite Richtlinie hängt damit zusammen, dass Ihr Körper Insulin in zwei Wellen freisetzt. Die erste Welle kommt innerhalb weniger Minuten, nachdem Sie Nahrung gesehen, geschmeckt oder nur an sie gedacht haben. Diese erste Welle ist ein An-aus-Mechanismus, und die freigesetzte Menge des Insulins ist vorprogrammiert durch Menge und Häufigkeit der in den vergangenen zwölf bis zwanzig Stunden zugeführten kohlenhydratreichen Nahrung.

Haben Sie sehr viel davon gegessen, erwartet Ihr Körper, dass jede neue Mahlzeit ebenfalls eine große Menge Kohlenhydrate enthält, und er setzt viel Insulin frei, um damit fertig zu werden. Das haben Sie vielleicht schon an sich beobachtet: Sie essen ein oder zwei Bissen und merken, dass Sie mehr Hunger haben, als Sie dachten. Dieses Gefühl ist häufig der Beweis für die erste Insulinwelle.

Um diese erste Welle (und die Insulinresistenz sowie die Folgen) zu reduzieren, beschränkt die erste Richtlinie Ihre kohlenhydratreiche Nahrung auf die einzige Belohnungsmahlzeit. Sofern nicht eine kurz zuvor erfolgte Mahlzeit Ihren »Insulinregulator« programmiert hat, erwartet Ihr Körper nicht mehr von dieser Nahrung, was sich in einer geringeren Freisetzung von Insulin zeigt. Während all Ihrer Mahlzeiten, einschließlich der Belohnungsmahlzeit, fühlen Sie sich weniger hungrig und zufriedener. Und mehr Nahrung wird für die Energie genutzt statt für den Fettaufbau.

Die zweite Insulinwelle wird nicht von der Menge beeinflusst, sondern von den Kohlenhydraten, die Sie während einer einzelnen Mahlzeit zu sich nehmen. Bei einer unerwartet kohlenhydratreichen Nahrung wird mehr Insulin als nötig ausgeschüttet. Denken Sie nur an Feste, auf denen Sie gegessen haben ohne Ende und sich doch nicht zufrieden gefühlt haben. Das ist die Folge der zweiten Insulinwelle. Sie erreicht ihren Höhepunkt nach einer Stunde und fünf bis zwanzig Minuten, nachdem Sie zu essen begonnen haben. Und das ist der Hauptgrund, weshalb diese zweite Richtlinie nötig ist.

Wenn Sie Ihre Belohnungsmahlzeit innerhalb einer Stunde abschließen, wird Ihr Insulinspiegel in der Regel niedriger sein, als wenn Sie dieses Zeitlimit überschreiten. Sie haben Ihre Mahlzeit beendet, bevor die zweite Welle ihren Höhepunkt erreicht hat. Ihr Körper registriert dann, dass nicht mehr Insulin gebraucht wird – und mit einem niedrigeren Insulinspiegel fühlen Sie sich zufriedener, weil das Hungerhormon Insulin Ihr Verlangen nicht anheizt. Je mehr Ihr Körper sich im Gleichgewicht befindet, desto klarer sind seine Signale »Ich habe Hunger« und »Jetzt ist genug!«

> Jede Richtlinie dient dazu, den kohlenhydratabhängigen Körper in ein natürliches Gleichgewicht zu bringen.

3. Die Reduktionsmahlzeiten

Essen Sie während aller anderen Mahlzeiten und Zwischenmahlzeiten nur Nahrung, die Ihre Sucht reduziert.

Der Einfachheit halber nennen wir diese Mahlzeiten Reduktionsmahlzeiten. Sie umfassen ballaststoff- und proteinreiche Nahrungsmittel. Die Menge spielt keine Rolle, solange es sich um proteinreiche Nahrung und ballaststoffreiche Gemüse oder Salate handelt. Sie können bei der Zusammenstellung Ihrer

Mahlzeiten von jedem die Hälfte nehmen, aber letztlich bleibt das Verhältnis Ihrem Geschmack überlassen.

Wenn Sie eine Mahlzeit auslassen wollen, weil Sie keinen Hunger haben (das wird, auch wenn Sie es jetzt noch nicht glauben, vorkommen), tun Sie das. Sie müssen sich nur dabei wohl fühlen, und es darf nicht den Anweisungen Ihres Arztes entgegenstehen. Genauso gut können Sie jederzeit ein suchtreduzierendes Nahrungsmittel zu sich nehmen, wann immer Sie möchten.

Ein Reduktionsfrühstück umfasst nicht die üblichen Zutaten, wie Cerealien, Brot, Früchtemüsli und Ähnliches, weil diese den Insulin-Kohlenhydratgier-Teufelskreis in Gang setzen. Doch im Rezeptteil dieses Buches finden Sie so viel Auswahl für leckere Frühstücke, dass Sie wohl nichts entbehren werden.

Trinken, trinken, trinken

Von Wasser ist hier die Rede – sechs bis acht Gläser pro Tag! Viel Wasser zu trinken, wird ja jedem Menschen empfohlen. Kohlenhydratabhängige sollten sich diese Empfehlung fest einprägen, denn sie vergessen über dem ganzen weniger Essen schnell auch mal das Trinken. Tun Sie das nicht! Trinken Sie Ihr Quantum Wasser täglich!

Nahrungsmittel, die Ihre Kohlenhydratsucht reduzieren

Denken Sie daran, dass Nahrungsmittel, die hier nicht aufgeführt sind, möglicherweise sehr kohlenhydratreich sind. Die Portionsgröße können Sie selbst bestimmen, es sei denn Ihr Arzt hat Ihnen andere Anweisungen gegeben. Nehmen Sie die Menge, die man als »Durchschnittsportionen« aus dem Haushalt kennt. Essen Sie eine zweite Portion, wenn Sie Lust darauf haben.

Fleisch und Wurstwaren

Jedes magere Fleisch, zum Beispiel:

Schinken*	Kalb	Rind
Cornedbeef	Kaninchen	Schwein
Hamburger	Lamm	Wurst (mager, ohne
Hot Dogs	Reh	Zuckerzusatz)*

Geflügel

Helles oder dunkles Fleisch, mit oder ohne Haut, zum Beispiel:

Ente	Gans	Truthahn bzw. Pute
Fasan	Hühnchen	

Fisch und Meeresfrüchte

Alle Arten, frisch, gefroren oder konserviert (ohne Zucker), gegart, aber ohne Panade, zum Beispiel:

Austern	Hummer	Schellfisch
Barsch	Kabeljau	Scholle
Dorsch	Kammmuscheln	Schwertfisch
Flunder	Krabben	Seezunge
Garnelen	Krebse	Thunfisch
Heilbutt	Sardinen	

Milchprodukte und Eier
Normal oder fettarm, zum Beispiel:

Eier
Frischkäse
Hüttenkäse*
Kaffeesahne (keinen »Kaffeeweißer«)

Käse (alle Sorten, ausgenommen fettreicher Ricotta)
Milch
Schlagrahm

Fleischersatzprodukte

Fleischersatzprodukte (im Reformhaus erhältlich, Produkte wählen, die maximal 4 Gramm Kohlenhydrate pro Portion enthalten):

Tofu*

Gemüse
Gemüse, die keine Stärke enthalten, roh, gedämpft, gedünstet, pfannengerührt oder gekocht:

Alfalfasprossen
Ampfer
Bambussprossen
Blattsalat
 (alle Sorten)
Blumenkohl
Brokkoli*
Grüne Bohnen
Gurken
Kohl (alle Sorten)

Kohlrabi
Okra
Paprikaschoten
 (grün oder rot)*
Petersilie
Pilze
Radieschen
Rosenkohl
Schalotten
Spargel

Spinat
Staudensellerie
Tomaten
 (roh, ein Viertel
 pro Mahlzeit)
Wachsbohnen
Zwiebeln
 (nur zum Würzen)

Speiseöle
Alle Sorten, zum Beispiel:

Maisöl
Olivenöl

Rapsöl
Sesamöl

Sojaöl
Sonnenblumenöl

Dressings

Alle normalen oder fettarmen Varianten, bei denen auf der Zutatenliste nicht Zucker unter den ersten vier Zutaten steht.

Mayonnaise (ohne Zucker! Vorsicht, fettarme enthält oft Zucker)

Fette

Butter   Margarine

Verschiedenes

Essig (weiß, alle anderen mit   Oliven
   Vorbehalt*)   Pfeffer
Fruchtsäfte (Zitrussäfte, kleine   Salz
   Mengen, nur zum Kochen)   Senf
Gemüsepickles   Sesamsamen (nur zum Kochen)
Gewürze   Wein (trocken, nur zum Kochen)*
Kapern (nur zum Garnieren)
Ketchup (jeweils nur ein oder
   zwei Esslöffel)
Knoblauch (frisch oder als Pulver)
Kräuter (frische)

Getränke

Mineralwasser   Tee
Kaffee

Erläuterung: Die mit *Sternchen gekennzeichneten Lebensmittel
können bei manchen Menschen die Sucht fördern und den Gewichtsverlust bremsen. Ist dies der Fall, sollte man sie meiden und nur für
Belohnungsmahlzeiten verwenden.

Kohlenhydratreiche Nahrungsmittel

Diese Nahrungsmittel können Sie für Ihre Belohnungsmahlzeit mit suchtreduzierenden Nahrungsmitteln kombinieren. Denken Sie daran, dass Nahrungsmittel, die nicht auf der vorangehenden Liste aufgeführt sind, möglicherweise sehr kohlenhydratreich sind. Die Portionsgröße können Sie selbst bestimmen, es sei denn Ihr Arzt hat Ihnen andere Anweisungen gegeben. Nehmen Sie die Menge, die man als »Durchschnittsportionen« aus dem Haushalt kennt. Essen Sie eine zweite Portion, wenn Sie Lust darauf haben.

Brot, Getreide, Cerealien

Alle Varianten, normal, fettarm, zuckerarm, Vollkorn usw., zum Beispiel:

Bagels	Brötchen	Maismehl
Baguette	Cerealien	Pfannkuchen
Biskuit	(alle Sorten)	Tahini
Brot	Couscous	Tempura
(alle Sorten)	Croissants	Waffeln

Milchprodukte

Alle Varianten, normal oder fettarm:

Eiscreme	Milch	Schlagsahne
Jogurt	Ricotta (fettarm)	

Früchte und Säfte

Alle Früchte, roh, gekocht, getrocknet; alle Frucht- und Gemüsesäfte, zum Beispiel (als Frucht und Saft):

Ananas	Honigmelonen	Orangen
Äpfel	Karotten	Papayas
Bananen	Kirschen	Pflaumen
Birnen	Kiwi	V-8
Feigen	Limonen	Weintrauben
Grapefruit	Mangos	Zitronen

Gemüse

Alle, die nicht in der Liste »Nahrungsmittel, die Ihre Kohlenhydratsucht reduzieren« (siehe Seite 103) stehen, roh und jede Zubereitungsart, zum Beispiel:

Grüne Erbsen	Rote Bete
Kartoffeln	Tomaten
Kürbis	(wenn mehr als ein Viertel pro
Mais	Mahlzeit)
Möhren	Zucchini

Hülsenfrüchte

Alle Sorten, zum Beispiel:

Baked Beans (gebackene Bohnen/Dose)	Erbsen	Kidney-Bohnen
	Hummus	Linsen
	Kichererbsen	Schwarze Bohnen

Samen, Nüsse

Alle Sorten, zum Beispiel:

Cashewkerne	Kürbiskerne	Walnüsse
Erdnüsse	Pistazien	Wasserkastanien
Kastanien	Sesamsamen	

Pasta und Reis

Alle Sorten, frisch und getrocknet, zum Beispiel:

Eiernudeln	Reis
Glasnudeln	(alle Sorten, weiß, braun/
Pasta (Hartweizen, alle Sorten)	Wildreis)

Getränke

Alkoholika	Fruchtsäfte	Sodas
Cola-Getränke	Getränke mit Zucker	
Frucht-Drinks	Limonaden	

Süßes und Pikantes zum Knabbern

*Beachten Sie den Hinweis »Zuckerersatzmittel«
auf der folgenden Seite!*

Bonbons	Fruktose	Pudding
Bretzel	Honig	Reiskuchen
Chips	Kuchen	Schokolade
Cracker	Popcorn	Zucker

Bitte hier aufpassen

Obwohl die nachfolgend genannten Getränke und Lebensmittel nicht zwangsläufig kohlenhydratreich sind, können sie jedoch bei Menschen die Gier erhöhen und den Gewichtsverlust vereiteln.

Alle alkoholischen Getränke, darunter Bier, Wein, Cocktails, Likör usw.

Behandeln Sie diese Getränke so, als seien sie kohlenhydratreiche Nahrung. Beschränken Sie den Genuss auf Ihre Belohnungsmahlzeit, und rechnen Sie diese Getränke zu der Drittel-Portion »Kohlenhydrate« (siehe Seite 97).

Zuckerersatzstoffe

Bei manchen Kohlenhydratabhängigen fördern kalorienfreie Süßungsmittel die Gier und bremsen den Gewichtsverlust. Ist dies bei Ihnen der Fall, sollten Sie darauf verzichten oder solche Zuckerersatzstoffe ganz weglassen (mehr darüber im Abschnitt »Sind es die Zuckerersatzstoffe?«, Seite 120f.).

Kaugummi

Jeder Kaugummi, ganz gleich ob mit oder ohne Zucker oder mit Zuckerersatzstoffen, wirkt wie Kohlenhydrate, und das in ziemlich massiver Weise. Sie sollten daher Kaugummi unbedingt meiden.

Sojabohnen und Sojaprodukte

Sojabohnen, Sojasauce, Teriyakisauce, Tofu, Miso und Tempeh können die Gier fördern und den Gewichtsverlust bremsen. Beschränken Sie diese Produkte auf die Belohnungsmahlzeit (mehr darüber im Abschnitt »Sind es die Glutamate?«, siehe Seite 114f.).

7

Was betrifft Sie persönlich?

*Tun Sie das Beste, und es wird angenehm
und leicht sein.*

PYTHAGORAS, UM 550 V. CHR.

Möglichkeiten und wie Sie damit umgehen sollten

Auch wenn sich die ersten Erfolge in den ersten zwei Wochen eingestellt haben, sollten Sie es nicht beim Grundplan – den drei Richtlinien – belassen. Im folgenden Kapitel geht es noch um Details, die Ihren Weg ins gesündere, »schlankere« Leben erheblich ebnen können.

Während die drei Richtlinien des vorangehenden Kapitels für jeden gelten, sind die nachfolgend beschriebenen Möglichkeiten in zweierlei Hinsicht Optionen: Einmal ist die Frage, ob die angesprochenen Themen auf Sie zutreffen, zu beantworten. Zum anderen steht Ihnen frei, ob und wann Sie dann die zusätzlichen Chancen, die in den jeweiligen Ratschlägen stecken, nutzen wollen. Eines wissen wir aus Erfahrung: Diese Möglichkeiten, die unter anderem auch Ihre Lebensweise betreffen, können sehr viel dazu beitragen, dass Übergewicht für Sie kein Thema mehr ist. Und Sie sollen und können sich alles ohne Druck überlegen.

Ist es Chrom?

In unserer Nahrung, die wir im Allgemeinen zu uns nehmen, befindet sich Chrom, das auf unseren Insulinhaushalt, unser Gewicht und unsere Gesundheit einen entscheidenden Einfluss ausübt. Doch Studien haben gezeigt, dass bei neun von zehn Menschen die Nahrung nicht ausreichend Chrom liefert.

(Anmerkung: Die Form, die wir in unseren eigenen Forschungen näher betrachtet haben, nennt sich GTF-Chrom – Glukose-Toleranz-Faktor-Chrom.) Zu allem Übel berauben manche Nahrungsmittel den natürlichen Chromvorrat unseres Körpers. Dazu gehören raffinierte und anderweitig bearbeitete Lebensmittel sowie Milch, Süßigkeiten und sogar Nahrung, die allgemein als gesund betrachtet wird, wie Früchte und Säfte. Diese Chromräuber können den Körper physisch und phsysisch so erschöpfen, dass die Zufuhr chromreicher Nahrung gar nichts mehr nutzt.

Chrom wird auch als der »essenzielle Co-Faktor« von Insulin bezeichnet. Es ist dessen Partner, der ihm hilft, seine Aufgaben zu erfüllen. Wie in jeder guten Partnerschaft muss der eine die Schwächen des anderen ausgleichen. Ist nicht genügend Chrom vorhanden, ist mehr Insulin nötig, um die Arbeit zu erledigen.

> Mit einem einfachen Chrommangel kann eine fatale Kettenreaktion entstehen, an der Nahrungsaufnahme, Gewicht und Gesundheit beteiligt sind.

Die Auswirkungen einer erhöhten Insulinproduktion kennen Sie ja nun. Wissenschaftliche Studien besagen, dass Chrommangel einen anormalen Blutzuckerspiegel, schlechte Blutfettwerte und einen verlangsamten Stoffwechsel zur Folge haben. Das wiederum kann Herzerkrankungen und Diabetes verursachen. Die mögliche Kette bei Herzerkrankungen sieht so aus: Chrommangel – Ablagerungen an den Arterienwänden – Bildung von Blutgerinnseln – Herzinfarkt. Hinzu kommt, dass im Lauf des Älterwerdens der Körper anscheinend mehr Chrom benötigt, dieses aber gleichzeitig durch bestimmte Nahrung, Stress und andere Faktoren »geraubt« und unserem Körper nicht in ausreichendem Maß zur Verfügung steht. Was also kann man tun?

> Unserem Körper steht das wenigste Chrom zur Verfügung, wenn wir es am meisten brauchen. Die Einnahme eines speziellen Chrompräparates kann helfen, Ihren Insulin- und Blutzuckerspiegel im Gleichgewicht zu halten.

Auch wenn wir normalerweise die Nährstoffe über die Nahrung aufnehmen sollten, ist eine Chromzufuhr für Kohlenhydratabhängige eine sinnvolle Angelegenheit. Bei dieser Nährstoffergänzung oder Nährstoffsupplementierung handelt es sich um GTF-Chrom – Glukose-Toleranz-Faktor-Chrom – also »fertigen« GTF (zum Beispiel in Primärhefe oder aus Hefe isoliert). Die von Fachleuten empfohlene tägliche Chromzufuhr liegt bei 50 bis 200 Mikrogramm.

Ratsam ist es, sich ein geeignetes Präparat vom Arzt nennen zu lassen, um Verwechslungen mit – für Sie nutzlosen – Mitteln auszuschließen.

Wichtig für die Einnahme ist: Nehmen Sie das Präparat täglich zur gleichen Zeit und nie gemeinsam mit Essen oder Medikamenten. Nehmen Sie es mit Wasser und nichts anderem.

Die vorteilhaften Wirkungen des GTF-Chroms spürt man selbst erst nach einem Monat oder mehreren Monaten, aber Ihr Körper reagiert schon viel früher positiv darauf.

Fehlt Ihnen Bewegung?

Viel und intensive körperliche Bewegung – Sport, Gymnastik – tun Herz und Kreislauf gut. Das sagt Ihnen jeder, der etwas davon versteht. Aber wir müssen uns damit abfinden, dass nicht jeder dazu körperlich in der Lage ist oder die Zeit dafür hat. Wenn Sie zu den »Aktiven« gehören, sollten Sie auch dabei bleiben. Es tut Ihnen gut – es sei denn, Ihr Arzt gibt anders lautende Anweisungen.

Falls Sie zu der Mehrheit der eher »Bewegungsarmen« zählen, sollten Sie wissen, dass auch schon mäßige Bewegung die Gewichtsabnahme fördert, ebenso wie die Verringerung des Insulinspiegels und der Insulinresistenz. Denn darum geht es. Die viel gerühmte Kalorienverbrennung spielt dabei keine so wesentliche Rolle.

Gehen Sie moderat vor – was die Art der Bewegung betrifft, aber auch Sie selbst. Fragen Sie sich ehrlich: Wie viel Zeit habe ich regelmäßig dafür? Macht es mir wirklich Spaß? Bei gutem wie bei schlechtem Wetter? Ganz besonders gewissenhaft sollten Sie Ihre körperlichen Grenzen prüfen.

> Seien Sie realistisch. Übernehmen Sie sich nicht. Machen Sie keine Versprechungen, die Sie nicht halten können! Sie handeln sich damit nur völlig unnötige Schuldgefühle ein.

Klein anzufangen ist viel besser, als groß einzusteigen oder etwas erzwingen zu wollen. Das schadet Ihnen nur. Gehen Sie in kleinen Schritten vor, und wenn Sie bisher so gut wie keine sportliche Aktivitäten ausgeführt haben, sollten Sie Ihre Absichten mit Ihrem Arzt besprechen.

Körperliche Aktivitäten zum Auswählen

Was immer Sie sich an körperlicher Aktivität auswählen, versuchen Sie einen dieser Zeitrahmen einzuhalten. Sie haben folgende Alternativen:
- 15 Minuten, dreimal in der Woche
- 15 Minuten, jeden Tag
- 30 Minuten, dreimal in der Woche
- 30 Minuten, jeden Tag
- 1 Stunde, dreimal in der Woche

Leichte Aktivitäten

Bowling
Golf
Rad fahren: gemächlich
Schwimmen: viele Varianten für leichte Bewegung
Spazierengehen: zügig, aber ziemlich gemächlich
Tanzen: lebhaft, aber nicht zu wild

Mäßige Aktivitäten

Aerobic: leichte Variante
Inline-Skaten: gemächlich
Joggen: leichte Gangart, nicht außer Atem geraten
Krafttraining: in Maßen, mit Pausen
Rad fahren: zügig, aber noch mäßig
Schwimmen: mäßig, eventuell Wassergymnastik
Ski laufen: Abfahrtslauf oder Langlauf, in Maßen
Spazierengehen: zügig, aber ohne außer Atem zu geraten
Tanzen: lebhaft, aber ohne außer Atem zu geraten
Tennis, Volleyball: in Maßen

Intensive Aktivitäten

Aerobic: in Maßen oder intensiv
Inline-Skaten: mittelmäßiges oder schnelles Tempo
Joggen: mittelmäßiges oder schnelles Tempo
Krafttraining: intensives Workout
Rad fahren: schnell
Schwimmen: schnell, ohne Pausen
Ski laufen: Abfahrtslauf oder Langlauf, in Maßen oder intensiv
Spazierengehen: schnell, ohne Pausen
Tanzen: sehr lebhaft, ohne Pausen
Tennis, Volleyball: mäßig oder intensiv

Sind es die Glutamate?

In dem Abschnitt »Auf Glutamate achten« (siehe Seite 68) haben wir den Zusammenhang zwischen diesen Lebensmittel-Zusatzstoffen und der Kohlenhydratsucht schon näher erklärt. Hier möchten wir Sie nur eindringlich darauf hinweisen, dass diese Stoffe sich regelrecht verstecken, in Nahrungsmitteln, in denen man sie nicht erwartet. Und es lohnt sich wirklich, auf diese Stoffe zu achten, denn sie können Ihren Erfolg beim Abnehmen sehr massiv beeinflussen. Deshalb:
Lesen Sie die Zutatenliste!

Doch Sie müssen auch wissen, wonach genau Sie suchen, denn Glutamate verstecken sich außerdem noch hinter ganz verschiedenen Namen, der einfachste davon ist »Geschmacksverstärker«. Die nachfolgende Übersicht hilft Ihnen, sich vor diesen »Erfolgsverhinderern« zu schützen. Hauptsächlich zu finden sind sie in Fertiggerichten, Gerichten (in Fertigprodukten oder im Restaurant) aus der chinesischen Küche und aus fast allen Küchen des gesamten asiatischen Raums. Nicht nur für Kohlenhydratabhängige ist dieses Wissen wichtig, denn unter dem Namen China-Restaurant-Syndrom ist die Reaktion auf diese Geschmacksverstärker in die medizinischen Lexika eingegangen. Empfindliche Menschen können darauf mit Schläfendruck, Kopfschmerzen und Nackensteifheit reagieren.

Das sollten Sie tun

Nachdem Sie festgestellt haben, dass und welche glutamathaltige Nahrung auf Ihrem Speiseplan steht, sollten Sie alles, was Glutamate enthält oder worin Sie diese Stoffe auch nur vermuten, vollständig weglassen. Und dies eine Woche lang.

Wie und wo Sie versteckte Glutamate finden

Namen, hinter denen sich Glutamate verstecken

Lesen Sie die Zutatenlisten auf den Verpackungen. Glutamate müssen dort aufgeführt sein und können sich hinter folgenden Bezeichnungen verstecken:

E 620 Glutaminsäure
E 622 Natriumglutamat
E 623 Kaliumglutamat
E 624 Ammoniumglutamat

E 625 Magnesiumglutamat
Auch der Name Mononatriumglutamat weist Sie auf einen Geschmacksverstärker hin.

Nahrungsmittel, die sehr häufig Glutamate enthalten

Achten Sie vor allem bei den Fertigprodukten oder bearbeiteten Nahrungsmitteln aller Art – Instantprodukte oder Fertiggerichte, in Dosen, Gläsern, gefroren, getrocknet usw. – auf die Zutatenliste. Sehr häufig sind Glutamate enthalten in:

Brühen	Gemüse	Sojabohnen
Dips	Hot Dogs	Sojasauce
Eintopfgerichte	Meeresfrüchte	Suppen
Feinkostsalate	Miso	Tempeh
Fisch	Salatdressing	Teriiyaki-Sauce
Geflügel	Saucen	Wurstwaren

Gerichte im Restaurant

Achten Sie insbesondere auf:

Käsesaucen
Frühstücksfleisch
Suppen
Saucen (vor allem bei Fleisch- und Geflügelgerichten)

Eintöpfe
Hot Dogs
Gerichte aus der chinesischen bzw. aus allen im asiatischen Raum beheimateten Küchen

Beobachten Sie in dieser Woche Ihr Gewicht, Ihre Gier und Ihre Hungergefühle. Nach dieser Woche fügen Sie Ihrer Belohnungsmahlzeit – und nur dieser, nicht den Reduktionsmahlzeiten – glutamathaltige Nahrungsmittel hinzu. Falls Sie keinerlei Veränderungen in Ihrem Essverhalten oder ein Stagnieren Ihrer Gewichtsabnahme feststellen, können Sie diese Nahrungsmittel weiterhin für Ihr Belohnungsessen verwenden, aber niemals für die anderen Mahlzeiten.

Zeigen sich bei Ihnen ungünstige Veränderungen, sollten Sie glutamathaltige Nahrungsmittel aus allen Mahlzeiten verbannen!

Dasselbe Verfahren gilt für Tofu, der eine geringe Menge Glutamat enthält. Sollte er keinerlei Auswirkungen zeigen, können Sie Tofu auch für alle anderen Mahlzeiten nehmen. Das Wichtigste ist bei allem:

Hören Sie auf Ihren Körper! Er sagt Ihnen, ob und wie sich die Nahrungsmittel auf Ihren Körper auswirken.

Nehmen Sie frei verkäufliche Medikamente?

Viele Menschen nehmen frei verkäufliche Medikamente, deren Einnahme sie nicht mit ihrem Arzt abgesprochen haben. Diese Mittel können die Kohlenhydratabhängigkeit steigern, indem sie den Insulinspiegel erhöhen und den gesamten Stoffwechsel beeinflussen. Dazu gehören zum Beispiel entzündungshemmende Mittel.

Manche Medikamente empfindet der Körper als süß, weil sie Zucker oder Süßungsmittel beziehungsweise Zuckerersatzstoffe enthalten, was ihn zur Insulinproduktion anregt.

Versuchen Sie, frei verkäufliche Mittel, die Ihnen nicht Ihr Arzt ausdrücklich empfohlen hat, zu vermeiden. Trinken Sie beispielsweise ein Glas kaltes Wasser, anstatt gedankenlos einen Hustenbonbon in den Mund zu schieben. Nehmen Sie sich die paar Minuten Zeit, Ihre Zähne zu putzen, anstatt Ihren Atem mit irgendeinem Mittel zu erfrischen.

Wenn es sich gar nicht umgehen lässt, nehmen Sie die Mittel während Ihrer Belohnungsmahlzeit. Bei Abführmitteln beispielsweise spielt der Zeitpunkt der Einnahme keine Rolle.

Mittel gegen Sodbrennen oder Husten lassen sich meist nur schlecht zu einem bestimmten Zeitpunkt nehmen. Kombinieren Sie dann die Einnahme möglichst mit einer Reduktionsmahlzeit, um ihren Einfluss auf das Insulin möglichst gering zu halten. Schauen Sie sich die Liste »Medikamente, die Suchtverhalten und Gewichtszunahme fördern« auf Seite 72 an. Dort finden Sie die Medikamente und Mittel, die Sie als Kohlenhydratabhängiger mit Vorsicht betrachten sollten.

Regeln für die Einnahme von Medikamenten

- Nehmen Sie frei verkäufliche Medikamente nur nach Rücksprache mit Ihrem Arzt ein.
- Prüfen Sie, welche frei verkäuflichen Mittel Sie tatsächlich unbedingt brauchen.
- Rechnen Sie bei Einnahme dieser Mittel, dass sich Ihre Gewichtsabnahme verlangsamt.
- Wenn möglich und vom Arzt nicht anders verordnet, nehmen Sie frei verkäufliche Mittel während Ihrer Belohnungsmahlzeit ein.
- Fahren Sie mit dem Ernährungsprogramm fort, es wird Ihnen helfen, eventuelle ungünstige Auswirkungen von Heilmitteln oder Medikamenten auf Ihr Essverhalten und Ihre Gewichtsabnahme zu mindern.

Wie sieht es aus mit Ihrem Stress?

Jeder weiß, dass Stress unsere Gesundheit beeinträchtigt. Und jeder sagt, man solle ihn vermeiden. Doch das ist leichter gesagt als getan. Doch kohlenhydratabhängige Menschen sollten sich mit diesem Gedanken anfreunden, denn die Stresshormone erhöhen den Insulinspiegel – was erklärt, warum viele Menschen während oder nach dem Stress essen und meist mehr als sonst. Bei Kohlenhydratabhängigen schlägt dieser Zusammenhang besonders kräftig zu Buche. Wenn sich Stress nicht umgehen lässt, sollten gerade diese Menschen versuchen, besser mit ihm umzugehen.

Nehmen Sie den Stress wahr!

Tun Sie dies sofort, wenn Sie ihn auf sich zukommen sehen! Auf viele Menschen rollt der Stress mit aller Macht zu, ohne dass sie dies bewusst wahrnehmen. Sie werden davon überrascht, überrollt oder gehen »in die Luft«. Nach einer unkontrollierten heftigen Reaktion schämen wir uns, und machen uns damit weiteren Stress.

Wenn Ihnen aber bewusst ist, was der Stress in Ihrem Körper anrichtet, fällt es Ihnen auch leichter, ihn zu erkennen, anzunehmen oder vielleicht sogar zu vermeiden. Und Sie mindern oder verhindern den Anstieg des Insulins, der Ihre Sucht in jeder Hinsicht fördert. Und Sie vermeiden die zusätzliche Nahrung, die Sie bei Stress essen, obwohl Sie gar nicht hungrig sind.

Der Schlüssel liegt in Ihnen selbst. Beobachten Sie sich ehrlich und aufmerksam. Wenn Ärger, Spannung, Unruhe oder negative Gedanken und Gefühle in Ihnen hochsteigen, stoppen Sie den Strom, und konzentrieren Sie sich auf die Ursache, die in Ihnen all das ausgelöst hat. Liegt es an den blöden Fragen, die Ihr Chef Ihnen gestellt hat? Bekommen Sie Magenschmerzen, wenn Sie nach Hause gehen, weil Sie an die vielen unerledigten Hausarbeiten denken? Trösten Sie sich mit etwas Essbarem? Oder suchen Sie nach Entschuldigungen, um ins Bett gehen zu können, damit Sie die lästigen Aufgaben oder Arbeiten nicht erledigen müssen?

Versuchen Sie Folgendes: Wenn der »Sturm« in Ihnen aufkommt, überlegen Sie, woran Sie kurz zuvor gedacht oder was Sie gefühlt haben, bevor das »Gewitter« in Ihnen in die Startlöcher ging. Nehmen Sie die Gedanken und Gefühle zur Kenntnis, aber bewerten Sie diese nicht. Diese Momente dienen dazu, Sie daran zu erinnern, dass Sie gegen den Einfluss des Stresses auf Ihren Körper etwas unternehmen müssen.

Gegen den Stress angehen

Wenn Sie auf eine Stresssituation zusteuern, haben Sie drei Möglichkeiten: die Eskalation zu vermeiden, die Dauer des Stresses zu verkürzen oder die Auswirkungen zu beseitigen.

Um eine Eskalation zu vermeiden, denken Sie an deren Begleiterscheinungen: an das Brüllen, Aufregen, Schreien. Sie müssen sich keineswegs zusammennehmen. Nur auf einen »verbalen Krieg« sollten Sie sich nicht einlassen. Versuchen einen Weg zu finden, ohne Extreme zu diskutieren. Ganz gleich, was Sie tun, mit Freunden reden, ein gutes Buch lesen, diese Kämpfe machen Sie zum Sklaven der Kohlenhydratsucht.

Um den Stress zu verkürzen, verzichten Sie mal auf den »Sieg«. Der wahre Sieg ist die Rücksicht auf Ihre Gesundheit. Wenn Ihnen das gewahr wird, können Sie ruhig oder ruhiger bleiben und sich aus der Stresssituation befreien. Manchen Menschen gelingt dies, indem Sie abblocken, bevor die Emotionen ihren Höhepunkt erreicht haben. Sie sagen: »Ich weiß, dass es wichtig ist, zu einer Entscheidung zu kommen. Aber ich kann jetzt nicht klar denken. Ich möchte nicht kneifen, aber ich brauche etwas Zeit, um meine Gefühle abklingen zu lassen, damit ich klar denken kann.« Das mag bei Personen, die so richtig auf 180 laufen, auf Widerstand stoßen. Aber indem Sie Ihren »Satz« immer und immer wieder sagen, wird ihnen keine andere Wahl bleiben.

Anderen Menschen ist der indirekte Weg lieber. Sie tun etwas für sich selbst, um die Auswirkungen des Stresses oder den Stress selber in den Griff zu bekommen. Sie joggen, tanzen oder machen Yoga, Tai Chi oder irgendeine andere Entspannungstherapie. Ein warmes Bad, ein Stündchen Schlaf oder nette Gesellschaft sind auch Möglichkeiten. Ganz egal, was Sie in dieser Richtung tun, Sie sollten es (neben Ihrem Ernährungsprogramm) zum festen Bestandteil Ihres Lebens machen. Wenn Sie gar nichts tun, wird Ihr Körper Sie im Stich lassen. Behandeln Sie sich, als seien Sie Ihr liebster Gast. Nehmen Sie sich die Zeit, und gewinnen Sie die Kraft, gut zu sich selbst zu sein. Ihr Körper wir es Ihnen danken – jeden Tag.

Sind es die Zuckerersatzstoffe?

Hier geht es um all die Süßungsmittel, die kalorienfrei oder kalorienarm sind und sich daher großer Beliebtheit bei Diäten erfreuen, weil Sie – so glaubt man – keinen Einfluss auf das Gewicht haben. Doch das ist nur die anscheinend helle Seite der Medaille, die andere ist viel dunkler.

»Süß« interpretiert Ihr Körper als »es kommt eine sehr kohlenhydratreiche Nahrung«. Und um die zu bewältigen, stellt er jede Menge Insulin bereit, und es kommt zu einem sehr hohen Insulinspiegel mit alle seine bekannten Folgen. Wir empfehlen daher folgende drei Möglichkeiten:

1. Verbannen Sie diese Süßstoffe aus Ihrem Speiseplan.
2. Nehmen Sie Zuckerersatzstoffe nur im Rahmen Ihrer Belohnungsmahlzeit zu sich.
3. Reduzieren Sie die Menge, die Sie im Lauf des Tages verwenden, drastisch.

Diese Möglichkeiten gelten für die Stoffe selbst und für alle damit gesüßten Produkte! Und: Prüfen Sie sich, ob Sie diese Süßungsmittel wirklich brauchen. Trinken Sie viel Mineralwasser. Sie werden sehen, je mehr sich Ihre Gier und Ihr Gewicht verringern, umso weniger Bedürfnis haben Sie nach Süßem. Und damit erübrigen sich diese süßen Substanzen.

Was ist mit den komplexen Kohlenhydraten?

Bei Kohlenhydraten muss man zwei Kategorien unterscheiden: die komplexen und die einfachen Zucker. Die komplexen stecken in stärkehaltigen Nahrungsmitteln wie Getreide oder Kartoffeln, einfache Zucker in Schokolade, Kuchen usw. (siehe nachfolgende Liste).

> Viele Kohlenhydratabhängige stellen fest, dass sich Ihre Gier und Ihr Gewicht verringern, wenn sie statt einfachen Zucker komplexe Kohlenhydrate zu sich nehmen.

Obwohl der Körper Insulin freisetzt, wann immer er Kohlenhydrate zugeführt bekommt, scheint es einen Unterschied in der ausgeschütteten Menge zu geben. Beschränken Sie einfache Zucker nach Möglichkeit auf Ihre Belohnungsmahlzeit. Für die Reduktionsmahlzeiten wählen Sie unter den komplexen Kohlenhydraten aus (über andere kohlenhydrathaltige Nahrungsmittel haben wir ja bereits in den vorangehenden Kapitelen gesprochen).

Komplexe Kohlenhydrate und einfache Zucker

Wählen Sie aus folgenden Nahrungsmitteln, die komplexe Kohlenhydrate enthalten, aus ...	anstelle dieser Nahrungsmittel, die einfache Zucker enthalten
Bohnen	Bonbons
Brezeln	Donuts
Chips	Eiscreme
Cracker	Fruchtjogurt
Erbsen	Fruchtzucker
Getreide	Haushaltszucker
Kartoffeln	Honig
Mais	Kekse
Nüsse	Kuchen
Pasta	Maissirup
Popcorn	Milchshakes
Reis	Pudding
Samen	Schokolade
Vollkornbrot	
Vollkornbrötchen	

Koffein – ein Problem?

Über Koffein gibt es eine ganze Reihe von wissenschaftlichen Studien. Die einen haben ergeben, dass Koffein zu hohem Blutdruck führen kann, die anderen stellten einen Einfluss auf die Neurotransmitter fest. Als Folgewirkung von Koffein werden auch Herzrhythmusstörungen, Nervosität, Schlaflosigkeit, Magen-Darmprobleme, Kopfschmerzen und einige andere Gesundheitsstörungen betrachtet.

Für Kohlenhydratabhängige wichtig ist jedoch die Erkenntnis, dass Koffein das Stresshormon Kortisol um 500 Prozent steigert. Das ist die fünffache Menge eines Hormons, das die Insulinproduktion anregt. Damit ist die Wirkung für Kohlenhydratsüchtige fatal.

Die Wirkung des Koffeins versteckt sich hinter seinem zeitlich begrenzten stimulierenden Effekt. Nach einer Tasse Kaffee fühlen Sie sich wohl und belebt, ohne zu bedenken, dass der »Einbruch« zwei Stunden später auf den niedrigen Blutzuckerspiegel zurückzuführen ist (verursacht durch das viele Insulin, das den Blutzucker aus dem Blutstrom »schwemmt«). Sie haben vielmehr das Verlangen nach einem weiteren Kaffee – und der Teufelskreis beginnt von Neuem.

Viele Betroffene haben gute Erfahrungen im Zusammenhang mit der Gewichtsabnahme gemacht, nachdem sie ihren coffeinkonsum reduziert oder coffeinhaltiges ganz weggelassen haben.

Koffeinreiche Produkte

Wählen Sie besser koffeinarme oder koffeinfreie Varianten, wenn möglich, oder lassen Sie diese Produkte weg:

Cola-Getränke
Diätpillen mit Koffeingehalt
Erkältungsmittel mit Koffeingehalt
Hustenmittel mit Koffeingehalt
Kaffee
Schmerzmittel mit Koffeingehalt
Schokolade
Tee

8

Ihr maßgeschneiderter Erfolg

Das Geheimnis des Erfolgs ist die Ausdauer.
BENJAMIN DISRAELI, 1870

Gewichtskontrolle, aber frustfrei

Menschen, die gerade beim Abnehmen sind, steigen meist ständig auf die Waage. Angetrieben von der immer wieder aufkeimenden Hoffnung als Sieger aus ihren jahrelangen Kämpfen hervorzugehen, klettern Sie dauernd auf diesen Wächter ihres Gewichts: nachdem sie auf der Toilette waren, wenn sie sich besonders schlank fühlen oder nachdem sie eine Diätphase besonders gut absolviert haben. Das ist falsch, ganz falsch und verunsichert nur. Lassen Sie uns anschauen, warum.

Manche Menschen, die eine Diät machen, erklimmen jeden Morgen die Waage und lassen sich – ihre Stimmung und Verfassung während des Tages – von dem Ergebnis massiv beeinflussen. Traditionell empfehlen die meisten Diätprogramme und die Ärzte, sich einmal in der Woche zu wiegen, um den Erfolg – oder Misserfolg – einer ganzen Woche festzustellen. Aber auch das birgt Unsicherheiten in sich.

All diese Gewichtskontrollmethoden haben zwei Nachteile gemeinsam: Sie können stark demotivieren, wenn sich »nichts bewegt« hat. Und – schlimmer noch – sie liefern in aller Regel keineswegs eine präzise Auskunft über die tatsächliche Gewichtsabnahme.

> Ihr Körper ist keine Maschine, die Kalorien so verbrennt, dass die Differenz zwischen zugeführten und mehr verbrauchten Kalorien in jedem Moment an Ihrem Gewicht ablesbar ist.

Sie haben das sicher schon erlebt: Sie quälen sich eisern mit Ihrer Diät, halten sich supergenau an die kleinste Regel, und Sie verlieren einfach nicht das Gewicht, das Sie »sollten«. Oder Sie sündigen ein bisschen, indem Sie »verbotene« Nahrung zu sich nehmen, vielleicht sogar eine kräftige Portion davon. Und Sie sind sicher: Die Waage bestraft mich! Der Zeiger rutscht nach oben! Aber genau das Gegenteil tritt ein, sie zeigt weniger an als beim letzten Mal.

Man hat Ihnen wahrscheinlich erzählt, 3890 Kalorien entsprächen einem Pfund Fett. Doch wer hat noch nicht erlebt, dass auch ohne diese Kalorienzufuhr die Pfunde über Nacht auftauchen. Dieses eigenwillige Verhalten unseres Gewichts rangiert unter dem Phänomen »Wasseransammlung«.

Vielfach versuchen wir auch, die Waage zu überlisten, indem wir darauf balancieren oder »uns ganz leicht machen«, damit sie eine bessere Zahl anzeigt. Manche schieben sie sogar im Raum herum, in der abstrusen Hoffnung, einen Platz zu finden, an dem die Erdanziehungskraft wenigstens ein bisschen aufgehoben ist. Andere wiederum möchten vor Scham, über das, was die Waage anzeigt, in den Boden versinken und wiegen sich überhaupt nicht. Sie trösten sich damit, dass ihre Kleidung ihnen schon die Gewichtsveränderungen signalisieren wird. Aber:

Sie brauchen eine vernünftige, einfühlsame Methode, um die Vorgänge beim Abnehmen ohne Qualen und Scham im Auge behalten zu können.

Ganz gleich, ob Sie dauernd zur Waage rennen oder sie meiden wie die Pest, wir können Ihnen eine Methode der Gewichtsüberwachung anbieten, die Frust und Qualen in die Vergangenheit verbannen.

Tipps für die Gewichtskontrolle

Die meisten Waagen, die in den Badezimmern herumstehen, wiegen nicht dauerhaft präzise. Selbst wenn es sich nur um ein Prozent Abweichung handelt, schlägt das bei einem Körpergewicht von beispielsweise 150 Pfund ganz schön zu Buche. Von einem Wiegen zum anderen ergibt das einen Unterschied von 1,5 Pfund – rauf oder runter. Das schafft Unsicherheit. Außerdem muss man bedenken, dass Salz oder andere Zutaten in einer Mahlzeit das Körpergewicht kurzfristig beeinflussen können. Es macht also überhaupt keinen Sinn, sich auf einzelnes »wildes« Wiegen zu verlassen. Ebenso wenig ist es sinnvoll, ständig einen großen Bogen um die Waage zu schlagen.

Sie brauchen eine Wiegemethode, mit der Sie Ihre Fortschritte zuverlässig messen können, um Sie zu motivieren oder Sie zu veranlassen, andere Schritte zu unternehmen.

> Den Kopf in den Sand zu stecken, nutzt genauso wenig, wie sich verrückt zu machen.

Wir bieten Ihnen einen einfachen und wirksamen Weg aus dem Wiege-Dilemma an. Damit vermeiden Sie den Frust, der mit dem dauernden – durch Wasseransammlung und Ungenauigkeit der Waage verursachten – Auf und Ab verbunden ist. Sie errechnen den wöchentlichen Durchschnittsgewichtsverlust. Damit halten Sie Ihren Abnehme-Plan hundertprozentig auf Erfolgskurs. Und – ganz wichtig – Sie fühlen sich nicht der Waage auf Gnade und Barmherzigkeit ausgeliefert.

Betrachten Sie Ihr Gewicht im Durchschnitt

Wiegen Sie sich jeden Tag ungefähr zu selben Zeit unter denselben Bedingungen. Es muss nicht auf die Minute genau dieselbe Uhrzeit sein. Falls Sie am Wochenende länger schlafen, können Sie sich durchaus später wiegen als an Werktagen. Sorgen Sie nur dafür, dieselben Bedingungen zu schaffen. Wiegen Sie sich beispielsweise, nachdem Sie morgens auf der Toilette waren, aber immer vor dem Frühstück. Am besten steigen Sie nackt auf die Waage, sonst müssten Sie stets dieselbe Kleidung tragen. Tragen Sie das Gewicht in Ihre Erfolgstabelle ein (siehe Seite 134). Benutzen Sie eine Waage mit Digitalanzeige. Wiegen Sie sich jeden Tag, auch an den Tagen, an denen Sie sich so richtig schwer fühlen. Der Wochendurchschnitt gleicht die täglichen Unterschiede aus. Diesen errechnen Sie nach Ablauf einer Woche:

- Zählen Sie die sieben Gewichtsangaben, die Sie in Ihre Erfolgstabelle eingetragen haben, zusammen.
- Teilen Sie die Summe durch sieben.
- Das Ergebnis ist Ihr durchschnittliches Wochengewicht. Hier ein Beispiel:

Wochen- anfang Datum	\multicolumn{7}{c|}{Gewicht in Kilogramm}	Wochen- durch- schnitt
	Mo	Di	Mi	Do	Fr	Sa	So	
08.06.01	75,5	76	75,5	76	75	74,5	75,5	75,42

Falls Sie das Wiegen ein- oder zweimal vergessen haben oder Sie unterwegs waren, teilen Sie die Summe nur durch die Anzahl der Wiegetage, also durch sechs oder fünf.

Am Ende der zweiten Woche ziehen Sie dann Ihr Wochendurchschnittsgewicht der ersten Woche von dem der zweiten ab. Und Sie haben eine klare Zahl, die Ihnen sagt, was Sie abgenommen haben, ohne dass Sie diese ganzen Frusttäler des »wilden« Wiegens durchschreiten müssen.

Diese Wiegemethode hilft Ihnen, den Gewichtsverlust der ersten beiden Wochen anhand unseres Programms auch weiterhin zu erreichen. Was Sie dazu noch wissen sollten, sagen wir Ihnen in den folgenden Kapiteln.

Auf jeden Fall haben wir mit der beschriebenen Wiegemethode schon mal einen alten Zopf abgeschnitten. Verbunden damit sollte Ihre Einsicht sein, dass Sie Ihre Erwartungen nicht zu hoch schrauben dürfen. Die Pfunde purzeln nicht im Fünf-Kilo-Takt. Sie müssen lernen, mit einem gesunden Gewichtsverlust zu kalkulieren. Studien haben immer wieder bewiesen, dass jene, die 250 Gramm bis zu einem Kilo pro Woche abnehmen, sehr viel leichter ihr Gewicht halten können als jene, die schnell und viel auf einmal abnehmen. Für einen Menschen, der schon dreiunddreißig Diäten und sonstige Abspeckmaßnahmen hinter sich hat, mag das eine harte Geduldsprobe sein. Doch glauben Sie uns einfach erst einmal: 250 Gramm bis zu einem Kilogramm pro Woche sind genau das richtig Maß! Vergessen Sie nicht, unser Programm durchbricht Teufelskreise, darunter den Jo-Jo-Effekt der »normalen« Diäten.

Ihre Pfunde werden schmelzen! Wir haben es am eigenen Leib erfahren und es geschafft – zusammengenommen haben wir zwei weit mehr als 200 Pfund »abgespeckt«. Und wir konnten schon vielen, vielen anderen Übergewichtigen helfen. Wir wissen wirklich, wie es geht. Kein Mensch kann fünf Kilo in der Woche abnehmen und dabei gesund bleiben und das erreichte Gewicht halten! Unser Programm ist eine Lebensweise, die längerfristig Ihr Leben begleitet und Ihnen Tag für Tag ermöglicht, einerseits das zu essen, was Ihnen schmeckt, und die andererseits für eine kontinuierliche, sanfte Gewichtsabnahme – ohne Entzugserscheinungen – sorgt.

Ein paar Goldene Regeln

Bevor Sie sich auf die wunderbare Reise in schlankere Zeiten begeben, sollten Sie ein paar wenige Regeln verinnerlichen.

Setzen Sie sich ein Ziel

Entscheiden Sie, welches Gewicht Sie erreichen möchten. Doch greifen Sie nicht gleich zu den Sternen in der hintersten Milchstraße. Benutzen Sie nie irgendwelche Idealgewichtstabellen. Streben Sie nicht das Gewicht von Zwanzigjährigen an. Seien Sie realistisch. Besprechen Sie das für Sie ganz persönlich richtige Gewicht am besten mit Ihrem Arzt.

> Wählen Sie ein Gewicht, das Ihrer Gesundheit
> und Ihrem seelischen Wohlbefinden am meisten nutzt und
> auch Ihrem Körperbau und Ihrem Lebensstil entspricht – und
> Sie glücklich macht.

Beobachten Sie Ihren Körper

Es gibt Faktoren, die eine Gewichtszunahme besonders fördern. Bei uns sind es Essen im Restaurant. Obwohl wir uns dabei in den Grenzen unseres Programms bewegen, nehmen wir ein paar Pfund zu, wenn wir während der Ferien oder auf einer Geschäftsreise regelmäßig im Restaurant essen. Ob das an der verwendeten Salzmenge, der Zugabe von Glutamaten (Geschmacksverstärkern) oder an der reichhaltigeren Art des Kochens liegt, haben wir bis jetzt noch nicht herausgefunden. Doch wir geraten nicht in Panik, weil dieses Phänomen seit

zehn Jahren auftritt und wir genau wissen, dass unser »Restaurant-Gewicht« innerhalb weniger Tage verschwindet, sobald wir wieder zu Hause sind. Das heißt also:
Wenn Sie sich Ihren wöchentlichen Gewichtsverlust anschauen, berücksichtigen Sie unbedingt die individuellen Reaktionen Ihres Körpers!

Im Zusammenhang mit der Menstruation klettert das Gewicht vieler Frauen drei bis fünf Pfund in die Höhe, obwohl sie an der täglichen Nahrungsaufnahme nichts verändert haben. Bei jedem Menschen schwankt das Gewicht aus definierten oder unbekannten Gründen. Darauf muss man nicht umgehend reagieren und schon gar nicht hektisch werden. Vergleichen Sie Ihre Durchschnittswerte, und beobachten Sie, worauf Ihr Körper mit Gewichtszunahme reagiert und ob und wann sie sich von alleine wieder ausgleicht.

Bleiben Sie gelassen

Wiegen Sie sich täglich, und schreiben Sie den Wert in Ihre Erfolgsliste – mehr nicht. Konzentrieren Sie sich auf das Programm und machen Sie sich keine weiteren Gedanken um das Gewicht. Sollten Sie in einer Woche das Abnahmeziel – 250 Gramm bis ein Kilo – nicht erreicht haben, lesen Sie in Kapitel 6 und 7 nach, welche Maßnahme Ihrer Gewichtsabnahme wieder auf die Sprünge helfen kann.

Auf das täglich gewogene Gewicht zu reagieren, wirft Sie aus der Bahn. Kümmern Sie sich um Ihr programmgemäßes Essen, dann kommt Ihr Gewicht schon von ganz alleine dahin, wo es hin soll.

Zeigt die Waage mehr an als am Tag zuvor, zum Beispiel durch Wasseransammlung in Ihrem Körper, zweifeln Sie vielleicht an der Wirksamkeit unseres Programms (was völlig unnötig ist). Bewegt sich das Gewicht nicht nach unten, beschuldigen Sie sich selbst, »gesündigt« zu haben (ebenfalls total überflüssig). Zeigt sich eine Gewichtsabnahme, werden Sie vielleicht übermütig und futtern außer der Reihe munter drauflos. Alles ist dazu angetan, Sie von Ihrem Weg abzubringen. Bleiben Sie gelassen und konsequent bei Ihrem Programm. Orientieren Sie sich an den Wochenwerten und an nichts anderem. Und wenn Sie Ihre Gewichtsabnahme-Rate steigern wollen, suchen Sie sich eine der Möglichkeiten aus, die in Kapitel 7 beschrieben sind.

Ginnys Story

»Ich kann es kaum glauben, dass ich hier in aller Öffentlichkeit über meine Probleme spreche«, begann Ginny, während sich die Leute um den Tisch mit unseren Büchern drängten, um ein signiertes Exemplar zu bekommen.

»Als ich erfuhr, ich müsste mich um mein Durchschnittsgewicht kümmern, dachte ich, der Teufel persönlich habe diese Idee erfunden. Jeden Tag wiegen! Unerträglich! Jeden Tag diese niederschmetternde Schmach und diese vorwurfsvollen Stimmen in meinem Kopf, die ich seit Jahr und Tag jedes Mal spürte und hörte, wenn ich auf die Waage stieg. Nein, das nie wieder! Ich war zwar bereit, allen anderen Ratschlägen des Programms zu folgen, doch ich beschloss: Wiegen werde ich mich nur einmal in der Woche – am Sonntagmorgen.«

Die Zuhörer lächelten freundlich und verständnisvoll. »Ich begann also mit der Diät. Die man eigentlich gar nicht als Diät bezeichnen kann«, erklärte Ginny in einem Atemzug. »Und es war so einfach!« Zu uns gewandt: »Genau, wie ihr gesagt habt.«

Und sie bestätigte weiter: »Und beim sonntäglichen Wiegen zeigte sich, dass ich tatsächlich abnehme. Wie ihr gesagt habt.

Die Stimmen in meinem Kopf gratulierten mir. Und ich fühlte mich richtig gut.«

Die Zuhörer um uns herum verhielten sich mucksmäuschenstill, während Ginny erzählte: »Ich fieberte jedem Sonntagmorgen entgegen, um den Stimmen in meinem Kopf zu beweisen, dass ich nicht gesündigt hatte und eben einfach gut bin. Ich aß am Samstag kaum mehr etwas und nahm ein Abführmittel, um die Gewichtsabnahme zu forcieren. So hatte ich das immer gehandhabt, wenn ich eine Diät machte, aber ich hasste das alles. Ich wurde wie besessen mit meinem Gewicht, und die Stimmen in meinem Kopf wurden zu meinem Jüngsten Gericht, das mich lobte oder verdammte.«

Sie wendete sich uns zu: »Dann traf ich vor zwei Jahren die beiden Autoren in einer Signierstunde. Und Sie redeten auf mich ein und erklärten mir, ich solle aufhören, mir die Schuld für mein Gewicht zu geben. Wenn ich mich an das Programm hielte, wäre ich auch erfolgreich. Ich müsste nur herausfinden, was mich bremst. Vor allem aber legten sie mir das mit dem wöchentlichen Durchschnittsgewicht ans Herz, weil alle anderen Wiegemethoden nur meine – mit dem Wiegen verbundene – Manie steigern würden.«

Dann erzählte Ginny, sie habe sich von da an auf das Programm statt auf ihr Gewicht konzentriert. Dadurch fielen mit der Zeit die Schuldgefühle, die auf ihr lasteten, »so weit ab, dass ich gar nicht an sie dachte«. Die Methode mit dem wöchentlichen Durchschnittsgewicht führte dazu, dass Ginny sich über einzelne, unerwünschte Gewichtsveränderungen überhaupt nicht mehr aufregte. Und wenn ihr Gewicht in einer Woche mal nicht deutlich sank, blieb sie gelassen und plante machbare Maßnahmen für die nächste Woche ein. Dieser Umschwung brachte den Erfolg mit sich, auf den Ginny so lange gewartet hatte.

»Nachdem ich fünfundsechzig Pfund verloren hatte«, sagte sie verlegen und zugleich stolz lächelnd, »verlor ich auch das Gefühl, schuldig und verdammt bis in alle Ewigkeit zu sein. Und das verdanke ich der Konzentration auf mich und das Programm. Mit einundvierzig Jahren fühle ich mich zum ersten Mal frei. Ich muss nicht mehr irgendwelchen Stimme beweisen, dass ich gut bin, sondern spüre in mir eine segensreiche Stille und Ruhe.«

Ihre Erfolgsliste

Notieren Sie Ihr Gewicht täglich. Um Ihre Fortschritte bei der Gewichtsabnahme zu sehen, vergleichen Sie immer nur die Angaben in der Rubrik »Wochendurchschnitt«.

Wochen-anfang Datum	Gewicht in Kilogramm							Wochen-durch-schnitt
	Mo	Di	Mi	Do	Fr	Sa	So	

9

Ihr persönlicher Lebensplan

Wer für morgen plant, plant fürs Leben.
OVID, 10 V. CHR.

Was Sie bei Ihrem Speiseplan beachten sollten

Sie haben nun die Richtlinien und Möglichkeiten unseres Programms gegen die Kohlenhydratsucht kennen gelernt. Jetzt wird es Zeit, das Ganze auf Ihr persönliches Leben zu übertragen. Hilfreiche Anleitungen dazu liefert Ihnen dieses Kapitel. Und weil ja keiner von uns eine Maschine ist und jeder Körper individuell reagiert, finden Sie hier auch wichtige Tipps für die stressfreie Beseitigung von Fehlern und Pannen.

Belohnungsessen zum Frühstück?

Viele Menschen verspeisen das Belohnungsessen am Abend. Doch es spricht nichts dagegen, es als Frühstück oder Mittagessen einzunehmen. Beachten sollten Sie nur drei Dinge:
- Verspeisen Sie nur ein Belohnungsessen pro Tag und das immer in Ergänzung zu den Reduktionsmahlzeiten (also zu

den Speisen, die das Verlangen nach Kohlenhydraten mindern).
- Beenden Sie Ihre Belohnungsmahlzeit innerhalb einer Stunde.
- Achten Sie darauf, dass die Belohnungsmahlzeit ausgewogen ist, also Salat gefolgt von proteinhaltigen Nahrungsmitteln enthält. Außerdem dürfen jene Gemüse und andere kohlenhydrathaltige Nahrungsmittel (in etwa gleich großen Portionen), die Ihre Kohlenhydratgier verringern, nicht fehlen.

Mit den beiden ersten Punkten haben die wenigsten Menschen Probleme. Salat und Gemüse zum Mittagessen schmeckt auch den meisten. Wenn man allerdings die Belohnungsmahlzeit als Frühstück einnehmen will, sind diese Zutaten gewöhnungsbedürftig. Falls Ihnen diese wichtigen Bestandteile nicht zum Frühstück schmecken, sollten Sie sich das dann nicht ausgewogene Belohnungsfrühstück für besondere Gelegenheiten aufheben.

In unregelmäßigen Abständen können Sie, solange es Ihre Gewichtsabnahme nicht deutlich beeinflusst, ein nicht »perfektes« Belohnungsfrühstück genießen. Sorgen Sie aber dafür, dass es viele Proteine enthält und so viel wie möglich gierreduzierende Gemüse. Machen Sie aber auf keinen Fall Ihr Belohnungsfrühstück zu einer »Kohlenhydrat-Orgie«. Und – wie gesagt – gönnen Sie sich den Ausreißer nicht zu häufig. Mal in den Ferien oder an Festtagen – so wie es manche Menschen liebend gern handhaben – ist es in Ordnung.

Am nächsten Tag sollten Sie wieder zu einer normalen Zeit (mittags oder abends) Ihre Belohnungsmahlzeit einnehmen. Vielleicht brauchen Sie dann sogar einen Extrasnack mit gierreduzierenden Zutaten, der Ihnen hilft, in den bewährten Rhythmus zurückzukehren. Innerhalb eines Tages dürften Sie dann aber alles wieder auf der Reihe haben. Werden Sie nicht nervös, wenn Ihr Tagesgewicht steigt. Das liegt meist an der Extraportion Kohlenhydrate, die man sich mit dem Belohnungsfrühstück gönnt. Das gleicht sich wieder im Lauf der Woche aus.

Wechseln Sie das Timing für Ihr Belohnungsessen nicht nach Lust und Laune. Und ändern Sie nicht plötzlich Ihr Essverhalten. Futtern Sie nicht zum Frühstück Pfannkuchen, nur weil Ihnen gerade danach ist. Wenn Sie Appetit auf Pfannkuchen haben, dann sollten Sie diese im Rahmen Ihrer ausgewogenen Belohnungsmahlzeit verspeisen, zum Beispiel als Dessert. Vorausplanung hilft Ihnen, »Ausrutscher« zu vermeiden.

Essen auf Partys und bei festlichen Anlässen

Mit der Belohnungsmahlzeit können Sie so wunderbar jonglieren, dass Sie auf Partys oder Festen ohne schlechtes Gewissen das Essen genießen können.

Hier ein Beispiel: Nehmen wir mal an, Sie sind auf eine Hochzeit eingeladen, auf der erst Cocktails und Häppchen gereicht werden und später dann ein Abendessen mit mehreren Gängen stattfindet. Schauen Sie sich den Menüplan an (das ist meist ohne weiteres möglich). Enthält das Menü alle Bestandteile, die Sie für eine Reduktionsmahlzeit brauchen (Salat, proteinhaltige Nahrungsmittel, gierreduzierende Gemüse), können Sie Cocktails und Häppchen als Belohnungsessen genießen.

Ideal ist es natürlich, wenn Sie bei den Häppchen nach gierreduzierenden Gemüsen Ausschau halten. Staudensellerie, Blumenkohl und Pilze werden häufig zusammen mit einem Dip angeboten. Auch Proteine in Form von Käse oder Krabben dürften sich unter den Häppchen finden lassen. Trinken

Sie Ihren Cocktail in der Zeit, in der Sie Ihre Häppchen verspeisen.

Später, so nach einer guten Stunde, können Sie getrost am Abendessen teilnehmen. Halten Sie sich aber beim Dessert zurück, denn die Freiheiten der Belohnungsmahlzeit haben Sie ja schon vorher bei den Häppchen und Cocktails genossen. Und Ihren Anteil vom Hochzeitskuchen können Sie vielleicht mit nach Hause nehmen und ihn tags darauf im Rahmen der nächsten Belohnungsmahlzeit verputzen.

So können Sie bei allen Festen verfahren. Denken Sie nur stets daran, Ihre Belohnungsmahlzeit ist Ihr Joker und die gierreduzierenden proteinhaltigen Nahrungsmittel und Gemüse sind die Asse.

Tipps für Ihre Belohnungsmahlzeit

Es ist wichtig, die Belohnungsmahlzeit innerhalb einer Stunde einzunehmen. Das wird häufig vernachlässigt und ist daher einer der Hauptgründe für ein Stagnieren der Gewichtsabnahme. Ein wenig Planung und Bestimmtheit müssen sein.

Den meisten Menschen fällt es nicht schwer, die Sechzig-Minuten-Grenze einzuhalten, wenn sie zu Hause essen. Schwieriger gestaltet sich die Sache beim Auswärtsessen, im Restaurant oder als Gast in einem fremden Haushalt. Doch auch dafür gibt es gute Lösungen.

Was Sie nie tun sollten

- Lassen Sie nie den Gedanken aufkommen, dass Sie es »irgendwie« nicht schaffen würden, innerhalb einer Stunde die Nahrung zu sich zu nehmen, die Sie brauchen. Zweifel dieser Art könnten Sie ins Wanken bringen in Ihrem Bestre-

ben, diesen wirklich wichtigen Punkt Ihres Ernährungsprogramms einzuhalten.
- Seien Sie niemals zu bescheiden oder zu kompromissbereit. Und haben Sie vor allem niemals Angst davor, ein »Störenfried« zu sein. Sind Sie bei Freunden eingeladen, dürften Ihre Ansprüche wohl kaum auf Widerstand stoßen. Dort will man Ihnen das Essen ja so angenehm wie möglich machen. Falls nicht, sollten Sie darüber nachdenken, ob Sie dort noch einmal essen möchten. Bei Mahlzeiten im Restaurant scheuen Sie sich nicht, dem Kellner mit Bestimmtheit zu sagen, was Sie essen wollen und wann Sie das tun möchten. Wenn wir auswärts essen, lassen wir uns als Erstes die Nachspeise bringen, weil wir sichergehen wollen, dass wir unseren Lieblingsgang innerhalb der Sechzig-Minuten-Grenze verspeisen können. Lassen Sie sich bloß nicht vom Kellner einschüchtern. Dessen Geschäft ist es, Sie zufrieden zu stellen.

Was Sie tun sollten

- Sorgen Sie vor. Rufen Sie Ihre Gastgeber oder im Restaurant an, und erklären Sie, dass Sie innerhalb einer Stunde Ihre Mahlzeit verspeisen müssen. Sagen Sie in aller Gemütsruhe, Sie hätten ein »medizinisches Problem« – viele der Betroffenen tun das.
- Spüren Sie Widerstand oder Unverständnis, das Sie stört, suchen Sie sich ein anderes Restaurant. Gastgebern sagt man dann am besten, man käme »auf einen Kaffee« nach dem Essen vorbei. Genießen Sie in dem Fall zu Hause Ihre Belohnungsmahlzeit in vollen Zügen, und klinken Sie sich wohlversorgt etwas später in das Partygeschehen ein.
- Bitten Sie Gastgeber oder Kellner, Ihnen zu helfen, Ihr Zeitlimit einzuhalten. Entschuldigen Sie sich aber nicht! Müssten Sie Medikamente auf die Minute genau einnehmen, be-

kämen Sie auch, was Sie brauchen. Die Einhaltung Ihres Ernährungsprogramms ist um keinen Deut unwichtiger!
- Gehören Sie zu jenen Menschen, für die eine Nachspeise das Höchste ist, sollten Sie sich ein »Leckerli« in die Tasche packen. Darauf können Sie dann zurückgreifen, falls das Dessert nicht rechtzeitig kommt. Während das Servieren der Gerichte meist innerhalb des Stundenlimits gut klappt, wartet man häufig mit dem Dessert, bis alle fertig und die abgegessenen Teller vom Tisch geräumt sind. Da wirft der eine oder andere seinen festen Vorsatz, die Regeln des Ernährungsprogramms einzuhalten, schon mal über Bord. Mit Ihrer »Geheimwaffe« in der Tasche kann Ihnen das nicht passieren. Genieren Sie sich bloß nicht, Ihr Dessert auszupacken und sich so einen genüsslichen Abschluss der Mahlzeit zu gönnen!

Fastfood ist erlaubt, aber ...

Ja, Sie lesen richtig, denn in vielen Fastfood-Restaurants finden Sie tatsächlich eine geeignete Reduktionsmahlzeit. Wenn die anstehende Mahlzeit schnell gehen muss oder Sie einfach mal Appetit auf etwas anderes haben, können Sie beispielsweise ein Hähnchenbrust-Sandwich essen – mit einem großen Blatt Salat und ohne Brötchen und ohne die eventuell vorhandenen Möhrenscheiben.

Sie müssen also nicht an jedem Fastfood-Restaurant vorbeistürmen, um nicht in Versuchung zu geraten. Aber auf manches achten sollten Sie trotzdem. Ob Sie nun eine gebratene Hühnerbrust oder einen mageren Hamburger essen, bremsen Sie sich ein, wenn es um das Drumherum geht. Meiden Sie beispielsweise Pickles, Dressings, Möhren und natürlich das Brötchen. Essen Sie einen Salat oder auch zwei. Informieren

Sie sich jedoch über die Zusammensetzung des Salatdressings, es könnte – zu meidende – Glutamate enthalten. Und im Eistee darf kein Zucker sein.

Zur täglichen Gewohnheit sollte das Essen im Fastfood-Restaurant nicht werden. Machen Sie nur ab und zu einen Abstecher dorthin, halten Sie eine Trumpfkarte in der Hinterhand, die Sie dann getrost ziehen können, wenn Sie der Appetit nach Fastfood mal so richtig packt.

Weitere Tipps für das Frühstück

Wie Sie Ihr Frühstück gestalten, bleibt im Grunde genommen Ihnen überlassen. Sie können es in Form einer Reduktionsmahlzeit mit Salat, proteinhaltigen Lebensmitteln und geeigneten Gemüsen einnehmen oder nur eine Tasse Tee oder Kaffee trinken und gegen elf Uhr »richtig« essen. Viele Menschen haben uns erzählt, sie hätten früher immer nur gefrühstückt, »weil man das so macht«. Sie fänden es jetzt wesentlich angenehmer, wenn Sie das Frühstücken überspringen und außerdem die Mahlzeiten noch untereinander tauschen könnten. Die Forschungen bestätigen nicht die überkommene Ansicht, ein gutes Frühstück sei ein Muss. Leider betet uns die Werbung das täglich vor, vor allem – logischerweise – die Hersteller der Frühstückszutaten.

Unzählige Menschen, die unserem Ernährungsprogramm folgen, stellen keinerlei Anzeichen von Unterzuckerung fest, wenn sie das Frühstück auslassen. Frühstücken ist unseren Erkenntnissen nach eine Möglichkeit, aber nicht unbedingt nötig. Sie müssen sich also morgens nichts reinzwingen, sondern können es später am Tag nachholen oder ganz überspringen. Ausschlaggebend ist, dass Sie sich dabei wohl fühlen. (Im Zweifelsfall sollten Sie mit Ihrem Arzt darüber sprechen.)

Wer gern ausgiebig frühstückt, findet unter den Rezepten dieses Buches eine ganze Reihe von – das Verlangen nach Kohlenhydraten reduzierenden – Frühstückszutaten, zum Beispiel Muffins oder Quiche (die dürfen Sie auch in Ihre tägliche Belohnungsmahlzeit einbauen). Greifen Sie aber nicht zu den traditionellen kohlenhydratreichen Formen dieser Speisen, wenn Sie eine Reduktionsmahlzeit zu sich nehmen.

Anregungen für abwechslungsreiche Frühstücke finden Sie auch in den Listen im Kapitel 6, Seite 102–107. Wir essen zum Beispiel gern Hühnerfleisch – als Salat angemacht oder gebraten – oder Roastbeef in Kombination mit unseren Rühreiern. Uns schmeckt auch ein Stück Hühnerfleisch, in ein Salatblatt eingerollt mit ein bisschen Senf darauf. Staudensellerie mit fettarmem Hüttenkäse dürfen Sie jeden Tag essen. Geräucherter und gedünsteter Fisch sind ebenfalls eine gute Abwechslung. Gut dazu passen ein paar Gurkenscheiben.

Öffnen Sie sich dem Reduktionsfrühstück, stöbern Sie in den Rezepten und in den Listen mit den geeigneten Nahrungsmitteln, und Sie werden erstaunt sein, wie viele Möglichkeiten Sie vorfinden. Grenzen setzt nur Ihr eigener Geschmack.

»Pannenhilfe«

Nachdem sie einige Tage unser Ernährungsprogramm, einschließlich der dazugehörigen Regeln, eingehalten haben, stellen die meisten Kohlenhydratsüchtigen eine deutliche Verringerung ihrer Gier nach Kohlenhydraten fest. Manche tun dies schon nach zwei Tagen, bei anderen tritt der Effekt erst nach mehreren Tagen ein. Jeder Mensch reagiert unterschiedlich, das ist normal. In der Regel zeigt sich die »Abwärtstendenz« innerhalb der ersten Woche.

Wenn das Verlangen nicht nachlässt

Sollten Sie nach Ablauf der ersten vollen »Programm-Woche« immer noch übermäßiges Verlangen nach Kohlenhydraten haben, prüfen Sie, ob Sie dieses Gefühl nicht falsch einschätzen. Manche Menschen interpretieren anfangs Müdigkeit und Durst als Bedürfnis nach Essbarem. Trifft dies nicht auf Sie zu, prüfen Sie, ob Sie unabsichtlich kohlenhydratreiche Nahrung während Ihrer Reduktionsmahlzeit zu sich genommen haben. Vielleicht haben Sie nicht auf versteckte Kohlenhydrate geachtet oder den Kohlenhydratgehalt falsch eingeschätzt (was beim Essen im Restaurant leicht passieren kann).

Die weiter währende Gier weist mit ziemlicher Sicherheit darauf hin, dass Sie außerhalb der Belohnungsmahlzeit Kohlenhydrate zu sich genommen haben. Der Sache kommen Sie am besten auf die Spur, wenn Sie drei Tage lang genau aufschreiben, was Sie gegessen haben und wann das war. Notieren Sie auch jeden Heißhungeranfall und wann er Ihnen bewusst wurde. Verlassen Sie sich nicht auf Ihr Gedächtnis! Sie brauchen die Fakten schwarz auf weiß, denn nach drei Tagen sollten Sie sich anschauen, welche Nahrung Sie eineinhalb bis zwei Stunden vor dem »Anfall« zu sich genommen haben. Garantiert stoßen Sie dabei auf den »Übeltäter«, der die versteckten Kohlenhydrate in sich trägt. Informieren Sie sich dann genauer über den Kohlenhydratgehalt dieses Nahrungsmittels oder Gerichtes.

Bei den versteckten Kohlenhydraten kann es sich um einfache Streck- oder Bindemittel handeln, zum Beispiel Reis oder Semmelmehl, die in Fertiggerichten mitunter zu finden sind. Ganz besonders achten müssen Sie auf Zucker, und zwar nicht nur auf Industriezucker, sondern auf alle Arten, zum Beispiel Dextrose (Traubenzucker), Fruktose, (Fruchtzucker), Glukose,

Honig, Maissirup usw., die häufig in der handelsüblichen Diätnahrung stecken. Manche Schinkenarten werden mit Honig hergestellt.

Wenn Sie nicht fündig werden, lassen Sie alle verdächtigen Nahrungsmittel ein oder zwei Tage ganz weg. Danach fügen Sie eines nach dem anderen wieder in Ihren Speiseplan ein. Beobachten Sie dabei aufmerksam, wie sich Ihr Verlangen nach Kohlenhydraten »verhält«.

Wichtig ist, dass Sie sich selbst gegenüber absolut ehrlich sind. Gehen Sie das Ernährungsprogramm und die Richtlinien noch einmal genau durch. Haben Sie irgendwo bewusst oder unbewusst die gesetzten Grenzen überschritten? Vielleicht haben Sie außerhalb der Belohnungsmahlzeit mehr als eine Tasse Kaffee mit Milch oder Sahne getrunken? War Ihr Belohnungsessen vielleicht nicht ausgewogen (zu viele Kohlenhydrate, zu wenig gierreduzierende Gemüse und Proteinhaltiges)?

Wenn alle hier beschriebenen Ursachen nach sehr sorgfältiger Prüfung nicht in Frage kommen, gehen Sie noch einmal Kapitel 7 durch. Die dort beschriebenen – das Verlangen nach Kohlenhydraten steigernden – Möglichkeiten helfen sicherlich, den Störfaktor ausfindig zu machen, sodass Sie mit Ihrem Programm so problemfrei fortfahren können, wie es gedacht ist.

Wenn Sie nicht abnehmen

Bei anderen Diätprogrammen gehören Höhen und Tiefen beim Abnehmen dazu. Für unser Programm dagegen ist eine beständige Gewichtsabnahme typisch. Stagniert Ihre Gewichtsabnahme von 250 Gramm bis zu zwei Pfund pro Woche, ohne dass Sie von den Richtlinien abgewichen sind, sollten Sie Folgendes überdenken:

- Selbst wenn Sie kein gesteigertes Verlangen nach Essen an sich beobachten, sollten Sie die im vorangehenden Abschnitt beschriebenen Überprüfungen vornehmen.
- Nicht ausgewogene Belohnungsmahlzeiten und die Nichteinhaltung des Stundenlimits verlangsamen oder stoppen die Gewichtsabnahme und können sogar zu Gewichtserhöhung führen. Versuchen Sie, sich möglichst genau an die Regel zu halten!
- Wir legen Ihnen noch einmal Kapitel 7 ans Herz, denn der Teufel liegt tatsächlich recht häufig in den dort beschriebenen Details.
- Achten Sie darauf, sechs bis acht Gläser Wasser pro Tag zu trinken. Ausnahme: Ihr Arzt hat Ihnen andere Anweisungen gegeben.

Tipp: Mit folgenden Maßnahmen haben viele Betroffene erfolgreich ihre Gewichtsabnahme gefördert:
- Sie schränken bei den Reduktionsmahlzeiten die Nahrungsmittel, die im Grenzbereich liegen, deutlich ein und verwenden sie nur noch für die Belohnungsmahlzeiten. Diese Lebensmittel sind in den Nahrungslisten gekennzeichnet (siehe Seite 102f.). Sie können die Gewichtsabnahme verzögern.
- Sie verzichten bei allen Mahlzeiten weitgehend auf Käse und nehmen stattdessen andere Proteinlieferanten (Fisch, Hühnchen, Fleisch).
- Sie reichern die Belohnungsmahlzeiten kräftig mit gierreduzierenden Gemüsen an (ein Drittel mehr Gemüse als protein- und kohlenhydrathaltige Bestandteile).

Bleiben Sie gelassen!

Wann immer irgendetwas passiert, sei es, dass sich am Anfang der gierreduzierende Effekt nicht gleich einstellt oder plötzlich wieder auftritt oder die Gewichtsabnahme stockt, bleiben Sie gelassen – auch wenn es manchmal schwer fällt. So kommen Sie der Ursache viel schneller auf die Spur, als wenn Sie ängstlich, verzweifelt oder panisch reagieren. Seien Sie zuversichtlich, denn in der Regel sind Sie innerhalb von vierundzwanzig Stunden wieder im Lot.

Falls Sie während einer Reduktionsmahlzeit versteckte Kohlenhydrate zu sich nehmen, kann der darauf folgende »Gieranfall« schon sehr heftige negative Gefühle in Ihnen auslösen, vor allem wenn er nach langer Zeit der Ruhe auftritt. Auch hier heißt es: Besonnen bleiben und gelassen handeln. Sehr nützlich in diesem Fall sind zusätzliche proteinhaltige Snacks – ein oder zwei Tage lang. Sie helfen Ihren Heißhunger zu dämpfen, indem sie Ihren Körper anregen, das Hormon Glukagon freizusetzen, das Ihren Insulinspiegel wieder auf den richtigen Weg bringt. Für solche Snacks eignen sich Thunfischsalat, Hühnchen oder mageres Fleisch. Essen Sie ein paar Stückchen Staudensellerie oder grüne Paprika dazu, und trinken Sie jede Menge kühles Wasser. Genießen Sie den Snack, und knausern Sie nicht bei der Zutatenmenge. Selbst wenn Ihr Gewicht etwas steigt, macht das nichts, es wird sich garantiert rasch wieder einpendeln. Das Wichtigste ist jetzt, Ihren Körper schnell wieder ins Gleichgewicht zu bringen.

Achten Sie besonders genau darauf, dass diese Snacks keine versteckten Kohlenhydrate enthalten. Das brächte Ihren Insulinhaushalt noch mehr durcheinander. Und das können Sie nun wirklich nicht gebrauchen.

Alle Gelassenheit und die beste Idee für eine Soforthilfe nutzen wenig, wenn Sie nichts im Hause haben, das sich für die Protein-Snacks eignet, und Sie nicht schnell etwas einkaufen können, wie an Wochenenden oder Feiertagen. Eine entsprechende Vorratshaltung verkürzt unvorhergesehene »Suchtanfälle« erheblich, sodass Sie ganz schnell wieder frei sind – frei von der Kohlenhydratsucht.

Ein Traum wird wahr – Rachaels Wunsch für Sie

Als Kind und junges Mädchen endete jedes meiner Nachtgebete mit dem flehentlichen Wunsch: »Bitte, lieber Gott, lass mich schlank aufwachen.« Die Jahre vergingen, und mein Flehen wurde nicht erhört. Der Schmerz abgelehnt, gehänselt, gedemütigt und geschmäht zu sein, lastete auf meiner Seele. Ich verschloss mich und gab jede Hoffnung auf, jemals frei von meinem Hunger, meiner Hässlichkeit und Scham zu sein.

Aber Gott, das Leben und die Liebe (dank Richard) arbeiteten auf geheimnisvolle Weise zusammen. Nach fast vier Jahrzehnten voller Schmerz und Selbstvorwürfen ging mein Traum in Erfüllung. Und mehr als das! Denn die Krönung meines Glücks ist das Wissen, dass die Wahrheit und die Freiheit, die Richard und ich entdeckt haben, auch anderen zugute kommen und sie glücklich macht.

Mein größter Wunsch ist es nun, dass Sie die Kraft und die Zuneigung spüren und aufnehmen, die Richard und ich Ihnen mit diesem Buch vermitteln wollen.

10

Essen Sie sich gesund – Rezepte und Menüpläne

Speisepläne für jeden Tag

Unser spezielles Ernährungsprogramm enthält genussvolle, leicht nachvollziehbare Vorschläge. Es bleiben dabei wohl kaum Wünsche offen, denn es berücksichtigt die Fleischesser genauso wie die Vegetarier und die Gourmets ebenso wie die Es-muss-ja-was-in-den-Magen-Esser. Sie können Ihre Mahlzeiten zu Hause oder im Restaurant einnehmen – in einem einfachen Gasthaus oder auch im vornehmen Fünf-Sterne-Restaurant. Niemand wird merken, dass Sie sich auf einem gesunden Weg zum Abnehmen oder fitter werden befinden. Schon nach kurzer Zeit wird Ihnen unser Ernährungsprogramm so in Fleisch und Blut übergegangen sein, dass Ihnen überhaupt nicht mehr bewusst ist, dass Sie sich jemals anders ernährt haben.

Der nachfolgende Speiseplan enthält Richtlinien und Möglichkeiten, nicht etwa stur einzuhaltende Regeln. Auch wollen wir Ihnen damit nicht das Verständnis für unser Programm eintrichtern. Benutzen Sie vielmehr unsere Vorschläge als Leitlinie für die Auswahl zweier täglicher Mahlzeiten mit reduzierten Kohlenhydraten oder einer Belohnungsmahlzeit.

Unser Ernährungsplan führt Sie ein in die Vielfalt all dessen, was Sie im Rahmen unseres Programmes genießen können.

Ernährungsempfehlungen

Bevor Sie mit irgendeinem Ernährungsprogramm beginnen, sollten Sie Ihren Arzt aufsuchen. Nur Ihr Arzt kann entscheiden, welche Empfehlungen speziell für Ihre Bedürfnisse geeignet sind.

- Ernähren Sie sich vielseitig.
- Wechseln Sie auch bei den Reduktionslebensmitteln ab, und wählen Sie aus dem großen Angebot an Salaten, Gemüsen und proteinhaltigen Lebensmitteln wie Molkereiprodukten. Zusätzlich zu Reduktionslebensmitteln sollten Ihre Belohnungsmahlzeiten vielfältige kohlenhydratreiche Lebensmittel enthalten, darunter Getreide und andere stärkehaltige Produkte, zusätzliche Molkereiprodukte, Obst, Säfte und »gesunde« Desserts.
- Nehmen Sie weniger Fette (besonders weniger gesättigte Fettsäuren) und Cholesterin zu sich.
- Verwenden Sie, nach den Anweisungen Ihres Arztes, gering cholesterinhaltige Margarine anstatt Butter. Nehmen Sie fettarme oder entrahmte Milch, fettarmen oder gering cholesterinhaltigen Käse, Sauerrahm, Frischkäse und Schlagrahm. Wählen Sie anstatt fetterer Fleischarten Fisch oder Hähnchen- oder Truthahnfleisch ohne Haut. Oder nehmen Sie magere Fleischstücke, von denen Sie alles Fett entfernen. Greifen Sie bei Burgern und Wurst zu Truthahn anstatt zu Rind- und Schweinefleisch. Verwenden Sie Mayonnaise mit geringem Cholesteringehalt. Wenn Sie Öl verwenden, empfiehlt sich Olivenöl anstatt anderer Öle mit hohem Anteil an gesättigten Fettsäuren.
- Essen Sie Nahrungsmittel, die reich an Vitamin A und C sind.

- Achten Sie bei Ihren Belohnungsessen auf Ausgewogenheit der kohlenhydratreichen Nahrungsmittel, zu denen auch Zitrusfrüchte und -säfte, Erdbeeren, Zuckermelonen und Tomaten gehören.
- Essen Sie dunkelgrüne Blattgemüse und Gemüse aus der Familie der Kreuzblütler (alle Kohlarten). Wählen Sie beispielsweise Paksoi, Brokkoli, Rosenkohl, Rot- oder Weißkohl, Blumenkohl, Grünkohl, Kohlrabi, Senfblätter, Steckrüben, Rüben und ihr Grün.
- Erreichen und halten Sie Ihr Wunschgewicht.
- Steigern Sie den Verzehr von komplexen Kohlenhydraten und Ballaststoffen, und wählen Sie Vollkornprodukte, Cerealien, Gemüse und Obst.
- Vermeiden Sie zu viel Zucker.
- Essen Sie bei Ihren Belohnungsmahlzeiten als Ausgleich zu kohlenhydratreichen Lebensmitteln Vollkornbrot, Getreideprodukte, Reis, Pasta, Obst, Kartoffeln und andere stärkehaltige Gemüse. Bei allen Mahlzeiten sollten Sie reichlich ballaststoffreiche Reduktionsgemüse zu sich nehmen. Halten Sie Ihren Zuckerkonsum bei Belohnungsmahlzeiten niedrig, und genießen Sie lieber Desserts aus Lebensmitteln mit komplexen Kohlenhydraten oder fettarme Vollkorn-Snacks als Süßigkeiten.
- Beschränken Sie den Verzehr von gepökelten, geräucherten und mit Nitrat konservierten Lebensmitteln.
- Essen Sie Schinken, Speck, Hot Dogs, Würste, Pastrami, Corned Beef, Salami und anderen kalten Aufschnitt nur bei seltenen und besonderen Gelegenheiten.
- Reduzieren Sie die Aufnahme von Natrium, indem Sie Lebensmittel mit relativ niedrigem Natriumgehalt wählen und bei der Zubereitung und am Tisch nur wenig Salz verwenden.
- Verwenden Sie Salz zum Kochen und bei Tisch nur sparsam. Wählen Sie für alle Mahlzeiten salzarme Varianten von kon-

servierten Lebensmitteln, von Käse und anderen Molkereiprodukten. Fragen Sie in Restaurants nach salzarmen Alternativen. Vermeiden Sie, wenn möglich, geräucherte und gesalzene Produkte.
- Genießen Sie alkoholische Getränke nur in Maßen. Wir betrachten alkoholische Getränke in ihrer Wirkung als den Kohlenhydraten ähnlich. Sie sind daher auf die Belohnungsmahlzeiten beschränkt. Die Balance (Alkoholika als Teil der kohlenhydratreichen Nahrungsmittel) mit den Reduktions-Nahrungsmitteln hält Ihren Konsum automatisch niedrig.
- Frauen sollten verstärkt kalziumreiche Nahrungsmittel zu sich nehmen, darunter fettarme Molkereiprodukte. Frauen im gebärfähigen Alter sollten Nahrungsmittel mit hohem Eisengehalt verzehren.
- Sie dürfen bei jeder Mahlzeit kalziumreichen Dosenfisch (wie Makrele, Lachs, Sardinen und Thunfisch in Wasser) zu sich nehmen, ebenso wie Spinat und Blattgemüse, Austern, Tofu und fettarmen Käse – dazu eisenhaltige Nahrungsmittel wie Lamm-, Hühner- und Putenfleisch, grüne Bohnen und Pilze.
- Bei Ihren Belohnungsmahlzeiten können Sie sich auch für kohlenhydratreiche Nahrungsmittel (wie Popcorn, Kartoffeln, Pasta, Reis, frisches Obst und Trockenfrüchte, besonders Rosinen) entscheiden.
- Wenn Sie sich Trockenfrüchte in Ihre Belohnungsmahlzeit aufnehmen, addieren Sie den Anteil an der Gesamtmahlzeit, als ob es sich um frisches Obst handeln würde, zu den anderen kohlenhydratreichen Nahrungsmitteln und schaffen eine Balance zu den Proteinen und Reduktionsgemüsen.

Wenn Sie für unser Ernährungsprogramm entscheiden, seinen Richtlinien folgen und die für Sie richtigen Möglichkeiten wählen, sind Sie auf dem Weg zu Ihrem Idealgewicht. Dadurch verringern Sie auch viele der Gesundheitsgefahren, die mit Übergewicht verbunden sind.

Menüpläne für »Allesesser«

Tag 1

Reduktions-Frühstück

Käse-Pilz-Omelett (Seite 181)
Frühstücksspeck (oder fettarme oder salzarme Variante)
Eis- oder heißer Kaffee oder Tee

Reduktions-Mittagessen

Caesar-Salat (Seite 215)
Knoblauch und grüne Bohnen (Seite 232)
Hamburger mit Dill (Seite 205)
Mineralwasser oder Club-Soda
Eis- oder heißer Kaffee oder Tee oder Diät-Soda

Belohnungs-Abendessen

Gurkensalat mit Dressing Grüne Göttin (Seite 340)
Grüne Bohnen mit Kräutern (Seite 351)
Thunfisch mit schwarzen Pfefferkörnern (Seite 301)
Hörnchen
Butter (oder fettarme Variante)
Crème Brûlée (Seite 284)
Obst nach Wahl
Getränk(e) nach Wahl

Tag 2

Reduktions-Frühstück

Pilz-Quiche ohne Rinde (Seite 182)
Eis- oder heißer Kaffee oder Tee

Reduktions-Mittagessen

Chefsalat (Seite 222)
Grüne Mayonnaise (Seite 228)
Gedämpfter Spargel
Mineralwasser oder Club-Soda
Eis- oder heißer Kaffee oder Tee oder Diät-Soda

Belohnungs-Abendessen

Würziger Gartensalat mit Dressing (Seite 342)
Brokkoli-Blumenkohl-Leckerbissen (Seite 354)
Würziger Lammspieß (Seite 330)
Weißer, Brauner oder Wildreis
Limetten-Kuchen (Seite 286)
Getränk(e) nach Wahl

Tag 3

Reduktions-Frühstück

Hüttenkäse-Muffins (Seite 183)
Eis- oder heißer Kaffee oder Tee

Reduktions-Mittagessen

Oregano-Hühner-Salat mit Dressing (Seite 217)
Würziger Spinat (Seite 233)
Huhn in Olivensauce (Seite 196)
Mineralwasser oder Club-Soda
Eis- oder heißer Kaffee oder Tee oder Diät-Soda

Belohnungs-Abendessen

Gurken-Tomaten-Salat mit Dressing (Seite 348)
Grüne Bohnen Amandine
Gegrillte Lammkoteletts (Seite 325)
Warme Eiernudeln mit Butter (oder fettarme Variante)
Frische Birnen in Wein (Seite 287)
Getränk(e) nach Wahl

Tag 4

Reduktions-Frühstück

Zimtbrot (Seite 184)
Eis- oder heißer Kaffee oder Tee

Reduktions-Mittagessen

Angemachter Blattsalat
mit cremigem Kräuterdressing (Seite 229)
Gedämpfter Blumenkohl mit Käse (Seite 231)
Würziges Zitronen-Hühnchen (Seite 198)
Mineralwasser oder Club-Soda
Eis- oder heißer Kaffee oder Tee oder Diät-Soda

Belohnungs-Abendessen

Cäsar-Salat, römische Art (Seite 345)
Französische Zwiebelsuppe (Seite 369)
Sautierte Pilze mit grüner Paprika
Hühnchenbrüste Napoleon (Seite 309)
Brot-Sticks
Butter (oder fettarme Variante)
Gefrorenes Zitronensoufflé (Seite 280)
Getränk(e) nach Wahl

Tag 5

Reduktions-Frühstück

Hüttenkäse-Soufflé (Seite 185)
Wurst (normal, fettarm oder salzarm)
Eis- oder heißer Kaffee oder Tee

Reduktions-Mittagessen

Gurkensalat mit Dressing (Seite 216)
Gedämpfter Spargel
Shrimps mit einem Hauch von Orient (Seite 193)
Mineralwasser oder Club-Soda
Eis- oder heißer Kaffee oder Tee oder Diät-Soda

Belohnungs-Abendessen

Angemachter Blattsalat
mit Zitronen-Mayonnaise-Dressing (Seite 349)
Mexikanische Suppe (Seite 371)
Knoblauch und Grüne Bohnen (Seite 232)
Hühnerbrüstchen mit Jogurt (Seite 312)
Warmes Zwiebelbrot
Butter (oder fettarme Variante)
Apfel-Sahne-Kuchen (Seite 295)
Getränk(e) nach Wahl

Tag 6

Reduktions-Frühstück

Western-Omelett (Seite 186)
Frühstücksspeck (oder fettarme Variante)
Eis- oder heißer Kaffee oder Tee

Reduktions-Mittagessen

Spinat-Salat mit Dressing (Seite 224)
Gedämpfte Grüne Bohnen oder Brokkoli
Pfiffiges Steak (Seite 199)
Mineralwasser oder Club-Soda
Eis- oder heißer Kaffee oder Tee oder Diät-Soda

Belohnungs-Abendessen

Spinat-Salat mit Dressing »Popeyes Entzücken« (Seite 344)
Gedämpfter Blumenkohl mit Käse (Seite 231)
Gefüllte Schweinekoteletts (Seite 334)
Klassischer Ingwerkuchen (Seite 288)
Frisches Obst nach Wahl
Getränk(e) nach Wahl

Tag 7

Reduktions-Frühstück

Frühstückspfannkuchen (Seite 187)
Eis- oder heißer Kaffee oder Tee

Reduktions-Mittagessen

Shrimpssalat mit Dressing (Seite 221)
Scharfer Kohl (Seite 234)
Gegrilltes Lachssteak
Mineralwasser oder Club-Soda
Eis- oder heißer Kaffee oder Tee oder Diät-Soda

Belohnungs-Abendessen

Italienischer Salat mit Dressing (Seite 343)
Minestrone (Seite 372)
Kalbfleisch mit Paprikaschoten (Seite 338)
Gedämpfter Spargel
Heißes Knoblauchbrot
Cremiger Fondantkuchen (Seite 282)
Getränk(e) nach Wahl

Vegetarische Menüpläne

Tag 1

Vegetarisches Reduktions-Frühstück

Pfannengerührter Tofu als Frühstück,
nach Western Art (Seite 235)
Eis- oder heißer Kaffee oder Tee

Vegetarisches Reduktions-Mittagessen

Italienischer Salat mit Dressing (Seite 343)
Knoblauch und Grüne Bohnen (Seite 232)
Vegetarische Steaklet-Köstlichkeit (Seite 251)
Mineralwasser oder Club-Soda
Eis- oder heißer Kaffee oder Tee oder Diät-Soda

Vegetarisches Belohnungs-Abendessen

Würziger Gartensalat mit Dressing (Seite 342)
Brokkoli-Blumenkohl-Leckerbissen (Seite 354)
Vegetarisches Hühnchen polynesische Art (Seite 382)
Weißer, Brauner oder Wildreis
Biskuitkuchen (Seite 292) und frische Erdbeeren
Getränk(e) nach Wahl

Tag 2

Vegetarisches Reduktions-Frühstück

Frühstückspfannkuchen (Seite 187)
Vegetarischer Speck
Eis- oder heißer Kaffee oder Tee

Vegetarisches Reduktions-Mittagessen

Finger-Salat (Sellerie-Sticks, Gurkenscheiben, Pilzhüte,
Grüne Bohnen) mit grüner Salsa (Seite 175)
Scharfer Kohl (Seite 234)
Couscous oder weißer, brauner oder Wildreis
Mineralwasser oder Club-Soda
Eis- oder heißer Kaffee oder Tee oder Diät-Soda

Vegetarisches Belohnungs-Abendessen

Italienischer Salat mit Dressing (Seite 343)
Grüne Bohnen Amandine
Vegetarische Wurst mit Avocados und Fettuccine (Seite 379)
Johannisbrot-Kuchen und Tofu-Eiscreme
Obst nach Wahl
Getränk(e) nach Wahl

Tag 3

Vegetarisches Reduktions-Frühstück

Zimtbrot (Seite 184)
Eis- oder heißer Kaffee oder Tee

Vegetarisches Reduktions-Mittagessen

Angemachter Blattsalat (Seite 219)
mit Senf-Knoblauch-Vinaigrette (Seite 230)
Würziger Spinat (Seite 233)
Marinierte Burger, vegetarische Version (Seite 244)
Mineralwasser oder Club-Soda
Eis- oder heißer Kaffee oder Tee oder Diät-Soda

Vegetarisches Belohnungs-Abendessen

Spinatsalat mit Dressing »Popeyes Entzücken« (Seite 344)
Französische Zwiebelsuppe (Seite 369)
Vegetarisches Boeuf Stroganoff (Seite 378)
Sesamfladen
Butter (oder fettarme, pflanzliche Variante)
Bananenbeignets (Seite 290)
Getränk(e) nach Wahl

Tag 4

Vegetarisches Reduktions-Frühstück

Pfannengerührter Tofu mit Frühstückssalami (Seite 236)
Eis- oder heißer Kaffee oder Tee

Vegetarisches Reduktions-Mittagessen

Italienischer Mozzarella-Salat mit Dressing (Seite 223)
Pfannengerührte Grüne Bohnen
Vegetarische Steaks mit Ingwer (Seite 249)
Mineralwasser oder Club-Soda
Eis- oder heißer Kaffee oder Tee oder Diät-Soda

Vegetarisches Belohnungs-Abendessen

Gurkensalat mit Dressing Grüne Göttin (Seite 340)
Mexikanische Suppe (Seite 371)
Sautierte Pilze mit grüner Paprika
Vollendete vegetarische Burger (Seite 377)
Couscous mit Butter
(oder fettarme, pflanzliche Variante)
Limettenkuchen (Seite 286)
Getränk(e) nach Wahl

Tag 5

Vegetarisches Reduktions-Frühstück

Pilz-Quiche ohne Rinde (Seite 182)
Eis- oder heißer Kaffee oder Tee

Vegetarisches Reduktions-Mittagessen

Caesar-Salat (Seite 215)
Gedämpfter Spargel
mit Blumenkohl-Basilikum-Dip (Seite 176)
Würziger Tofu (Seite 238)
Mineralwasser oder Club-Soda
Eis- oder heißer Kaffee oder Tee oder Diät-Soda

Vegetarisches Belohnungs-Abendessen

Caesar-Salat, römische Art (Seite 345)
Gemüse-Leckerbissen (Seite 388)
Warmer Rosinenpumpernickel
Butter (oder fettarme, pflanzliche Variante)
Klassischer Ingwerkuchen (Seite 288)
Obst nach Wahl
Getränk(e) nach Wahl

Tag 6

Vegetarisches Reduktions-Frühstück

Sellerie-Sticks und Gurkenscheiben
Pochiertes Lachssteak, kalt (Seite 191)
Eis- oder heißer Kaffee oder Tee

Vegetarisches Reduktions-Mittagessen

Angemachter Blattsalat mit Dressing (Seite 219)
Gedämpfte Grüne Bohnen
mit Heißem Spinatdip (Seite 177)
Vegetarische Burger auf orientalische Art (Seite 243)
Mineralwasser oder Club-Soda
Eis- oder heißer Kaffee oder Tee oder Diät-Soda

Vegetarisches Belohnungs-Abendessen

Angemachter Blattsalat
mit Zitronen-Mayonnaise-Dressing (Seite 349)
Gedämpfter Spargel
Orientalischer Tofu (Seite 237)
Weißer, Brauner oder Wildreis
Frischer Obstsalat und Fruchteis
Getränk(e) nach Wahl

Tag 7

Vegetarisches Reduktions-Frühstück

Rühreier
Vegetarische Wurst
Eis- oder heißer Kaffee oder Tee

Vegetarisches Reduktions-Mittagessen

Bohnensprossen-Salat mit Dressing (Seite 226)
Marinierte grüne Oliven (Seite 170)
Vegetarische Burger mit Petersilienbutter (Seite 240)
Mineralwasser oder Club-Soda
Eis- oder heißer Kaffee oder Tee oder Diät-Soda

Vegetarisches Belohnungs-Abendessen

Gurken-Tomaten-Salat mit Dressing (Seite 348)
Kartoffel-Knoblauch-Suppe (Seite 370)
Knoblauch und Grüne Bohnen (Seite 232)
Vegetarischer Fleischkäse (Seite 380)
Traditioneller Reispudding (Seite 278)
Getränk(e) nach Wahl

Reduktionsmahlzeiten

Snacks und Brotaufstriche

Zitronen-Shrimps mit Gemüse
Ein Gericht mit Zitrussaft zubereitet, ist immer gut.
2 Portionen

8 bis 10 große Shrimps, geschält und geputzt
1 mittelgroße grüne Paprika, in Streifen geschnitten
4 Stangen Staudensellerie, in dünne Scheiben geschnitten
60 ml Zitronensaft
60 ml Wasser
1 Esslöffel Butter (oder fettarme Variante)
Knoblauch und Salz zum Würzen
60 bis 80 g Parmesan-Käse, gerieben

Shrimps, Paprika und Sellerie in eine große Schüssel geben.
Zitronensaft und Wasser mischen und in die Schüssel gießen.
Alles 1 Stunde ziehen lassen, zwischendurch die Zutaten mehrmals vermischen.
Shrimps und Gemüse abgießen (die Flüssigkeit wegschütten).
In eine Pfanne geben und in Butter 2 bis 4 Minuten anbraten.
Alles in eine Grillpfanne geben. Mit Knoblauch und Salz würzen. Das Ganze mit Käse bestreuen und etwa 4 Minuten im Grill überbacken. Warm servieren.

Gefüllte Pilze

Eine herrliche Vorspeise oder ein köstlicher Snack, der auch am Tag vorher zubereitet werden kann.

4 Portionen

8 mittelgroße frische Pilze
1 Esslöffel Butter (oder fettarme Variante)
60 g Frischkäse (oder fettarme Variante)
$1/2$ Esslöffel Schlagrahm (oder Milch)
$1/2$ Teelöffel Schnittlauchröllchen
$1/2$ Teelöffel Zitronensaft
$1/4$ Teelöffel Salz (oder Kochsalzersatzmittel)
schwarzer Pfeffer aus der Mühle
Paprikapulver
Petersilie zum Garnieren

Backofen auf 180 °C (Gas Stufe 2) vorheizen. Von den Pilzen die Stiele entfernen, die Hüte waschen und trocknen. Die Butter in eine flache Auflaufform geben und im Backofen zerlassen. Frischkäse, Milch, Schnittlauch, Zitronensaft und Salz mischen und mit Pfeffer abschmecken. Mit einer Gabel zu einer glatten Masse verrühren. Jeden Pilzhut großzügig mit dieser Mischung füllen und mit Paprikapulver bestreuen.

Die Pilzhüte in die Auflaufform mit der Butter geben und 10 bis 15 Minuten im Backofen backen.

Auf eine Servierplatte legen, mit Petersilie garnieren.

Pfiffiger Sellerie mit Käse

Ein besonderes Gericht, das als Snack oder als Vorspeise beim Mittagessen dienen kann.

2 bis 4 Portionen

4 große Stangen Staudensellerie
120 g Frischkäse (oder fettarme Variante),
mit Zimmertemperatur
1 Teelöffel Kapern, zerkleinert
1 Teelöffel Schnittlauchröllchen
$1/4$ Teelöffel Senfpulver

Staudensellerie waschen und trocknen. In 10-cm-Stücke schneiden (nicht der Länge nach teilen). In einer kleinen Schüssel Frischkäse, Kapern, Schnittlauch und Senf mischen und den Sellerie mit der Mischung füllen.

Sofort servieren oder 2 Stunden kühlen.

Marinierte grüne Oliven

Diese erstaunlich würzige Vorspeise wird rasch
von der Servierplatte verschwinden.
Kühl servieren und Nachschub bereithalten.
2 bis 4 Portionen

150 ml Estragon-, weißer oder Weinessig
125 ml Wasser
1 mittelgroße Knoblauchzehe, grob zerkleinert
$1/4$ Teelöffel getrocknetes Basilikum
1 Prise Salz (oder Kochsalzersatzmittel)
220 g entsteinte grüne Oliven, abgegossen

Essig, Wasser, Knoblauch, Basilikum und Salz mischen. Die Oliven abgießen, zu der Mischung in die Schüssel geben und einen Deckel auflegen. Die Oliven über Nacht im Kühlschrank marinieren. Vor dem Servieren abgießen.

Teufelseier

*Dieses traditionelle Gericht ist noch immer
ein würziger Snack oder eine köstliche Vorspeise.*
6 Portionen

12 Eier
60 ml Mayonnaise (oder Diätmayonnaise)
2 Esslöffel zerkleinerte grüne Paprika
2 Esslöffel milder Senf
2 Teelöffel Paprikapulver

Die Eier garen, bis sie hart sind (10 Minuten in kochendem Wasser), mit kaltem Wasser abschrecken, schälen und der Länge nach halbieren. Die Eigelbe herausnehmen und zerdrücken. In einer Schüssel Eigelbe mit Mayonnaise, grüner Paprika und Senf mischen. Wenn alles gut verrührt ist, die Mischung in die Eiweißhälften füllen. Mit Paprikapulver bestreuen und auf grünem Salat servieren.

Pilze mit Hühnerleber

Diese außergewöhnliche Vorspeisen- oder Snackkreation bereiten Sie am besten am Vortag zu.

2 bis 4 Portionen

450 g frische, große Pilze
3 Esslöffel Butter (oder fettarme Variante)
110 g Hühnerleber
$1/2$ Esslöffel zerkleinerte Zwiebel
55 g Frischkäse (oder fettarme Variante),
mit Zimmertemperatur
$1/2$ Teelöffel getrocknetes Basilikum
Salz
schwarzer Pfeffer aus der Mühle

Die Pilzstiele entfernen und gut zerkleinern. Die Hüte der Pilze waschen. 1 Esslöffel Butter in einer Pfanne zerlassen. Die gewaschenen Pilzkappen hineingeben und unter häufigem Umrühren etwa 5 Minuten anbraten. Von der Kochstelle nehmen und beiseite stellen.

Die restliche Butter in der heißen Pfanne zerlassen, die Leber, Pilzstiele und Zwiebeln hineingeben. Anbraten, bis die Leber gebräunt ist. Die Leber-Gemüse-Mischung fein zerkleinern und zum Abkühlen beiseite stellen. Den Frischkäse mit der Leber-Gemüse-Mischung verrühren. Das Basilikum zugeben und mit Salz und Pfeffer abschmecken.

Die Mischung in die Pilzhüte füllen und diese auf grünen Salat legen. Vor dem Servieren gut kühlen.

Frischkäse mit Kräutern
Köstlich als Vorspeise oder Snack.
3 bis 4 Portionen

1 Knoblauchzehe, zerkleinert
$1/2$ Esslöffel zerkleinerte Zwiebel
$1/8$ Teelöffel Salz (oder Kochsalzersatzmittel)
$1/4$ Teelöffel Senfpulver, nach Belieben
120 g Frischkäse (oder fettarme Variante)
60 ml Mayonnaise (oder Diätmayonnaise)
1 Esslöffel Zitronensaft
$1/2$ Esslöffel entsteinte grüne Oliven, zerkleinert
$1/2$ Esslöffel entsteinte schwarze Oliven, zerkleinert
$1/4$ Teelöffel getrocknetes Basilikum
schwarzer Pfeffer aus der Mühle
Schnittlauch oder Schalotten oder Petersilie,
zerkleinert, nach Belieben
Gemüse

In einer mittelgroßen Schüssel Knoblauch, Zwiebeln und Salz mischen. Mit Senfpulver abschmecken. Den Frischkäse zugeben und zu einer glatten Masse verrühren. Mayonnaise, Zitronensaft, Oliven (grün und schwarz) und Basilikum zugeben. Gründlich verrühren und mit Pfeffer abschmecken.

In eine Servierschüssel geben, mit zerkleinertem Schnittlauch bestreuen und gekühlt zu rohen Gemüsescheiben reichen, die das Verlangen nach Kohlenhydraten nicht steigern, wie Blumenkohl, Pilze, Staudensellerie und grüne Paprika.

Sellerie mit Eiern

*Eine köstliche Vorspeise oder ein einfacher Snack,
der angenehm satt macht.*

2 Portionen

3 hart gekochte Eier
6 große Stangen Staudensellerie
80 g fein zerkleinerte grüne Paprika
4 Teelöffel Mayonnaise
(oder Diätmayonnaise)
1 Esslöffel milder Senf
zerkleinerte Petersilie
zum Garnieren, nach Belieben

Die Eier fein zerkleinern. Die Staudensellerie putzen und waschen. In einer mittelgroßen Schüssel Eier, grüne Paprika, Mayonnaise und Senf mischen.

Die Mischung mit einem Messer in die Vertiefungen der Staudenselleriestangen verteilen und, nach Belieben, mit zerkleinerter Petersilie garnieren.

Grüne Salsa
Würzig und aufregend, aber nicht »zu« scharf.
Ergibt etwa $1/4$ l

3 Esslöffel Essig
$1/8$ l Olivenöl
1 Teelöffel würziger Senf
1 Esslöffel zerkleinerte Petersilie
1 Esslöffel zerkleinerte Schalotten
1 Esslöffel zerkleinerter Spinat
1 mittelgroße grüne
oder rote Paprika, fein gewürfelt

In einer kleinen Schüssel Essig, Öl, Senf, Petersilie, Schalotten, Spinat und grüne oder rote Paprika mischen.
In den Kühlschrank geben, bis die Sauce gut gekühlt ist.

Blumenkohl-Basilikum-Dip

Dieser cremige Dip wird bei Ihren Partygästen mit Sicherheit gut ankommen. Servieren Sie den Dip in einer Schüssel umgeben von knackigen frischen Gemüsen, die den Heißhunger auf Kohlenhydrate nicht steigern, wie Stücke oder Scheiben von Sellerie, Gurken, grüner Paprika, grünen Bohnen oder rohen Pilzen.
2 bis 4 Portionen

$1/2$ mittelgroßer Kopf Blumenkohl
$1/2$ Tasse Frischkäse
(oder fettarme Variante)
1 Teelöffel weißer oder Weinessig
$1/4$4 Tasse einfacher Sauerrahm
(oder fettarme Variante)
2 Esslöffel zerkleinertes frisches Basilikum
$1/2$ Teelöffel Salz
(oder Kochsalzersatzmittel)
$1/4$ Teelöffel Knoblauchpulver
scharfes Paprikapulver
schwarzer Pfeffer aus der Mühle

Den Blumenkohl waschen, grob zerkleinern und beiseite stellen.

Im Mixer den Frischkäse mit dem Essig mischen. Blumenkohl, Sauerrahm, Basilikum und Salz mischen. Mit Paprika und Pfeffer abschmecken.

Zudecken und das Ganze über Nacht kühlen.

Heißer Spinatdip
Eine wahre Köstlichkeit, die glühend heiß serviert wird und neugierig macht, auf die Dinge, die ihr folgen sollen.

6 Portionen

1 Packung (300 g) zerkleinerter Tiefkühlspinat
1 Esslöffel zerkleinerter Schnittlauch
2 Esslöffel Butter
(oder fettarme Variante)
85 g scharfer Pfefferkäse (Jalapeño), gerieben
60 ml Sauerrahm
(oder fettarme Variante)
$1/4$ Teelöffel schwarzer Pfeffer aus der Mühle
$1/2$ Teelöffel Knoblauchpulver
60 ml Tasse Spinat-Kochwasser
$1/4$ Teelöffel Selleriesalz

Den Spinat nach den Anweisungen auf der Packung garen, abgießen und das Kochwasser beiseite stellen.

In einem mittelgroßen Topf den Schnittlauch in der Butter anbraten, bis er zusammenfällt. Spinat, Käse, Sauerrahm, Pfeffer, Knoblauchpulver, Spinat-Kochwasser und Selleriesalz zugeben und bei geringer Hitze unter gelegentlichem Umrühren erhitzen, bis der Käse geschmolzen und die Mischung cremig ist.

Ungarischer Käsedip und -Brotaufstrich
*Würzige Anregung für die Geschmacksknospen
als Einleitung zu dem herrlichen Mahl, das folgt.*

6 Portionen

120 g Frischkäse
(oder fettarme Variante)
4 Esslöffel Butter
(oder fettarme Variante)
4 Esslöffel Sauerrahm
(oder fettarme Variante)
120 g Feta-Käse, zerkrümelt
1 Teelöffel Senf
2 Esslöffel getrocknetes Basilikum
1 Teelöffel scharfes Paprikapulver
1 Teelöffel Mohnsamen
$1/4$ Teelöffel Salz
(oder Kochsalzersatzmittel)
$1/2$ Teelöffel Kapern
Streifen von grüner Paprika, Selleriestücke
und Blumenkohlröschen

Frischkäse und Butter mischen. Sauerrahm, Feta-Käse, Senf, Basilikum, Paprikapulver, Mohnsamen und Salz zugeben. Mit Kapern garnieren. Mit Streifen von grüner Paprika, Selleriestücken und Blumenkohlröschen servieren.

Muscheldip

Einfach in der Zubereitung und köstlich!
Dazu knackige frische Gemüse, wie Blumenkohl, Sellerie,
grüne Paprika, grüne Bohnen und rohe Pilze servieren.

2 bis 4 Portionen

2 Dosen zerkleinerte Muscheln
(à 175 bis 225 g), abgegossen,
oder die entsprechende Menge
gekochte Muscheln)
$1/4$ l Sauerrahm
(oder fettarme Variante)
$1/4$ Teelöffel Knoblauchpulver
1 Esslöffel Zitronensaft
$1/2$ Teelöffel Salz
(oder Kochsalzersatzmittel)
Cayennepfeffer
Paprikapulver zum Garnieren,
nach Belieben
zerkleinerte Petersilie zum Garnieren,
nach Belieben

Abgegossene Muscheln, Sauerrahm, Knoblauchpulver, Zitronensaft und Salz mischen. Mit Cayennepfeffer abschmecken. In eine Servierschüssel geben und, nach Belieben, leicht mit Paprikapulver und Petersilie bestreuen.

Krabben-Brotaufstrich
Eine interessante neue Vorspeisen-Variante.
4 Portionen

120 g Frischkäse
(oder fettarme Variante)
1 Prise schwarzer Pfeffer aus der Mühle
$1/2$ Teelöffel Knoblauchpulver
1 Teelöffel Mayonnaise
(oder Diätmayonnaise)
60 g milder Meerrettich aus dem Glas
1 Teelöffel frischer Zitronensaft
1 Dose (175 bis 225 g) Krabben
(oder die entsprechende Menge gekochte Krabben),
zerkleinert
zerkleinerte Petersilie zum Garnieren

Frischkäse, schwarzen Pfeffer, Knoblauchpulver, Mayonnaise, Meerrettich und Zitronensaft verrühren. Die zerkleinerten Krabben darauf streuen und, nach Belieben, mit zerkleinerter Petersilie garnieren.

Frühstücksgerichte

Da Nahrungsmittel, die den Heißhunger auf Kohlenhydrate nicht steigern, wenig Kohlenhydrate enthalten, sind die folgenden Rezepte auf Eiern und/oder anderen fettreichen Lebensmitteln aufgebaut.

Käse-Pilz-Omelett

Dieses außergewöhnlich würzige Frühstücksgericht wird schnell von der Servierplatte verschwinden. Heiß servieren und für Nachschub sorgen.
2 Portionen

Olivenöl
4 große Pilze, in Scheiben
1 Esslöffel zerkleinerte grüne Chilischote, nach Belieben
$1/4$ Teelöffel getrocknetes Basilikum
4 Eier
60 g Hüttenkäse oder Frischkäse (oder fettarme Variante)
schwarzer Pfeffer aus der Mühle

In der geölten Pfanne die Pilze und die Chilischoten anbraten. Das Basilikum hinzufügen. Die Eier verquirlen und bei Mittelhitze in eine mittelgroße gefettete Pfanne geben. Umdrehen, wenn sie halb gestockt sind. Die Pilz-Chili-Mischung zugeben. Den Käse hinzufügen und das Omelett in der Mitte zusammenfalten. Garen, bis es fest ist. Mit schwarzem Pfeffer abschmecken. Warm servieren.

Pilz-Quiche ohne Rinde

Dieses pfiffige Frühstücksgericht, das man im Voraus zubereiten kann, schmeckt heiß oder kalt.

2 Portionen

1 Teelöffel Butter (oder fettarme Variante)
60 ml Schlagrahm (oder Vollmilch)
120 g Schmelzkäse (oder fettarme, salzarme Variante)
2 Hand voll Pilze, in Scheiben
1 Prise getrocknetes Basilikum, Paprikapulver
und schwarzer Pfeffer aus der Mühle
2 Eier, leicht verschlagen
$1/2$ Packung tiefgefrorener Blattspinat,
aufgetaut und die Flüssigkeit herausgedrückt, nach Belieben
$1/8$ Tasse Speckwürfel

Backofen auf 160 °C (Gas Stufe 1) vorheizen. Den Boden und die Wände einer Auflaufform (am besten aus Glas oder Keramik) mit Butter einfetten.

In einem mittelgroßen Topf den Schlagrahm (oder die Milch) erhitzen, bis sie abgekocht ist. Von der Kochstelle nehmen und rasch den geriebenen Käse einrühren. Wenn der Käse geschmolzen ist, Pilzscheiben zugeben. Mit Basilikum, Paprika und Pfeffer abschmecken.

5 Minuten abkühlen lassen. Die Eier nacheinander hineingeben und, nach Belieben, den Spinat. Gut mischen. Die Speckstücke, nach Belieben, hinzufügen. Gründlich unterrühren.

Die Mischung in die Auflaufform gießen, in den Backofen geben und 45 bis 50 Minuten backen, bis der Auflauf gestockt ist.

Warm oder kalt servieren.

Hüttenkäse-Muffins
Ein leichter und leckerer Muffin zum Tagesbeginn.
1 bis 2 Portionen

1 Teelöffel Süßrahmbutter
2 Eier
$1/4$ Teelöffel Weinstein
30 g einfacher Hüttenkäse
(oder fettarme Variante)
1 Esslöffel Sojamehl
$1/2$ Päckchen Zuckerersatz

Backofen auf 150 °C (Gas Stufe 1) vorheizen. Die Muffinform mit Butter einstreichen. Eiweiß- und gelb trennen. Die Eiweiße schlagen, bis sie schaumig sind. Weinstein zugeben und weiterschlagen, bis steife Spitzen bleiben.

In einer mittelgroßen Schüssel Eigelbe, Hüttenkäse, Sojamehl und Zuckerersatz gut verrühren. Die Mischung zum Eischnee geben und vorsichtig unterziehen. Jedes Muffinförmchen zu zwei Dritteln mit Teig füllen.

Die Muffins 25 bis 30 Minuten backen, bis sie goldbraun sind und zurückfedern, wenn sie mit der Gabel berührt werden.

Aus der Form nehmen und servieren.

Zimtbrot

Ein ausgezeichnetes, delikates Brot mit vielen Proteinen, wenigen Kohlenhydraten und wenigen Fetten.

2 Portionen

$1/2$ Teelöffel Butter
(oder fettarme Variante)
4 Eier
$3/4$ Teelöffel Weinstein
60 g einfacher Hüttenkäse
(oder fettarme Variante)
$1/2$ Teelöffel gemahlener Zimt
2 Esslöffel Sojamehl
1 Päckchen Zuckerersatz

Backofen auf 150 °C (Gas Stufe 1) vorheizen. Den Boden und die Seiten einer länglichen Auflaufform mit Butter einfetten. Eiweiß und -gelb trennen. Das Eiweiß schlagen, bis es schaumig ist. Weinstein zugeben und weiterschlagen, bis steife, aber feuchte Spitzen bleiben.

In einer mittelgroßen Schüssel Zimt und Sojamehl verrühren. Die verschlagenen Eigelbe, den Hüttenkäse und den Zuckerersatz zugeben. Die Eigelbmischung vorsichtig unter den Eischnee ziehen.

Die Mischung in die vorbereitete Form geben und 40 bis 45 Minuten backen, bis der Leib braun ist und zurückfedert, wenn er mit einer Gabel berührt wird.

Hüttenkäse-Soufflé

Ein leichtes, einfaches und köstliches Frühstück.

2 bis 3 Portionen

1 Teelöffel Butter
(oder fettarme Variante)
4 Eier
1 Teelöffel Weinstein
230 g einfacher Hüttenkäse
(oder fettarme Variante)
$1/2$ Päckchen Zuckerersatz

Backofen auf 150 °C (Gas Stufe 1) vorheizen. Eine runde mittelgroße Auflaufform mit Butter fetten. Eiweiß und -gelb trennen. Die Eiweiße schlagen, bis sie schaumig, aber nicht steif sind. Weinstein zugeben und weiterschlagen, bis hohe Spitzen bleiben. In einer mittelgroßen Schüssel Hüttenkäse, Eigelbe und Süßstoff gründlich verrühren. Den Eischnee vorsichtig unterheben.

Die Mischung in die Auflaufform gießen und diese in den Backofen stellen. 25 bis 30 Minuten backen. Hitze auf Grillen stellen und die Oberfläche 2 bis 3 Minuten grillen. Aufpassen, dass das Soufflé nicht anbrennt.

Western-Omelett
Die kohlenhydratarme Version eines Traditionsgerichts.
2 bis 3 Portionen

4 große Pilze, in Scheiben
1 Scheibe Schinken, zerkleinert
(oder fettarme oder salzarme Variante)
1 Esslöffel zerkleinerte grüne Paprika,
nach Belieben
$1/8$ von einer kleinen frischen Tomate in Würfeln
oder 1 Teelöffel Zwiebel
Butter oder Olivenöl
$1/4$ Teelöffel getrocknetes Basilikum
4 Eier
30 g geriebener Emmentaler oder Cheddar-Käse
(oder fettarme Variante)
schwarzer oder Cayennepfeffer
aus der Mühle

Pilze, Schinken, grüne Paprika und Tomaten oder Zwiebeln in einer Pfanne mit etwas Butter oder Olivenöl anbraten. Basilikum zugeben. Die Eier verquirlen und in eine andere Pfanne mit etwas heißer Butter oder Olivenöl geben. Bei Mittelhitze garen. Umdrehen, wenn sie halb gestockt sind. Die Pilz-Schinken-Mischung hinzufügen. Den Käse zugeben und das Omelett in der Mitte falten. Garen, bis der Käse geschmolzen ist.
Mit Pfeffer abschmecken und warm servieren.

Frühstückspfannkuchen
Eine appetitanregende Abwechslung zum Frühstück.
2 Portionen

2 Eier
$1/2$ Teelöffel Weinstein
115 g einfacher Hüttenkäse
(oder fettarme Variante)
1 Esslöffel Sojamehl
2 Esslöffel Fruchtzucker
1 Teelöffel Butter
(oder fettarme Variante)

Eiweiß und -gelb trennen. Die Eiweiße schlagen, bis sie schaumig sind. Weinstein zugeben und weiterschlagen, bis steife, trockene Spitzen bleiben.

In einer mittelgroßen Schüssel Eigelbe, Hüttenkäse, Sojamehl und Zuckerersatz gut verrühren. Die Eigelb-Mischung vorsichtig unter den Eischnee heben. Eine Pfanne bei Mittelhitze vorheizen. Die Butter zerlassen, aber achtgeben, dass sie nicht anbrennt.

Jeweils Teig für einen Pfannkuchen ins heiße Fett geben. Auf der einen Seite etwa 2 Minuten braten, bis er braun ist, dann umdrehen und die andere Seite bräunen.

Aufstapeln und heiß servieren.

Fisch, Meeresfrüchte und Geflügel

Seezunge mit Zitronen-Brokkoli-Sauce
Eine schnelle und verlockende Zubereitungsart für einen der wohlschmeckendsten Fische.
3 bis 4 Portionen

675 g Seezungenfilet
1 Esslöffel Zitronensaft
2 Teelöffel Olivenöl
$1/2$ Teelöffel getrocknetes Basilikum
2 Esslöffel fein zerkleinerte Brokkoli-Röschen
schwarzer Pfeffer aus der Mühle

Backofen auf 220 °C (Gas Stufe 4) vorheizen. Die Filets in einer Lage in einer passenden Auflaufform anrichten. Zitronensaft, Olivenöl, Basilikum und Brokkoli in eine kleine Schüssel geben. Gut verrühren und über die Filets geben. Mit Pfeffer abschmecken.

Ohne Deckel 10 bis 12 Minuten backen, bis der Fisch sich mit der Gabel blättrig teilen lässt.

Gegrillter Schwertfisch

*Ein tolles neues Rezept, das einen einfachen Fisch
zu einem Festmahl macht, das Ihre Gäste und Sie begeistert.*

3 bis 4 Portionen

1 Teelöffel Butter zum Fetten der Pfanne
675 g Schwertfisch-Steaks
Salz
(oder Kochsalzersatzmittel)
schwarzer Pfeffer aus der Mühle
$1/_8$ Teelöffel Paprikapulver
6 Esslöffel Olivenöl
2 Esslöffel getrocknetes Basilikum
2 Esslöffel Zitronensaft
Brunnenkresse zum Garnieren,
nach Belieben

Ein gefettetes Grillblech oder eine Grillpfanne etwa 5 cm unter das Grillelement platzieren. Den Grill vorheizen.

Die Steaks abwaschen und mit Salz, Pfeffer und Paprika bestreuen. Die Steaks auf das vorgeheizte Grillblech geben. Die Oberseite der Steaks mit der Hälfte des Olivenöls bestreichen und 3 Minuten grillen. Die Steaks wenden und mit dem restlichen Olivenöl bestreichen, mit Basilikum bestreuen und weitere 4 bis 5 Minuten grillen.

Mit dem Zitronensaft beträufeln und, nach Belieben, mit Brunnenkresse garnieren.

Gebackener Fisch mit Sauerrahm

Ein Gericht für ein schnelles Mittag- oder Abendessen, das einem das Wasser im Mund zusammenlaufen lässt.

3 bis 4 Portionen

675 g Weißfisch- oder Flunderfilet
1 Knoblauchzehe
1 Esslöffel Butter
(oder fettarme Variante)
$1/2$ Teelöffel Paprikapulver
250 ml Sauerrahm
(oder fettarme Variante)
$1/2$ Teelöffel zerkleinerte Petersilie
$1/4$ Teelöffel zerkleinerter frischer Dill

Backofen auf 220 °C (Gas Stufe 4) vorheizen. Die Knoblauchzehe der Länge nach durchschneiden und mit den Schnittflächen über beide Seiten jedes Filets reiben. Butter und Paprikapulver zu einer Paste verrühren und beide Seiten jedes Filets damit bestreichen. Die Filets in eine feuerfeste Form geben und mit dem Sauerrahm bedecken. Die Form zudecken und den Fisch 40 bis 50 Minuten backen, bis die Filets sich mit der Gabel blättrig zerteilen lassen.

Die Form aus dem Backofen nehmen, den Deckel abheben und das Gericht mit Petersilie und Dill bestreuen. Sofort servieren.

Pochiertes Lachssteak

*Sie werden sich binnen 25 bis 30 Minuten Garzeit
in den pazifischen Nordwesten versetzt fühlen.*

3 bis 4 Portionen

2 Esslöffel Butter
(oder fettarme Variante)
1 kleine Zwiebel,
zerkleinert
40 g grüne Paprika,
zerkleinert
35 g zerkleinerter Sellerie
1 l Wasser
60 ml weißer oder Weinessig
Salz
(oder Kochsalzersatzmittel)
Weiße Pfefferkörner
1 großes Lachssteak, von etwa 900 g

Die Butter in einer großen Pfanne zerlassen, dann Zwiebeln, grüne Paprika und Sellerie hineingeben. Die Mischung 5 bis 8 Minuten anbraten. Wasser und Essig zugießen. Mit Salz und den Pfefferkörnern abschmecken und 5 Minuten köcheln lassen. Die Flüssigkeit zum Kochen bringen, während Sie das Steak in Musselin einwickeln. Das Steak in die kochende Flüssigkeit geben. Die Hitze sofort reduzieren und das Steak 25 bis 30 Minuten köcheln lassen. Das Steak herausnehmen, vorsichtig auswickeln und heiß servieren.

Bei Reduktionsmahlzeiten eine der Saucen aus diesem Kapitel zugeben. Bei Belohnungsessen eine Sauce Ihrer Wahl hinzufügen.

Gebackener Blaubarsch
Einfach, aber köstlich.
3 bis 4 Portionen

1 Esslöffel Pflanzenöl
1 Blaubarsch, 900 bis 1350 g,
ausgenommen und zerteilt
1 Teelöffel Sesamöl, nach Belieben
2 Knoblauchzehen, fein zerkleinert
1 Esslöffel Zitronensaft
Zitronenspalten
Petersilienstängel zum Garnieren,
nach Belieben

Backofen auf 220 °C (Gas Stufe 4) vorheizen. Mit dem Pflanzenöl eine große flache Auflaufform fetten. Den Blaubarsch mit der Schnittfläche nach oben in die Form legen und gleichmäßig mit Sesamöl und Zitronensaft beträufeln und mit Knoblauch bestreuen.

Nicht zudecken, 20 bis 25 Minuten backen, bis sich das Fleisch mit einer Gabel blättrig teilen lässt.

Mit Zitronenspalten servieren. Nach Belieben mit Petersilie garnieren.

Shrimps mit einem Hauch von Orient
Ein kräftiges Essen für die heiklen Fischesser der Familie.

2 Portionen

450 g vorgekochte Shrimps,
geschält und gesäubert
Butter zum Fetten der Form
Salz (oder Kochsalzersatzmittel)
75 g Selleriewürfel
1/2 Hand voll Pilze, in Scheiben
1 Esslöffel Teriyakisauce
(oder salzarme Variante)
2 Esslöffel geröstete Sesamsamen
1/2 Teelöffel getrocknete,
zerkrümelte Thymianblätter
1/4 Tasse zerlassene Butter
(oder fettarme Variante)

Backofen auf 180 °C vorheizen. Die Shrimps in einer flachen gefetteten Auflaufform anrichten. Mit Salz abschmecken.

Sellerie, Pilze, Teriyakisauce, Sesamsamen, Thymian und zerlassene Butter mischen und die Mischung über die Shrimps geben. Ohne Deckel etwa 8 Minuten backen.

Warm oder als ausgezeichnetes kaltes Resteessen servieren.

Krebsfleisch-Salat mit Kräutern

*Ein leckeres Mittagessen,
das nur wenig Vorbereitungszeit braucht.*

3 bis 4 Portionen

450 g rohes Krebsfleisch
4 Esslöffel Olivenöl
Salz
(oder Kochsalzersatzmittel)
schwarzer Pfeffer aus der Mühle
1 Esslöffel Zitronensaft
$1/2$ Esslöffel getrocknetes Basilikum
$1/2$ Esslöffel zerkleinerte Schalotten
$1/2$ Esslöffel getrockneter Estragon
Petersilie zum Garnieren,
nach Belieben

Alle Stückchen, die nicht essbar sind, vom Krebsfleisch entfernen. Das Olivenöl in einer Pfanne erhitzen und das Krebsfleisch hineingeben, etwa 3 Minuten unter stetem Rühren garen, bis es gut durch ist.

Die Pfanne von der Kochstelle nehmen, mit Salz und Pfeffer abschmecken und Zitronensaft, Basilikum, Schalotten und Estragon zugeben. Gut verrühren.

Nach Belieben mit Petersilie garnieren und servieren.

Shrimps mit Gewürzen

Eine fantastische Überraschung – genießen Sie das Gericht als Mittagessen, Snack oder als Beginn eines herrlichen Menüs.

2 bis 4 Portionen

450 g mittelgroße Shrimps
2 Esslöffel Sellerieblätter
1 Esslöffel gemischte Gewürze zum Einlegen
$1/2$ Teelöffel Salz
(oder Kochsalzersatzmittel)
1 Lorbeerblatt
80 ml Olivenöl
60 ml weißer oder Weinessig
1 Esslöffel Kapern mit Saft
2 Teelöffel Selleriesamen
$1/2$ Teelöffel Salz
Cayennepfeffer

Die Shrimps mit den Sellerieblättern, Gewürzen zum Einlegen und Salz in einen Topf mit kochendem Wasser geben. Die Hitze reduzieren, einen Deckel auflegen und das Ganze 5 Minuten köcheln lassen. Die Shrimps unter kaltem fließendem Wasser schälen und die Ader entfernen.

Die Shrimps in eine flache Schüssel schichten. Lorbeerblatt, Olivenöl, Essig, Kapern mit Saft, Selleriesamen und Salz in eine kleine Schüssel geben und gut verrühren. Mit Cayennepfeffer abschmecken. Die Shrimps zugeben, gründlich mischen, dann einen Deckel auf die Schüssel legen.

Wenigstens 24 Stunden kühlen, gelegentlich die Marinade über die Shrimps geben.

Kalt und nach Belieben auf Kopfsalat servieren.

Huhn in Olivensauce
Eine sichere Gaumenfreude.
3 bis 4 Portionen

1 Esslöffel Olivenöl
4 abgezogene Hühnerbrüste ohne Knochen
2 Esslöffel Limettensaft
1 Esslöffel Weinessig
1 Knoblauchzehe, zerdrückt
4 Esslöffel entsteinte schwarze Oliven, in Scheiben
4 Esslöffel entsteinte grüne Oliven, in Scheiben
4 Esslöffel getrocknetes Basilikum
schwarzer Pfeffer aus der Mühle
grüne Paprika in Ringen zum Garnieren, nach Belieben

Das Olivenöl in einer großen Pfanne erhitzen und das gewaschene und getrocknete Hühnchenfleisch bei Mittelhitze anbraten. Die Hitze reduzieren, einen Deckel auflegen und das Fleisch 8 bis 10 Minuten garen, bis es weich ist. Das Fleisch auf eine Servierplatte geben und warm halten.

Limettensaft, Essig, Knoblauch, schwarze und grüne Oliven und Basilikum in der Pfanne, in der das Hühnerfleisch gebraten wurde, mischen. Leicht erhitzen.

Das Fleisch in Scheiben schneiden, die Olivensauce darüber geben und mit Pfeffer abschmecken. Nach Belieben mit Ringen von grüner Paprika auf Tellern anrichten.

Hühnchen und Brokkoli

Ein pfannengerührtes Gericht, das gut im Voraus zubereitet oder aus »dem Hut gezaubert« werden kann.

3 bis 4 Portionen

900 g Hühnerbrüste, ohne Knochen und abgezogen
2 Esslöffel Olivenöl
2 Esslöffel zerkleinerte Ingwerwurzel
1 großer Brokkoli, in Röschen zerteilt, mit Strunk
335 g Pilze, in Scheiben
2 Esslöffel trockener Sherry
(oder Kochwein)
180 ml Hühnerbrühe
2 Esslöffel Teriyakisauce
(oder salzarme Version)
2 Esslöffel Mayonnaise
(oder Diätmayonnaise)
2 Esslöffel Wasser
1 kleiner Rot- oder Weißkohl, zerkleinert
schwarzer Pfeffer aus der Mühle

Die Hühnerbrüste waschen und in dünne Streifen (etwa kleinfingergroß) schneiden. Beiseite stellen. Das Öl in einer großen schweren Pfanne erhitzen, bis es sehr heiß ist. Das Hühnerfleisch und 1 Esslöffel Ingwer vorsichtig hineingeben. Falls es sich anlegt, noch etwas Öl zugeben. Unter stetem langsamem Umrühren 2 Minuten garen. Das Hühnerfleisch aus der Pfanne nehmen und beiseite stellen.

Die Pfanne wieder erhitzen. Brokkoli, Pilze und den restlichen Ingwer hineingeben und unter stetem Rühren 2 Minuten garen. Falls das Gemüse sich anlegt, etwas Wasser zugießen. Sherry, Hühnerbrühe und Teriyakisauce mischen und die Mischung über die Brokkoli-Mischung in der Pfanne gießen. Einen Deckel auflegen und alles 2 Minuten dämpfen. Hühnerfleisch-Mischung, Mayonnaise und Wasser hinzufügen und zum Kochen bringen. Den Kohl zugeben, etwa 1 Minute rühren, bis der Kohl knusprig ist. Mit schwarzem Pfeffer abschmecken. Heiß servieren.

Würziges Zitronen-Hühnchen
Eine Sommerköstlichkeit, die auch im Winter gut schmeckt.
3 bis 4 Portionen

4 große Hühnerbrüste,
ohne Haut und Knochen
2 Esslöffel Zitronensaft
2 Teelöffel Olivenöl
2 Knoblauchzehen,
zerkleinert
$1/4$ Teelöffel getrocknetes Basilikum
$1/4$ Teelöffel Cayennepfeffer, oder nach Belieben
$1/4$ Teelöffel Teriyakisauce
(oder salzarme Variante)

Die Hühnerbrüste gründlich waschen und sie in einer Schicht in eine flache Auflaufform legen. Zitronensaft, Olivenöl, Knoblauch, Basilikum, Cayennepfeffer und Teriyakisauce in eine kleine Schüssel geben. Diese Mischung über das Hühnerfleisch gießen, dann das Fleisch wenden, damit beide Seiten bedeckt sind. Die Auflaufform zudecken und das Ganze in den Kühlschrank geben, am besten über Nacht.

Das Hühnchen auf einem Holzkohlengrill oder in einem normalen Ofen etwa 6 Minuten pro Seite grillen, bis es gut durch ist.

Rind-, Schweine-, Lamm- und Kalbfleisch

Pfiffiges Steak
Ein herzhaftes Steak mit einer aparten Note, die den Gaumen erfreut.
3 bis 4 Portionen

3 Esslöffel Olivenöl
1 Esslöffel Sesamöl
2 große Lendensteaks (600 bis 900 g)
50 g zerkleinerte Frühlingszwiebeln
2 Esslöffel zerkleinerter frischer Schnittlauch
1 Esslöffel Rotweinessig
$1/8$ l trockener Rotwein
schwarzer Pfeffer aus der Mühle
Petersilienstängel zum Garnieren, nach Belieben

Oliven- und Sesamöl in eine tiefe Pfanne geben und bei Mittelhitze erhitzen. Wenn es heiß ist, das Steak hineingeben und auf jeder Seite 8 bis 10 Minuten braten, je nachdem wie gut durch es sein soll (blutig, medium, gut durch). Das fertige Steak auf eine Platte legen und zudecken. Mittelhitze einstellen und Frühlingszwiebeln, Schnittlauch und Essig zum Öl in der Pfanne geben und etwa 20 Minuten rühren. Den Wein zugießen und 1 Minute köcheln lassen. Das Steak wieder in die Pfanne geben und bei Mittelhitze auf jeder Seite 1 Minute garen. Dann die Pfanne von der Kochstelle nehmen.

Das Steak quer in dünne Scheiben schneiden und mit der Sauce aus der Pfanne servieren. Mit schwarzem Pfeffer abschmecken.

Nach Belieben mit Petersilienstängeln garnieren.

Würziges Rindfleisch

*Dieses würzige warme Gericht
schmeckt auch kalt am nächsten Tag
als Mittagessen, Snack oder Abendessen.*

4 bis 6 Portionen

900 g Rinderbraten
Weißer oder Weinessig
Trockener Rotwein
100 g zerkleinerte Schalotten
1 Lorbeerblatt
1 Teelöffel gemahlener Zimt
1 Teelöffel gemahlener Piment
1 Teelöffel gemahlene Nelken
1 Teelöffel gemahlener Pfeffer
1 Teelöffel Salz
(oder Kochsalzersatzmittel)
2 Hand voll Pilze, in Scheiben
2 Stangen Staudensellerie,
geputzt und zerkleinert
1 Esslöffel Butter
(oder fettarme Variante)

Den Braten in einen mittelgroßen Topf geben, Essig und Wein zu gleichen Teilen mischen und darüber gießen, sodass das Fleisch 2,5 cm hoch bedeckt ist. Schalotten, Lorbeerblatt, Zimt, Piment, Nelken, Pfeffer und Salz zugeben. Den Topf zudecken, in den Kühlschrank stellen und über Nacht marinieren.

Nach dem Marinieren den Backofen auf 150 °C (Gas Stufe 1) vorheizen. Das Fleisch aus der Marinade nehmen und die Flüssigkeit beiseite stellen. Das Fleisch in einen Bräter geben und die Hälfte der Marinade darüber gießen. 2 Tassen Wasser hinzufügen, einen Deckel auflegen und das Fleisch etwa 3 Stunden braten. Das Fleisch mehrere Male mit Flüssigkeit beträufeln.

Pilze und Sellerie in der Butter goldbraun braten. Die Mischung vor Ablauf der letzten $^1/_2$ Stunde in den Bräter zugeben. Zweimal mit Flüssigkeit beträufeln.

Wenn das Fleisch fertig ist, in Scheiben schneiden und heiß servieren.

Nur für Belohnungsessen mit gekochter Weinmarinade servieren.

Rindfleisch-Sellerie-Ragout
*Ein einfaches, aber elegantes Gericht,
das immer gut ankommt.*

4 bis 6 Portionen

900 g mageres Rindfleisch ohne Knochen
1 Esslöffel Knoblauchpulver
6 Staudensellerie, in Streifen geschnitten
$3/4$ l Rinderbrühe
2 Hand voll Pilze, in Scheiben
$1/2$ Bund Petersilie, zerkleinert
3 Nelken, leicht zerdrückt
1 Teelöffel getrockneter Thymian
1 Teelöffel Salz (oder Kochsalzersatzmittel)
schwarzer Pfeffer aus der Mühle
1 kleiner Brokkoli, in Röschen zerteilt

Den Grill vorheizen. Das Rindfleisch in 2 cm große Würfel schneiden und mit Knoblauchpulver bestreuen. Das Fleisch auf den Grillrost geben und im Grill etwa 10 cm von der Hitzequelle entfernt platzieren. Auf allen Seiten etwa 15 Minuten bräunen.

Das Rindfleisch in einen Bräter geben. Sellerie, Rinderbrühe, Pilze, Petersilie, Nelken, Thymian und Salz hinzufügen und mit Pfeffer abschmecken. Einen Deckel aufsetzen. Die Flüssigkeit zum Kochen bringen, die Hitze reduzieren und etwa $1 1/4$ Stunden köcheln lassen, bis das Fleisch zart ist. Brokkoli zugeben und noch etwa 10 Minuten köcheln lassen.

Heiß servieren.

Steak mit grüner Paprika

Dieses Gericht für ein Mittag- oder Abendessen an einem Wintertag ist einfach in der Zubereitung. Es liefert auch ein leckeres Resteessen am nächsten Tag.

3 bis 4 Portionen

6 Esslöffel Olivenöl
1 Teelöffel Teriyakisauce
(oder salzarme Variante)
35 g Tasse fein zerkleinerter Sellerie
($1/_2$ Staude und $1/_2$ Blatt)
1 Tasse grüne Paprika, in Ringen
8 sehr dünn geschnittene Minutensteaks
$1/_2$ Hand voll Pilze, in Ringen
1 zerkleinerte Knoblauchzehe

In einer großen Pfanne das Olivenöl und die Teriyakisauce gut verrühren. Sellerie und grüne Paprika anbraten, bis sie leicht weich sind. Die Gemüse auf eine Seite der Pfanne schieben. Die Steaks in die andere Hälfte geben und auf einer Seite etwa 2 Minuten braten, dann wenden und auf der anderen Seite etwa 1 Minute braten. Pilze und Knoblauch zugeben. Umrühren und braten, bis sie weich sind.

Heiß servieren.

Gepffeffertes Rinderfilet
Ein gutes Stück vom Rind.
3 bis 4 Portionen

1 Rinderfilet (etwa 900 g),
gerollt und zusammengebunden
3 große Knoblauchzehen, in dünnen Scheiben
2 Esslöffel Teriyakisauce
1 Esslöffel Paprikapulver
1 Esslöffel schwarzer Pfeffer aus der Mühle
1 Teelöffel getrocknetes Basilikum

Backofen auf 220 °C (Gas Stufe 4) vorheizen. Mit einem spitzen Messer Schlitze von 2,5 cm Länge in die Oberfläche des Filets schneiden und in jeden Schlitz ein Knoblauchscheibchen stecken, bis alle Knoblauchscheiben verbraucht sind. Möglichst gleichmäßig über die Oberfläche verteilen.

Das Fleisch mit der Teriyakisauce bestreichen und mit Paprikapulver, schwarzem Pfeffer und Basilikum bestreuen. Das Filet in eine flache Pfanne auf ein Bratgitter legen. Ein Fleischthermometer in den dicken Teil des Bratens stecken und den Braten in den Backofen stellen.

Nach 15 Minuten die Hitze auf 180 °C (Gas Stufe 2) verringern. Das Fleisch braten, bis es die gewünschte Konsistenz (blutig, medium oder gut durch) hat.

Hamburger mit Dill

Hackfleisch auf andere leckere Art.
Wenn Sie nach einer fettarmen Alternative suchen,
ist Putenhackfleisch ein guter Ersatz.

3 bis 4 Portionen

900 g mageres Rinderhackfleisch
1 Teelöffel getrockneter Dill
2 Teelöffel Olivenöl
Teriyakisauce
Salz (oder Kochsalzersatzmittel)
schwarzer Pfeffer aus der Mühle

Fleisch und Dill vermischen und in sechs gleich große Burger teilen. Das Öl in einer tiefen Pfanne bei Mittelhitze etwa 2 bis 3 Minuten erhitzen, bis es sehr heiß ist.

Teriyakisauce und Salz auf den Boden der Pfanne geben und die Burger hineinlegen. Beide Seiten der Burger rasch anbraten, die Hitze verringern und die Burger wie gewünscht (blutig, medium oder gut durch) weitergaren.

Jeden Burger nach Belieben mit schwarzem Pfeffer bestreuen.

Lammlende mit Kräutern

Dieses besondere Gericht ist delikat und kann leicht im Voraus zubereitet werden.

3 bis 4 Portionen

450 g Lammlende ohne Knochen
1 Esslöffel schwarzer Pfeffer aus der Mühle
2 Knoblauchzehen, zerkleinert
$1/4$ Teelöffel getrockneter Oregano
1 Esslöffel getrocknetes Basilikum
5 bis 6 Stängel Petersilie, zerkleinert
2 Esslöffel Teriyakisauce
(oder salzarme Variante)

Das Lammfleisch in dünne Scheiben schneiden und diese in eine mittelgroße Schüssel geben.

Pfeffer, Knoblauch, Oregano, Basilikum, Petersilie und Teriyakisauce in einer kleinen Schüssel gut verrühren. Die Mischung sofort über das Lammfleisch gießen. Zudecken und über Nacht in den Kühlschrank geben.

Das Fleisch aus der Marinade nehmen und 2 bis 3 Minuten auf jeder Seite grillen.

Mit gedämpftem Brokkoli oder Blumenkohl servieren.

Pfefferlamm

Ein besonders würziges Gericht.

3 bis 4 Portionen

schwarzer Pfeffer aus der Mühle
900 g dünn geschnittene Lammkoteletts
2 Teelöffel Salz
(oder Kochsalzersatzmittel)
4 Esslöffel Butter
(oder fettarme Variante)
1 Teelöffel Teriyakisauce
(oder salzarme Variante)
Zitronensaft
Petersilienstängel zum Garnieren, nach Belieben

Das Schneidebrett mit schwarzem Pfeffer bestreuen und die Lammkoteletts in den Pfeffer drücken; das Gewürz mit den Handflächen in beide Seiten des Fleischs einmassieren. In eine große Pfanne Salz streuen und erhitzen. Wenn das Salz beginnt, braun zu werden, die Koteletts in die Pfanne geben und bei starker Hitze auf beiden Seiten anbräunen. Die Hitze reduzieren und die Koteletts wie gewünscht (blutig, medium oder gut durch) braten.

In einer kleinen Pfanne Butter, Teriyakisauce und Zitronensaft mischen und erwärmen, aber nicht zum Kochen kommen lassen. Die Mischung über die Koteletts gießen.

Sofort servieren und nach Belieben mit Petersilienstängeln garnieren.

Lammbraten mit Kräutern
*Ein herrliches einfaches Rezept, großartig
für eine Gesellschaft.*

9 bis 12 Portionen

1 Lammbraten von etwa 1350 g
1 Knoblauchzehe, zerdrückt
1 Teelöffel Salz (oder Kochsalzersatzmittel)
2 Esslöffel schwarzer Pfeffer aus der Mühle
1 Teelöffel getrocknetes Basilikum
$1/2$ Teelöffel gemahlener Ingwer
1 Lorbeerblatt
$1/2$ Teelöffel getrockneter Thymian
$1/2$ Teelöffel getrockneter Salbei
$1/2$ Teelöffel getrockneter Majoran
1 Teelöffel Teriyakisauce (oder salzarme Variante)
1 Esslöffel Olivenöl

Backofen auf 180 °C vorheizen. Das Fleisch auf einen Grillrost in einen Bräter legen. Knoblauch, Salz, Pfeffer, Basilikum, Ingwer, Lorbeerblatt, Thymian, Salbei, Majoran, Teriyakisauce und Olivenöl in eine kleine Schüssel geben und gut verrühren.

Schlitze ins Lammfleisch schneiden und die Würzmischung in die Schlitze und die gesamte Oberfläche des Lamms einreiben.

Ein Fleischthermometer in den dicksten Teil des Bratens stecken und den Bräter in den Backofen stellen. Nach 10 Minuten die Hitze auf 150 °C (Gas Stufe 1) reduzieren und das Fleisch weiterbraten, bis es blutig, medium oder gut durch ist, wie gewünscht.

Schweinefleisch-Gemüse-Eintopf
Ein köstliches und einfaches Schweinefleischrezept.

3 bis 4 Portionen

Schweinelende, etwa 600 g
2 Esslöffel Butter
(oder fettarme Variante)
1 mittelgroße grüne Paprika,
in Streifen geschnitten
$1/8$ l trockener Weißwein
220 g Pilze
$1/2$ Teelöffel getrockneter Rosmarin
6 entsteinte grüne Oliven,
in Scheiben
2 Esslöffel Zitronensaft
Petersilienstängel zum Garnieren,
nach Belieben

Das Schweinefleisch quer zur Faser in 2,5 cm dicke Scheiben schneiden. Die Butter bei Mittelhitze in eine Pfanne geben. Wenn sie heiß ist, die Fleischstreifen anbraten, bis sie goldbraun sind. Die Hitze reduzieren. Die grünen Paprikastreifen zugeben.

Den Wein in einem kleinen Topf zum Kochen bringen. Den erhitzten Wein vorsichtig über das Fleisch gießen. Sofort die Pilze und den Rosmarin hinzufügen. Die Pfanne zudecken und das Ganze $1/2$ Stunde köcheln lassen. Die Oliven und den Zitronensaft zugeben.

Nach Belieben mit Petersilie garniert servieren.

Schweinebraten

*Ein Gericht mit delikatem Geschmack,
das nicht nur das Auge, sondern auch die Nase,
die Zunge und den Magen erfreut.*

4 bis 5 Portionen

1 Schweinebraten
ohne Knochen von knapp 900 g
1 Esslöffel Teriyakisauce
(oder salzarme Variante)
Paprikapulver
3 Esslöffel Olivenöl
2 Esslöffel Sesamöl
2 Knoblauchzehen, zerdrückt

Backofen auf 180 °C (Gas Stufe 2) vorheizen. Ein Fleischthermometer in den dicksten Teil des Schweinebratens stecken und den Braten auf einen Rost in den Bräter geben. Etwa 2,5 cm hoch Wasser zugießen. Die Teriyakisauce über den Braten gießen, dann Paprika zum Abschmecken darüber streuen. Die Öle mischen, diese Mischung über den Braten gießen und Knoblauch darüber streuen.

Etwa $2^{1}/_{2}$ Stunden braten, bis die entsprechende Temperatur auf dem Fleischthermometer erreicht ist.

Schinken und Kohl
Eine neue Idee für ein traditionelles Gericht.
3 bis 4 Portionen

1 kleiner Kopf Rot- oder Weißkohl
4 Teelöffel Butter
(oder fettarme Variante)
$1/4$ l Sauerrahm
(oder fettarme Variante)
80 g geriebener Emmentaler
(oder fettarme Variante)
2 bis 3 Stängel Petersilie, zerkleinert
schwarzer Pfeffer aus der Mühle, fein gemahlen
3 Scheiben gekochter Schinken
ohne Knochen, von je 110 g
160 g zerkleinerte grüne Paprika
schwarzer Pfeffer aus der Mühle, grob gemahlen

Backofen auf 180 °C (Gas Stufe 2) vorheizen. Den Kohlkopf vierteln, dann jedes Viertel halbieren. 2,5 cm hoch Wasser in eine tiefe Pfanne geben, den Kohl hinzufügen und starke Hitze einstellen. Zudecken und den Kohl 3 Minuten garen. Den Herd abstellen, das Wasser abgießen und den Topf zugedeckt lassen.

In einem Topf die Butter zerlassen und Sauerrahm, Emmentaler und Petersilie zugeben. Mit Pfeffer abschmecken. Rühren, bis der Käse geschmolzen ist.

Eine flache Auflaufform leicht fetten. Schinken und Kohl in der Form anrichten, mit grüner Paprika bestreuen und die Sauce über das Ganze gießen. Mit grob gemahlenem schwarzen Pfeffer abschmecken. 20 Minuten backen.

Mit würzigem oder einfachem Senf servieren.

Spargel-Schinken-Delikatesse
*Fantastische Resteverwertung, die ein Essen ergibt,
gut genug, um es Gästen zu servieren.*

4 Portionen

12 frische dicke Spargelstangen
4 dicke Scheiben gekochter Schinken
ohne Knochen, von je 110 g
2 Esslöffel Butter (oder fettarme Variante)
4 Esslöffel Sauerrahm (oder fettarme Variante)
125 g geriebener Cheddar-Käse (oder fettarme Variante)
$^{1}/_{2}$ Teelöffel Salz (oder Kochsalzersatzmittel)
2 Teelöffel Zitronensaft
1 Esslöffel Dijon-Senf

Backofen auf 180 °C vorheizen. Eine tiefe Pfanne 2,5 cm hoch mit Wasser füllen, den Spargel zugeben und starke Hitze einstellen. Einen Deckel auf die Pfanne legen und das Ganze 2 bis 3 Minuten erhitzen. Den Herd abstellen, das Wasser abgießen und die Pfanne zugedeckt lassen.

In einer mittelgroßen Kasserolle die Schinkenscheiben anrichten und darauf je 3 Spargelstangen.

In einem kleinen Topf die Butter zerlassen, dann die Hitze verringern und Sauerrahm, Cheddar-Käse, Salz, Zitronensaft und Dijon-Senf hinzufügen und rühren, bis alles gut vermischt ist. Die Sauce über den Spargel und den Schinken gießen. Die Kasserolle in den Backofen stellen und 8 bis 10 Minuten garen, bis alles heiß ist.

Warm oder kalt servieren.

Kalbfleisch mit Zitrone
Ein herrlicher Geschmackskontrast.

3 bis 4 Portionen

2 Esslöffel Olivenöl
50 g zerkleinerte Frühlingszwiebeln
600 g Kalbfleisch ohne Knochen, in Würfeln
$1/_8$ l Hühnerbrühe
80 g große grüne Oliven, entsteint
2 Staudensellerie, gewürfelt
Zitronenschale, nach Belieben
2 Esslöffel Olivenöl
4 Esslöffel Sauerrahm (oder fettarme Variante)
2 Teelöffel getrockneter Estragon
1 Esslöffel Zitronensaft
schwarzer Pfeffer aus der Mühle
Salz (oder Kochsalzersatzmittel)

Das Öl bei geringer Hitze in einer feuerfesten Kasserolle erhitzen. Die Frühlingszwiebeln zugeben und 3 Minuten anbraten. Die Fleischwürfel hinzufügen und bei Mittelhitze rasch anbraten. Von der Kochstelle nehmen und beiseite stellen.

In einer kleinen Schüssel Hühnerbrühe, Oliven, Sellerie, Zitronenschale, Olivenöl, Sauerrahm, Estragon und Zitronensaft vermischen. Die Mischung in die Kasserolle zum Fleisch geben und etwa 1 Stunde köcheln lassen, bis das Fleisch weich ist. Mit Pfeffer und Salz abschmecken.

Delikate Kalbsschnitzel

*Ein herrlich leckeres Gericht
mit einem würzigen Aroma.*

4 bis 6 Portionen

2 große Knoblauchzehen,
zerdrückt
2 Esslöffel getrockneter Salbei
2 Esslöffel getrockneter Rosmarin
2 Esslöffel getrockneter Thymian
schwarzer Pfeffer aus der Mühle,
grob gemahlen
8 dicke Kalbsschnitzel
Petersilienstängel zum Garnieren,
nach Belieben

Knoblauch, Salbei, Rosmarin und Thymian in eine kleine Schüssel geben. Gut verrühren.

Die Schnitzel von beiden Seiten mit der Mischung bestreichen und die Mischung mit den Handflächen ins Fleisch einmassieren. Zudecken und über Nacht in den Kühlschrank stellen.

Den Grill vorheizen. Die Schnitzel etwa 4 Minuten auf jeder Seite grillen und heiß servieren.

Nach Belieben mit Petersilie garnieren.

Salate, Dressings und Gemüse

Caesar-Salat
Ein Traditionssalat mit neuer Idee.
2 Portionen

Salz (oder Kochsalzersatzmittel)
1 große Knoblauchzehe, geschält
1 Teelöffel Senfpulver
1 Esslöffel Zitronensaft
Cayennepfeffer
2 Esslöffel Olivenöl
1 Bund Blattsalat oder Spinat
1 Esslöffel geriebener Emmentaler
(oder anderer Käse oder fettarme Variante)
$^2/_3$ Dose Anchovis, abgegossen, nach Belieben
1 Ei, weich gekocht

Salz auf den Boden einer großen Holzschüssel streuen und den Boden und die Wände großzügig mit Knoblauch einreiben. Senf und Zitronensaft zugeben, mit Cayennepfeffer abschmecken. Mit einem Holzlöffel rühren, bis sich das Salz auflöst.
    Den Salat gut waschen. Mit Küchenpapier trocknen, die Salatblätter in mundgerechte Bissen zerpflücken und in die Schüssel geben. Mit geriebenem Käse bestreuen. Die Anchovis, nach Belieben, zugeben. Das Ei über dem Salat aufschlagen. Gründlich, aber vorsichtig mischen, bis alle Zutaten gleichmäßig verteilt sind.

Gurkensalat mit Dressing
Eine angenehme Abwechslung.
3 bis 4 Portionen

$1/4$ l Sauerrahm
(oder fettarme Variante)
1 Teelöffel zerkleinerter Schnittlauch
$1/2$ Teelöffel Salz
(oder Kochsalzersatzmittel)
schwarzer Pfeffer aus der Mühle
1 Esslöffel Weinessig
2 mittelgroße Gurken,
geschält und in dünnen Scheiben
Paprikapulver zum Garnieren

In einer großen Schüssel Sauerrahm, Schnittlauch, Salz und Essig verrühren und mit Pfeffer abschmecken. Gurken zugeben und vorsichtig mischen. Mit Paprika garnieren und auf Blattsalaten servieren.

Oregano-Hühner-Salat mit Dressing

Dieser Salat ist leicht zuzubereiten und eine hervorragende Möglichkeit, um restliches Hühnerfleisch zu verwerten. Reichen Sie dazu Gemüse oder zusätzliches Hühnerfleisch oder ein anderes Protein, wenn Sie wollen, oder servieren Sie den Salat allein. Er ist ein vollständiges Mittagessen oder ein Snack und steigert nicht den Heißhunger auf Kohlenhydrate.
3 bis 4 Portionen

320 g kaltes gekochtes Hühnerfleisch in Würfeln
150 g gewürfelter Sellerie
25 g Schnittlauchröllchen oder Frühlingszwiebeln, zerkleinert
80 ml einfacher Sauerrahm oder Mayonnaise
(oder fettarme Variante bzw. Diätmayonnaise)
$1/4$ Teelöffel getrockneter Oregano
schwarzer Pfeffer aus der Mühle
Salz (oder Kochsalzersatzmittel)

Hühnerfleisch, Sellerie, Schnittlauch oder Frühlingszwiebeln, Sauerrahm (oder Mayonnaise) und Oregano in eine große Schüssel geben; mit einer Gabel leicht mischen. Zudecken und wenigstens 2 Stunden kühlen.

Unmittelbar vor dem Servieren mit Salz und Pfeffer abschmecken.

Seeteufel-Salat mit Dressing

*Ein leichtes, delikates Mahl,
das schon oft Begeisterung erregt hat.*
3 bis 4 Portionen

400 g gewürfelter Seeteufel
oder anderer Fisch, pochiert oder gegrillt
450 g Staudensellerie, gewürfelt
$1/2$ grüne Paprika, zerkleinert
60 ml Mayonnaise
4 Esslöffel getrocknetes Basilikum
25 g zerkleinerte Frühlingszwiebeln
1 Esslöffel entsteinte grüne Oliven, zerkleinert
3 oder 4 große Salatblätter zum Garnieren, nach Belieben
schwarzer Pfeffer aus der Mühle, grob gemahlen
Radieschen und Oliven zum Garnieren
Lieblingsdressing

Fisch, Sellerie, grüne Paprika, Mayonnaise, Basilikum, Frühlingszwiebeln und Oliven in eine große Schüssel geben. Vorsichtig mischen.

Eine andere große Schüssel mit den Salatblättern auslegen und den Inhalt der ersten Schüssel hineingeben. Mit Pfeffer abschmecken.

Mit Radieschen und Oliven garnieren und mit Ihrem Lieblingsdressing servieren.

Angemachter Blattsalat

*Dieser Salat kann vielfältig variiert werden.
Nehmen Sie ihn als Grundlage, und lassen Sie
Ihrer Fantasie freien Lauf. Achten Sie darauf,
dass Sie nur die Gemüse von der Liste auf Seite 103
nehmen, die keinen Heißhunger
auf Kohlenhydrate auslösen.*

3 bis 4 Portionen

140 g Blattsalat (irgendeine Art), zerpflückt
150 g Sellerie, in Scheiben
$1/2$ Salatgurke, in Scheiben
40 g zerkleinerter Rotkohl
$1/2$ Hand voll Pilze, in Scheiben
25 g Alfalfa- oder Bohnensprossen
8 mittelgroße Radieschen
4 Frühlingszwiebeln
Lieblingsdressing
schwarzer Pfeffer aus der Mühle, grob gemahlen

Blattsalat, Sellerie, Gurken, Kohl, Pilze, Sprossen, Radieschen und Frühlingszwiebeln in eine große Schüssel geben. Vorsichtig mischen. Ihr Lieblingsdressing zugeben und noch einmal vorsichtig mischen.

Mit Pfeffer abschmecken und servieren.

Eier-Brokkoli-Salat mit Dressing
Eine schlichte, doch raffinierte Köstlichkeit.

3 bis 4 Portionen

1 kleiner Brokkoli, in Röschen zerteilt
(Blumenkohl oder grüne Bohnen können stattdessen
verwendet werden)
1 Esslöffel Rotweinessig
$1/_8$ Teelöffel Salz (oder Kochsalzersatzmittel)
$1/_8$ Teelöffel schwarzer Pfeffer
$1/_8$ Teelöffel getrocknetes Basilikum oder Petersilie
3 Esslöffel Olivenöl
3 Eier, hart gekocht
180 ml Mayonnaise (oder Diätmayonnaise)
Paprikapulver zum Garnieren, nach Belieben

Den Brokkoli in einen mittelgroßen Topf mit 1,5 cm kochendem Wasser geben, dann einen Deckel auflegen und das Gemüse 3 bis 4 Minuten dämpfen. Das restliche Wasser aus dem Topf abgießen und Essig, Salz, Pfeffer, Basilikum (oder Petersilie) und Öl hineingeben, solange er noch heiß ist. Abkühlen lassen und für einige Stunden oder über Nacht in den Kühlschrank geben. Die Eigelbe der abgekühlten hart gekochten Eier von den Eiweißen trennen. Die Eigelbe beiseite legen und die Eiweiße in Scheiben schneiden und unter die gekühlte Brokkoli-Mischung geben. Mayonnaise hinzufügen und verrühren.

Die Mischung vorsichtig in eine flache Servierschüssel geben. Nach Belieben mit zerkrümeltem Eigelb und Paprika bestreuen.

Shrimpssalat mit Dressing

Meeresfrüchte liefern für jede Mahlzeit des Tages einen sättigenden Salat.

3 bis 4 Portionen

6 Esslöffel extra natives Olivenöl
1 Esslöffel Zitronensaft
1 Teelöffel Dijon-Senf
$1/4$ Teelöffel plus eine Prise Salz
(oder Kochsalzersatzmittel)
schwarzer Pfeffer aus der Mühle
1 Teelöffel getrocknetes Basilikum
Wasser zum Kochen der Shrimps
16 mittelgroße Shrimps,
geschält und ohne Ader
2 Köpfe Romanasalat
(oder anderer Blattsalat)
1 Bund Brunnenkresse,
große Stiele entfernen

Zuerst das Dressing zubereiten. Olivenöl, Zitronensaft, Senf, $1/4$ Teelöffel Salz und Basilikum in die Schüssel geben. Mit Pfeffer abschmecken. Gut verrühren.

In einem großen Topf Wasser erhitzen und die Shrimps etwa 5 Minuten kochen lassen, bis sie rot sind.

$1/8$ Teelöffel Salz, Blattsalat und Brunnenkresse in eine große Schüssel geben. Vorsichtig vermengen, bis alles gut vermischt ist. Die Shrimps dazugeben, das Dressing darüber gießen und mischen.

Vor dem Servieren eine Stunde kühlen.

Chefsalat

Ein herrlich sättigender Salat zum Mittag-
oder ein außergewöhnlicher Salat zum Abendessen.

3 bis 4 Portionen

100 g Blattsalat, zerpflückt
160 g gekochtes Hühner-
oder Putenfleisch, in schmale Streifen geschnitten
100 g gekochtes Roastbeef oder Schinken
80 g Schnittkäse,
in schmale Streifen geschnitten
6 bis 8 große Salatblätter
4 hart gekochte Eier,
der Länge nach halbiert, nach Belieben
8 Radieschen, halbiert
8 entsteinte Oliven,
schwarz oder grün
schwarzer Pfeffer aus der Mühle,
grob gemahlen
Lieblingsdressing

In einer großen Schüssel Blattsalat, Geflügel, Rindfleisch oder Schinken und Käse mischen.

Eine andere große Schüssel mit Salatblättern auslegen, die Salatmischung und die Eier, mit der Schnittfläche nach oben, hineingeben.

Mit Radieschen und Oliven garnieren, mit Pfeffer abschmecken und mit Ihrem Lieblingsdressing servieren.

Italienischer Mozzarella-Salat mit Dressing

Dieser erfrischende Salat macht Spaß beim Zubereiten und beim Essen. Sie können das Rezept nach Ihrem Geschmack variieren.

3 bis 4 Portionen

150 g gewürfelter Sellerie
80 g gewürfelte grüne Paprika
1 Hand voll Pilze, in Scheiben
8 kleine Scheiben von Mozzarella
3 Esslöffel Wein- oder weißer Essig
2 Esslöffel Olivenöl
2 Esslöffel Zitronensaft
1 Esslöffel Mayonnaise
$1/4$ Teelöffel getrockneter Thymian
$1/4$ Teelöffel getrocknetes Basilikum
$1/4$ Teelöffel getrockneter Oregano
schwarzer Pfeffer aus der Mühle

In einer großen Salatschüssel Sellerie, grüne Paprika, Pilze und Mozzarella mischen. Beiseite stellen.

Essig, Olivenöl, Zitronensaft, Mayonnaise, Thymian, Basilikum und Oregano in eine kleine Schüssel geben und gut verrühren. Das Dressing über den Salat gießen und mischen, bis alles gleichmäßig verteilt ist. Mit Pfeffer abschmecken.

Kann sofort serviert oder gekühlt aufbewahrt werden.

Spinatsalat mit Dressing
Servieren Sie diesen Salat mit Ihrem Lieblingsdressing.
2 Portionen

450 g frischer Spinat
1 Knoblauchzehe
2 Esslöffel Olivenöl
3 Teelöffel Zitronensaft
1 Scheibe knusprig gebratener Speck
$1/_2$ Hand voll zerkleinerte Pilze
6 Esslöffel Schalotten in feinen Scheiben
2 hart gekochte Eier,
in dicken Scheiben, nach Belieben
Lieblingsdressing

Den Spinat mehrfach gründlich waschen. Die harten Stiele entfernen, den Spinat mit Küchenpapier trocken tupfen und in feuchtes Küchenpapier einschlagen. Etwa 1 Stunde in den Kühlschrank geben.

Die Knoblauchzehe halbieren und mit der Schnittfläche die Innenseite einer großen Schüssel einreiben. Die Innenseite der Schüssel mit Olivenöl und Zitronensaft überziehen.

Den gekühlten Spinat in mundgerechte Stücke zerpflücken und in die vorbereitete Schüssel geben. Speck, Pilze und Schalotten zugeben. Leicht mischen. Die Eierscheiben am Rand des Salats anrichten und mit Ihrem Lieblingsdressing servieren.

Frischer Meeresfrüchte-Salat

Ein kalter Meeresfrüchte-Salat, der ein vollständiges und sättigendes Mittagessen ist, das den Heißhunger auf Kohlenhydrate nicht steigert, oder ein Snack oder eine wunderbare Vorspeise für ein Belohnungsessen.

3 bis 4 Portionen

300 g mittelgroße Shrimps,
geschält und geputzt
110 g Kammmuscheln
110 g frischer Kabeljau,
Seeteufel oder anderer Fisch
75 g grob zerkleinerte Gurke
75 g zerkleinerte Sellerie
50 g zerkleinerte Schalotten
schwarzer Pfeffer aus der Mühle,
grob gemahlen
Lieblingsdressing

Shrimps, Muscheln und Fisch kochen, grillen oder braten. Abkühlen lassen.

Die abgekühlten Shrimps, Muscheln und den Fisch in eine große Schüssel geben. Gurken, Sellerie und Schalotten hinzufügen. Mit Pfeffer abschmecken. Ihr Lieblingsdressing zugießen und leicht mischen. Zudecken und 2 Stunden in den Kühlschrank stellen.

Auf großen Salatblättern servieren.

Bohnensprossen-Salat mit Dressing
Nützen Sie diesen einfachen, aber köstlichen Salat.

3 bis 4 Portionen

900 g frische Sprossen, Bohnen oder Alfalfa
(oder Kopfsalat oder Rucola nach Belieben)
40 g zerkleinerte grüne Paprika
35 g zerkleinerter Sellerie
$1/2$ Tasse Gurke in dünnen Scheiben
1 Knoblauchzehe,
zerkleinert
6 Esslöffel Olivenöl
2 Esslöffel Essig
$1/2$ Teelöffel Salz
(oder Kochsalzersatzmittel)
$1/4$ Teelöffel Cayennepfeffer,
nach Belieben
1 Esslöffel Sesamsamen

In einer großen Schüssel Sprossen, grüne Paprika, Sellerie und Gurken vorsichtig mischen.

In einer kleinen Schüssel Knoblauch, Öl, Essig, Salz und, nach Belieben, Cayennepfeffer und Sesamsamen gut verrühren. Beide Schüsseln getrennt wenigstens 1 Stunde kühlen.

Das Dressing großzügig über jede Portion Salat geben.

Knoblauchdressing
*Ein aromatisches Salatdressing,
das eine würzige Ergänzung zu jedem Blattsalat
oder ein herrlicher Dip zu rohen Gemüsen ist.*
Ergibt etwa $^1/_4$ Liter.

$^1/_2$ Teelöffel milder Senf
Salz
(oder Kochsalzersatzmittel)
schwarzer Pfeffer aus der Mühle
(grob gemahlen)
2 Knoblauchzehen,
fein zerkleinert
1 Esslöffel Estragonessig
3 Esslöffel Zitronensaft
$^1/_4$ l Olivenöl

Den Senf in eine Schüssel oder ein anderes großes Gefäß geben und mit Salz und schwarzem Pfeffer abschmecken. Knoblauch, Essig, Zitronensaft und Öl zugeben und rühren, bis alles gut vermischt ist. Vor dem Servieren bei Zimmertemperatur etwa 1 Stunde stehen lassen.

Grüne Mayonnaise
Ein verlockendes Dressing mit milder, cremiger Struktur.
Ergibt etwa $1/4$ Liter.

1 Stange Staudensellerie mit Blättern
5 Spinatblätter
5 Schalotten,
fein zerkleinert
1 Esslöffel getrocknetes Basilikum
$1/2$ Teelöffel Zitronensaft
$1/8$ l Mayonnaise
(oder Diätmayonnaise)

Sellerie mit den Blättern, Spinat und Schalotten im Mixer zerkleinern. Basilikum, Zitronensaft und Mayonnaise zugeben und gut verrühren. Als Garnierung für Gemüse, Fisch, Hühnchen oder frische Blattsalate verwenden.

Cremiges Kräuterdressing
*Dieses delikate und cremige Dressing
gibt jedem Salat das gewisse Etwas.*
Ergibt etwa $1/4$ Liter.

60 g Hüttenkäse
(oder fettarme Variante)
$1/8$ l Sauerrahm
(oder fettarme Variante)
$1/2$ Teelöffel würziger Senf
$1/4$ Teelöffel getrockneter Estragon
$1/2$ Teelöffel getrocknetes Basilikum
Salz
(oder Kochsalzersatzmittel)
schwarzer Pfeffer aus der Mühle

Im Mixer oder in einer Rührschüssel den Hüttenkäse rühren, bis er glatt ist. Sauerrahm, Senf, Estragon und Basilikum zugeben. Mit Salz und Pfeffer abschmecken.

Über Nacht in den Kühlschrank geben.

Senf-Knoblauch-Vinaigrette

*Ein scharfes, aber einfaches Dressing,
das fantastisch zu Salat passt.*
Ergibt etwa $1/4$ Liter.

2 Knoblauchzehen,
zerkleinert
2 Esslöffel Dijon-Senf
2 Esslöffel Zitronensaft
80 ml Wasser
6 Esslöffel Oliven- oder Walnussöl
1 Teelöffel geriebener Emmentaler
(oder ein Käse Ihrer Wahl oder eine fettarme Variante)
schwarzer Pfeffer aus der Mühle

Im Mixer oder in einer Rührschüssel Knoblauch, Senf, Zitronensaft und Wasser gut verrühren. Weiterrühren, während langsam das Öl zugegossen wird. Den Käse hinzufügen und mit Pfeffer abschmecken.

Vor dem Servieren 2 Minuten ruhen lassen.

Gedämpfter Blumenkohl mit Käse
Einfach und schnell, aber wohlschmeckend.
3 bis 4 Portionen

1 kleiner Blumenkohl
(oder Brokkoli), in Röschen zerteilt
$^1/_8$ l Wasser
125 g scharfer Cheddar-Käse
(oder fettarme Variante), gerieben
Cayenne- oder schwarzer Pfeffer
aus der Mühle

Wasser und Blumenkohl bei starker Hitze in einer zugedeckten Pfanne erhitzen. Von der Kochstelle nehmen, den Deckel abnehmen und Käse über die Blumenkohlröschen streuen. Den Deckel wieder auflegen und nur 2 Minuten stehen lassen. Mit Cayenne- oder schwarzem Pfeffer abschmecken. Sofort servieren.

Knoblauch und grüne Bohnen

Wenn Sie diese köstliche Gemüsebeilage erst einmal versucht haben, werden Sie nicht mehr aufhören können.

3 bis 4 Portionen

$1/_8$ l Wasser
$1/_8$ Teelöffel Salz
(oder Kochsalzersatzmittel)
450 g Grüne Bohnen, geputzt
4 Esslöffel Butter
(oder fettarme Variante)
1 Knoblauchzehe,
zerdrückt
schwarzer Pfeffer aus der Mühle

Das Wasser, die Hälfte des Salzes und die Grünen Bohnen bei starker Hitze in eine tiefe Pfanne geben. Zudecken und die Bohnen etwa $3^1/_2$ Minuten garen, bis sie gerade weich sind. Die Bohnen in eine Servierschüssel geben und warm halten.

Butter und Knoblauch bei Mittelhitze in einen kleinen Topf geben. Wenn die Butter zerlassen ist, gut mischen. Die Mischung über die Bohnen gießen. Mit Pfeffer und dem restlichen Salz abschmecken und warm zu irgendeiner Vorspeise servieren.

Würziger Spinat

*Popeyes Lieblingsgemüse in einer wunderbaren
neuen Zubereitung, um die ganze Familie, Gäste
oder Popeye an den Esstisch zu locken.*

3 bis 4 Portionen

2 Esslöffel Sesamsamen
600 g frischer Spinat
1 Esslöffel Sesamöl
2 Esslöffel Rotweinessig
1 Esslöffel Teriyakisauce
(oder salzarme Variante)
1 Teelöffel Dijon-Senf
schwarzer Pfeffer aus der Mühle

Sesamsamen bei Mittelhitze ohne Fettzugabe in eine Pfanne geben und vorsichtig schütteln. Erhitzen, bis die Samen Farbe annehmen oder aufzuplatzen beginnen. Von der Kochstelle nehmen und beiseite stellen.

Den Spinat waschen und in große Stücke schneiden. Den Spinat bei Mittelhitze in eine große, tiefe Pfanne geben, zudecken und in dem Wasser, das noch an den Blättern hängt, dämpfen. Etwa 2 bis 3 Minuten garen, bis er zusammenfällt. Dann sofort so viel kaltes Wasser zugeben, dass der Spinat bedeckt ist. Abgießen und so gut wie möglich ausdrücken. Den Spinat in eine mittelgroße Schüssel geben und beiseite stellen.

In einer kleinen Schüssel Sesamöl, Essig, Teriyakisauce und Senf gründlich verrühren. Diese Mischung über den Spinat gießen und das Ganze mit Sesamsamen bestreuen. Mit schwarzem Pfeffer abschmecken.

Heiß, warm oder kalt servieren.

Scharfer Kohl

Jeder wird dieses würzige Gericht mögen; es bringt garantiert zusätzlichen Geschmack in Ihre Mahlzeit.

3 bis 4 Portionen

$3/4$ l Wasser
$1/4$ Teelöffel Salz
400 g zerkleinerter Rot- oder Weißkohl
2 kleine scharfe grüne Chilischoten
$1/8$ Teelöffel gemahlener Kreuzkümmel
$1/8$ Teelöffel getrockneter Oregano
$1/8$ Teelöffel getrocknetes Basilikum
1 Lorbeerblatt
1 große Knoblauchzehe,
der Länge nach geviertelt
$1/8$ l weißer Wein- oder Estragonessig

In einer großen Schüssel das Salz in $3/8$ Liter Wasser einrühren. Den Kohl zugeben und 8 bis 12 Minuten weichen lassen. Abgießen und die Flüssigkeit wegschütten.

Kohl, Chilischoten, Kreuzkümmel, Oregano, Basilikum, Lorbeerblatt, Knoblauch, Essig und das restliche Wasser in einen mittelgroßen Topf geben. Einen Deckel auflegen und das Ganze rasch zum Kochen bringen. Sofort von der Kochstelle nehmen, Deckel abnehmen und abkühlen lassen.

Zu Ihrer Lieblingsvorspeise servieren.

•

Vegetarische (fleischlose) Gerichte

Pfannengerührter Tofu als Frühstück, nach Western Art
Ein Gericht ohne Ei.
2 bis 3 Portionen

1 1/2 Tofuwürfel, etwa 10 x 10 cm
4 große Pilze, in Scheiben
1 Scheibe vegetarischer Schinken, zerkleinert
2 Esslöffel zerkleinerte grüne oder rote Paprika
1/4 frische kleine Tomate, in Würfeln
Olivenöl
1/4 Teelöffel getrocknetes Basilikum
schwarzer Pfeffer aus der Mühle oder Cayennepfeffer

Die Tofuwürfel auf Küchenpapier legen und einen schweren Teller darauf stellen, damit so viel Wasser wie möglich herausgedrückt wird. Einige Minuten stehen lassen.

Pilze, Schinken, zerkleinerte Paprika und Tomate in einer leicht gefetteten Pfanne anbraten, bis die Gemüse vermischt und halbweich sind. Das Basilikum zugeben.

Den Tofu in kleine Würfel schneiden und zu der Mischung aus Pilzen, Schinken, Paprika und Tomaten geben. 3 bis 4 Minuten sautieren. Mit schwarzem oder Cayennepfeffer abschmecken und warm servieren.

Hinweis: Beachten Sie den Aufdruck auf dem Etikett. Für Gerichte und Snacks, die den Heißhunger nicht steigern, sollten alle vegetarischen Fleischalternativen höchstens 4 g Kohlenhydrate in einer Portion enthalten.

Pfannengerührter Tofu mit Frühstückssalami
Eine herzhafte Frühstücksüberraschung ohne Ei.
2 bis 3 Portionen

1½ Tofuwürfel,
etwa 10 x 10 cm
3 Scheiben vegetarische Salami,
in Würfeln
Olivenöl
schwarzer Pfeffer aus der Mühle
oder Cayennepfeffer

Die Tofuwürfel auf Küchenpapier legen und einen schweren Teller darauf stellen, damit so viel Wasser wie möglich herausgedrückt wird. Einige Minuten stehen lassen.

Die Salami 3 Minuten in einer gefetteten Pfanne anbraten. Den Tofu in kleine Würfel schneiden und zur Salami geben. 3 bis 4 Minuten sautieren.

Mit schwarzem oder Cayennepfeffer abschmecken und warm servieren.

Hinweis: Beachten Sie den Aufdruck auf dem Etikett. Für Gerichte und Snacks, die den Heißhunger nicht steigern, sollten alle vegetarischen Fleischalternativen höchstens 4 Gramm Kohlenhydrate in einer Portion enthalten.

Orientalischer Tofu
Eine herrliche üppige Abwechslung.

2 bis 3 Portionen

1 1/2 Tofuwürfel,
etwa 10 x 10 cm
Olivenöl
75 g Sellerie,
in Scheiben
1/2 Hand voll Pilze,
in Scheiben
1 Esslöffel Teriyakisauce
(oder fettarme Variante)
2 Esslöffel geröstete Sesamsamen
1/2 Teelöffel getrocknete,
zerkrümelte Thymianblätter

Die Tofuwürfel auf Küchenpapier legen und einen schweren Teller darauf stellen, damit so viel Wasser wie möglich herausgedrückt wird. Einige Minuten stehen lassen.

Den Boden einer mittelgroßen Pfanne einfetten. Den Tofu zugeben und eine Minute erwärmen. Sellerie, Pilze, Teriyakisauce, geröstete Sesamsamen und Thymian mischen und die Mischung über den Tofu geben. Den Tofu weitere 3 bis 4 Minuten braten.

Warm oder als leckeres kaltes Resteessen servieren.

Würziger Tofu

Dieses scharfe Gericht schmeckt auch kalt zum Mittagessen, als Snack oder zum Abendessen am folgenden Tag.

2 bis 3 Portionen

2 Tofuwürfel, etwa 10 x 10 cm
Weißer oder Weinessig
Trockener Rotwein
2 Esslöffel zerkleinerte Schalotten
$1/8$ Teelöffel gemahlener Zimt
$1/8$ Teelöffel gemahlener Piment
$1/8$ Teelöffel gemahlene Nelken
$1/8$ Teelöffel schwarzer Pfeffer aus der Mühle
$1/8$ Teelöffel Salz (oder Kochsalzersatzmittel)
1 Hand voll Pilze, in Scheiben
1 Staudensellerie, geputzt und zerkleinert

Die Tofuwürfel auf Küchenpapier legen und einen schweren Teller darauf stellen, damit so viel Wasser wie möglich herausgedrückt wird. Einige Minuten stehen lassen.

Den Tofu würfeln und in eine mittelgroße Schüssel geben. Gleiche Mengen Wein und Essig zugießen, bis der Tofu bedeckt ist. Frühlingszwiebeln, Zimt, Piment, Nelken, Pfeffer und Salz in einer gesonderten Schüssel mischen und zur Tofu-Marinade geben. Zudecken und über Nacht marinieren.

Die Marinade abgießen. Die Pilze und den Sellerie in einer gefetteten Pfanne anbraten, bis der Sellerie braun zu werden beginnt. Den Tofu zugeben und 3 bis 4 Minuten sautieren.

Warm oder als leckeres Resteessen servieren.

Vegetarische Burger in Weißwein

Ein einfaches, aber raffiniertes Gericht, das Ihre Geschmacksknospen anregt.

3 bis 4 Portionen

2 Esslöffel Olivenöl
4 vegetarische »Burger«
5 bis 6 Blumenkohlröschen
(oder Brokkoliröschen)
$1/2$ Hand voll Pilze, in Scheiben
2 Stangen Staudensellerie, in dünnen Scheiben
Salz (oder Kochsalzersatzmittel)
schwarzer Pfeffer aus der Mühle
$1/8$ l Wasser
$1/8$ l trockener Weißwein

Backofen auf 190 °C (Gas Stufe 2–3) vorheizen. Den Boden einer großen Pfanne einfetten und die »Burger« bei Mittelhitze 3 Minuten auf jeder Seite anbraten.

Blumenkohl, Pilze und Sellerie in eine feuerfeste Auflaufform geben. Die angebratenen Burger auf die Gemüse legen. Mit Salz und Pfeffer bestreuen. Wasser und Wein darüber gießen. Etwa 50 bis 60 Minuten backen, bis die meiste Flüssigkeit verdampft ist. Gelegentlich anfeuchten.

Heiß servieren, direkt aus der Auflaufform.

Hinweis: Beachten Sie den Aufdruck auf dem Etikett. Für Gerichte und Snacks, die den Heißhunger nicht steigern, sollten alle vegetarischen Fleischalternativen höchstens 4 g Kohlenhydrate in einer Portion enthalten.

Vegetarische Burger mit Petersilienbutter

Eine Köstlichkeit, die jede Reduktionsmahlzeit oder jedes Belohnungsessen aufwertet.

3 bis 4 Portionen

4 Teelöffel Butter
(oder fettarme Variante)
2 Teelöffel zerkleinerte Petersilie
4 vegetarische Burger
1 Knoblauchzehe, zerdrückt

In einer großen Schüssel 3 Teelöffel Butter mit der Petersilie mischen. Kühlen, bis die Butter fest ist.

Die restliche Butter in eine große Pfanne geben und zerlassen. Die Burger hineingeben und auf beiden Seiten 4 bis 5 Minuten braten, bis sie braun sind. Den Knoblauch über beide Seiten der »Burger« streuen und jeden »Burger« mit einem Klecks Petersilienbutter garnieren. Heiß servieren.

Hinweis: Beachten Sie den Aufdruck auf dem Etikett. Für Gerichte und Snacks, die den Heißhunger nicht steigern, sollten alle vegetarischen Fleischalternativen höchstens 4 g Kohlenhydrate in einer Portion enthalten.

Köstlichkeit mit vegetarischen Burgern
*Dieses wohlschmeckende Gericht
wird Ihren Mahlzeiten neue Würze geben;
dazu passt herrlich ein frischer Salat.*
3 bis 4 Portionen

1 Teelöffel Olivenöl
1 Esslöffel Butter
(oder eine fettarme Variante)
1 Knoblauchzehe, zerkleinert
4 vegetarische »Burger«
4 Stangen Staudensellerie, zerkleinert
$1/_8$ l trockener Rotwein
$1/_8$ l Wasser
2 Lorbeerblätter
2 Esslöffel zerkleinerte Petersilie
schwarzer Pfeffer aus der Mühle
Salz
(oder Kochsalzersatzmittel)
1 Teelöffel getrockneter Thymian
$1/_4$ l Sauerrahm
(oder fettarme Variante)
$1/_2$ Teelöffel Paprikapulver
1 Esslöffel Teriyakisauce
(oder salzarme Variante)

Backofen auf 190 °C (Gas Stufe 2–3) vorheizen. Eine tiefe Kasserolle mit Olivenöl fetten.

Die Butter in einem kleinen Topf zerlassen und den Knoblauch anbraten. Die Burger auf jeder Seite etwa 3 Minuten anbraten, dann in die Kasserolle geben. Die Sellerie ins heiße Öl der »Burger« geben und 5 Minuten anbraten. Wein, Wasser,

Lorbeerblätter, Petersilie und Thymian hinzufügen, mit Salz und Pfeffer abschmecken und 5 Minuten unter stetem Umrühren erhitzen. Diese Mischung über die Burger geben und 1 Stunde backen.

Die »Burger« unmittelbar vor dem Servieren aus der Kasserolle nehmen. Vorsichtig und rasch Sauerrahm, Paprikapulver und Teriyakisauce in die heiße Burger-Sauce in der Kasserolle einrühren. Gut mischen.

Die Burger zurück in die Kasserolle geben und mit Sauce bedecken. Heiß servieren.

Hinweis: Beachten Sie den Aufdruck auf dem Etikett. Für Gerichte und Snacks, die den Heißhunger nicht steigern, sollten alle vegetarischen Fleischalternativen höchstens 4 g Kohlenhydrate in einer Portion enthalten.

Vegetarische Burger auf orientalische Art
Eine verlockende und leckere Abwechslung.
3 bis 4 Portionen

1 Esslöffel Olivenöl
1 Esslöffel Butter (oder fettarme Variante)
1 große grüne Paprika, zerkleinert
4 Stangen Staudensellerie, zerkleinert
2 Knoblauchzehen, zerdrückt
1 Teelöffel geriebene frische Ingwerwurzel
4 vegetarische Burger
60 ml Wasser
$1/4$ l Sauerrahm (oder fettarme Variante)
1 Esslöffel Teriyakisauce (oder salzarme Variante)

Backofen auf 180 °C (Gas Stufe 2) vorheizen. Öl auf dem Boden einer tiefen Kasserolle verteilen.

Die Butter in einen Topf geben und bei Mittelhitze zerlassen. Pfeffer, Sellerie, Knoblauch und Ingwer hineingeben und anbraten, bis sie leicht gebräunt sind. Die vegetarischen Burger in kleine Stücke (etwa 2,5 cm im Quadrat) zerpflücken und diese ebenfalls in den Topf geben. Alles etwa 4 Minuten lang verrühren. Die Mischung in die Kasserolle geben.

In einer kleinen Schüssel Wasser, Sauerrahm und Teriyakisauce verrühren und diese Mischung über die Mischung in der Kasserolle gießen. Zudecken und das Ganze 30 bis 35 Minuten backen.

Hinweis: Beachten Sie den Aufdruck auf dem Etikett. Für Gerichte und Snacks, die den Heißhunger nicht steigern, sollten alle vegetarischen Fleischalternativen höchstens 4 g Kohlenhydrate in einer Portion enthalten.

Marinierte Burger, vegetarische Version
Ein köstliches Gericht, das immer wieder schmeckt.

3 bis 4 Portionen

60 ml Wasser
2 Stangen Staudensellerie mit Blättern
1 Tasse zerkleinerte Brokkoli-Röschen
(oder Blumenkohl-Röschen)
$1/_8$ l Olivenöl
1 Knoblauchzehe, zerkleinert
1 Teelöffel gemahlener Ingwer
60 ml Teriyakisauce (oder salzarme Variante)
$1/_2$ Esslöffel Zitronensaft
4 vegetarische Burger

Wasser und Sellerie in den Mixer geben und pürieren.

In einer großen tiefen Schüssel Selleriepüree, Brokkoli, Olivenöl, Knoblauch, Ingwer, Teriyakisauce und Zitronensaft verrühren. Diese Mischung dient als Marinade für die Burger.

Die Burger in mundgerechte Stücke zerteilen und in die Marinade geben. Vorsichtig mischen, zudecken und über Nacht in den Kühlschrank stellen.

Den Grill vorheizen. Die Marinade abgießen und in einen Topf geben. Erhitzen und köcheln lassen. Die Burger-Stücke in einen flachen Topf geben und 8 bis 10 Minuten unter den Grill geben, bis sie schön braun sind.

Burger auf Teller geben und zusammen mit der Sauce servieren.

Hinweis: Beachten Sie den Aufdruck auf dem Etikett. Für Gerichte und Snacks, die den Heißhunger nicht steigern, sollten alle vegetarischen Fleischalternativen höchstens 4 g Kohlenhydrate in einer Portion enthalten.

Vegetarische Burger, Luxusausgabe
Eine Spezialität, die leicht zuzubereiten ist.
3 bis 4 Portionen

3 Esslöffel Olivenöl
1 Esslöffel Butter
(oder fettarme Variante)
4 vegetarische Burger
$1/4$ grüne Paprika, zerkleinert
1 Knoblauchzehe, fein zerkleinert
Salz
(oder Kochsalzersatzmittel)
schwarzer Pfeffer aus der Mühle
2 Esslöffel Weißwein
2 Esslöffel trockener Rotwein
2 Esslöffel Wasser
2 Eigelbe
60 ml Schlagrahm
(oder fettarme Variante)
60 ml Sauerrahm
(oder fettarme Variante)
1 Esslöffel zerkleinerte Petersilie

Den Boden einer großen Pfanne mit einem Esslöffel Öl einfetten. Die Burger bei Mittelhitze 3 Minuten auf jeder Seite braten. Die Burger aus der Pfanne nehmen.

Das restliche Öl in die Pfanne geben. Grüne Paprika und Knoblauch hinzufügen, mit Salz und Pfeffer abschmecken und anbraten. Rot- und Weißwein und Wasser zugießen und 4 Minuten köcheln lassen.

Eigelbe, Schlagrahm und Sauerrahm in eine kleine Schüssel geben und gut verrühren.

Die Hitze reduzieren. Die Sahnemischung in die Pfanne mit der Wein-Paprika-Mischung geben und gut unterrühren. Petersilie und die angebratenen Burger zugeben. Zum Köcheln bringen, die Hitze abstellen.

Heiß servieren.

Hinweis: Beachten Sie den Aufdruck auf dem Etikett. Für Gerichte und Snacks, die den Heißhunger nicht steigern, sollten alle vegetarischen Fleischalternativen höchstens 4 g Kohlenhydrate in einer Portion enthalten.

Sautierte vegetarische Burger
*Leckere Geschmackskontraste bestimmen
dieses Gericht.*
3 bis 4 Portionen

1 Esslöffel Olivenöl
4 vegetarische »Burger«
6 Esslöffel trockener Weißwein
$1/2$ Teelöffel getrocknetes Basilikum
$1/2$ Teelöffel Zitronensaft
1 Knoblauchzehe, zerdrückt
schwarzer Pfeffer aus der Mühle
Salz
(oder Kochsalzersatzmittel)
Petersilienstängel zum Garnieren, nach Belieben

Das Öl und die Burger in eine große Pfanne geben. Die Burger bei Mittelhitze 3 Minuten auf jeder Seite anbraten, dann aus der Pfanne nehmen.

Weißwein, Basilikum, Zitronensaft und Knoblauch in die Pfanne geben und 2 Minuten garen. 3 Minuten leicht kochen lassen. Die Burger auch wieder in die Pfanne geben und weitere 3 Minuten erwärmen. Mit Salz und Pfeffer abschmecken.

Nach Belieben mit Petersilie garnieren.

Hinweis: Beachten Sie den Aufdruck auf dem Etikett. Für Gerichte und Snacks, die den Heißhunger nicht steigern, sollten alle vegetarischen Fleischalternativen höchstens 4 g Kohlenhydrate in einer Portion enthalten.

Vegetarische Pfeffer-Steaks

Ein herzhaftes Mahl mit leckerer Sauce. Herrlich für kalte Wintertage oder als Abwechslung zu jeder Zeit.

3 bis 4 Portionen

4 vegetarische Steaks
$1/2$ Teelöffel Sesamöl
2 Esslöffel Olivenöl
$1/2$ Esslöffel Butter (oder fettarme Variante)
60 ml trockener Rotwein
1 Knoblauchzehe, zerdrückt
Salz (oder Kochsalzersatzmittel)
schwarzer Pfeffer aus der Mühle

Die Steaks auf einen Teller geben, dann beide Öle in einer kleinen Schüssel mischen. Jedes Steak kurz in die Ölmischung stippen (beide Seiten) und wieder auf den Teller legen.

Das restliche Öl in eine große Pfanne geben, die Pfanne bei Mittelhitze auf den Herd stellen und wenn das Öl heiß ist, die »Steaks« auf jeder Seite 3 Minuten anbraten. Die Hitze reduzieren, die Pfanne zudecken und die Steaks 6 Minuten garen. Die Steaks herausnehmen, auf den Teller legen und warm halten.

In die Pfanne, in der die Steaks gebraten wurden, Butter, Wein und Knoblauch geben, mit Salz und Pfeffer abschmecken. Gut verrühren.

Die Hitze steigern und die Zutaten bis zum Kochen bringen. Dann Hitze reduzieren und alles 4 Minuten garen.

Die Sauce sofort über die Steaks geben und servieren.

Hinweis: Beachten Sie den Aufdruck auf dem Etikett. Für Gerichte und Snacks, die den Heißhunger nicht steigern, sollten alle vegetarischen Fleischalternativen höchstens 4 g Kohlenhydrate in einer Portion enthalten.

Vegetarische Steaks mit Ingwer
Ein würziges, aromatisches Mittagessen.

3 bis 4 Portionen

2 Esslöffel Olivenöl
4 vegetarische Steaks
$1/4$ Teelöffel gemahlener Ingwer,
oder nach Belieben
1 Esslöffel fein zerkleinerter Sellerie
1 Esslöffel fein zerkleinerter Schnittlauch
1 Teelöffel grob gemahlener schwarzer Pfeffer

Backofen auf 180 °C (Gas Stufe 2) vorheizen. Den Boden einer großen Pfanne mit dem Öl fetten, die Pfanne bei Mittelhitze auf den Herd stellen und wenn das Fett heiß ist, die Steaks von jeder Seite 3 Minuten anbraten. Die »Steaks« in eine feuerfeste Form legen und in den Backofen geben.

In der Pfanne mit dem erhitzten Öl Ingwer, Sellerie und Schnittlauch gut verrühren. Die Steaks wieder in die Pfanne geben und mit der Sauce 2 Minuten garen.

Mit Pfeffer abschmecken und sofort servieren.

Hinweis: Beachten Sie den Aufdruck auf dem Etikett. Für Gerichte und Snacks, die den Heißhunger nicht steigern, sollten alle vegetarischen Fleischalternativen höchstens 4 g Kohlenhydrate in einer Portion enthalten.

Vegetarische Steaklets in Wein
Ein leckeres und würziges Mittagessen.
3 bis 4 Portionen

2 Esslöffel Olivenöl
4 vegetarische Steaklets
60 ml Wasser
60 ml Mayonnaise
(oder Diätmayonnaise)
1 Esslöffel Meerrettich
1 Knoblauchzehe, zerdrückt
2 Esslöffel trockener Weißwein

Backofen auf 180 °C (Gas Stufe 2) vorheizen. Das Öl und die »Steaklets« in eine große Pfanne geben. Die Steaklets auf jeder Seite 3 Minuten anbraten, dann aus der Pfanne nehmen und auf einem Teller in den warmen Backofen stellen.

Wasser, Mayonnaise, Meerrettich, Knoblauch und Wein in die Pfanne geben und die Mischung zum Kochen bringen.

Die heiße Sauce über die Steaklets gießen und sofort servieren.

Hinweis: Beachten Sie den Aufdruck auf dem Etikett. Für Gerichte und Snacks, die den Heißhunger nicht steigern, sollten alle vegetarischen Fleischalternativen höchstens 4 g Kohlenhydrate in einer Portion enthalten.

Vegetarische Steaklet-Köstlichkeit
*Eine leckere und einfache Abwechslung,
die jeden Gast begeistern wird.*
3 bis 4 Portionen

2 Esslöffel Olivenöl
4 vegetarische »Steaklets«
2 Knoblauchzehen,
zerdrückt
6 entsteinte grüne Oliven,
grob zerkleinert
$^1/_2$ Teelöffel würziger Senf
1 Teelöffel zerkleinerte Schalotten
1 Hand voll Pilze, in Scheiben
110 g Cheddar-Käse
(oder ein Käse Ihrer Wahl
oder eine fettarme Variante),
gerieben
60 ml Wasser
Petersilienstängel zum Garnieren,
nach Belieben

Backofen auf 180 °C (Gas Stufe 2) vorheizen. Den Boden einer großen Kasserolle mit einem Esslöffel des Öls einfetten.

Das restliche Öl in einer großen Pfanne erhitzen und die Steaklets hineingeben. Auf jeder Seite 2 bis 3 Minuten anbraten, dann auf einem Teller beiseite stellen. Den Knoblauch über beide Seiten der Steaklets streuen und diese in die vorbereitete Kasserolle geben.

In die Pfanne, in der die »Steaklets« angebraten wurden, Oliven, Senf, Schalotten und Pilze geben. Mittelhitze einstellen und das Gemüse 3 bis 4 Minuten anbraten. Die Sauce über die

Steaklets geben. Käse und Wasser hinzufügen. Einen Deckel auflegen und das Ganze 50 Minuten backen.

Nach Belieben mit Petersilie garnieren. Heiß servieren.

Hinweis: Beachten Sie den Aufdruck auf dem Etikett. Für Gerichte und Snacks, die den Heißhunger nicht steigern, sollten alle vegetarischen Fleischalternativen höchstens 4 g Kohlenhydrate in einer Portion enthalten.

Eier auf indische Art
Eine wunderbare Version der vielfältig verwendbaren Eier.

2 Portionen

4 Eier
2 Esslöffel Olivenöl
1 Esslöffel Sesamöl
1 Knoblauchzehe, fein zerkleinert
1 Esslöffel Currypulver
2 Esslöffel Sauerrahm (oder fettarme Variante)
$1/_8$ l Wasser
1 Esslöffel Zitronensaft
Salz
schwarzer Pfeffer aus der Mühle, grob gemahlen
2 Esslöffel zerkleinerte Petersilie
1 Esslöffel Zitronenschale in Stücken

Die Eier in einen Topf mit kochendem Wasser geben und hart kochen (dauert etwa 10 Minuten). Mit kaltem Wasser abschrecken und zum Abkühlen beiseite stellen.

Das Olivenöl und das Sesamöl in eine mittelgroße Pfanne geben. Die Pfanne bei Mittelhitze auf den Herd stellen und wenn das Öl heiß ist, den Knoblauch hineingeben und anbraten. Currypulver, Sauerrahm, Wasser und Zitronensaft zugeben, mit Salz und Pfeffer abschmecken und alles gut verrühren. Die Hitze verringern und die Mischung bis zum Kochen bringen.

Die Eier schälen und der Länge nach in Scheiben schneiden. Die Eierscheiben zu der Mischung in der Pfanne geben. Vorsichtig umrühren.

Von der Kochstelle nehmen, Petersilie und Zitronenschale einrühren und sofort servieren.

Eier mit Kräutern
*Ein würziges Gericht mit einem
ausgezeichneten Aroma.*
2 Portionen

1 Esslöffel Butter (oder fettarme Variante)
$1/_8$ l Schlagrahm
$1/_8$ l Sauerrahm (oder fettarme Variante)
4 Eier
2 Esslöffel zerkleinertes frisches Basilikum
1 Esslöffel zerkleinerter frischer Estragon
Salz (oder Kochsalzersatzmittel)
schwarzer Pfeffer aus der Mühle, grob gemahlen
zerkleinerte Petersilie zum Garnieren, nach Belieben

Backofen auf 180 °C (Gas Stufe 2) vorheizen. Die Butter in einer kleinen Pfanne zerlassen und dann einzelne Pastetenförmchen mit der Butter streichen. Die Förmchen in einen mit Wasser gefüllten Bräter stellen. Die Eier in eine kleine Schüssel aufschlagen. Gut verquirlen.

In einem Topf Schlagrahm und Sauerrahm verrühren und bis zum Kochen kommen lassen.

Die Hitze verringern und unter stetem Rühren die Eier zugeben. Weiterrühren und Basilikum und Estragon hinzufügen. Mit Salz und Pfeffer abschmecken.

Die Pastetenförmchen zu drei Vierteln mit der Mischung aus dem Topf füllen. Den Bräter mit den Förmchen und dem Wasser in den Backofen geben und alles 20 Minuten backen. Mit einem Messer in den Inhalt eines Förmchens stechen. Wenn es beim Herausziehen sauber ist, sind die Eier fertig. Wenn nicht, weitere 5 Minuten garen lassen.

Heiß servieren und, nach Belieben, mit Petersilie garnieren.

Eier mit Curry

*Ein ungewöhnliche Kombination, die bald
von Ihrem Speisezettel nicht mehr wegzudenken ist.*

2 bis 4 Portionen

4 Eier
$1/4$ Teelöffel Currypulver
$1/2$ Esslöffel zerkleinerte Gemüsepickles
$1/2$ Teelöffel milder Senf
1 Esslöffel Sauerrahm (oder fettarme Variante)
schwarzer Pfeffer aus der Mühle, grob gemahlen
Salz (oder Kochsalzersatzmittel)
1 Esslöffel Kapern
2 bis 4 Blätter Eisbergsalat
$1/2$ Teelöffel Paprikapulver

Die Eier in einem Topf mit kochendem Wasser in etwa 10 Minuten hart kochen. Die Eier mit kaltem Wasser abschrecken, abkühlen lassen, schälen und der Länge nach halbieren. Die Eigelbe entnehmen und die Eiweiße beiseite stellen.

Die Eigelbe mit Curry, Gemüsepickles, Senf, Sauerrahm und Kapern in eine Schüssel geben. Mit Salz und Pfeffer abschmecken. Gut verrühren und die Eiermischung gleichmäßig auf die Eiweißhälften verteilen.

Die Salatblätter auf einen Teller legen und die gefüllten Eierhälften darauf anrichten. Mit Paprika bestreuen und servieren.

Würziges Omelett

Ein schnelles Rezept, das dem Gaumen schmeichelt und ein Glanzpunkt in jedem Mittagessen ist.

2 Portionen

4 Eier
60 g eingelegte grüne Chilischoten, fein zerkleinert
1 Teelöffel Butter
(oder fettarme Variante)
Salz
(oder Kochsalzersatzmittel)
schwarzer Pfeffer aus der Mühle
Petersilienstängel zum Garnieren,
nach Belieben

Die Eier in einer Schüssel gründlich verquirlen und die Chilischoten zugeben.

Die Butter in einem kleinen Topf zerlassen, dann die Hitze verringern und die Eiermischung zugeben. Mit Salz und Pfeffer abschmecken.

Bei Mittelhitze garen, bis die Eier die gewünschte Konsistenz haben (1 bis 3 Minuten).

Vor dem Servieren, nach Belieben, mit Petersilie garnieren.

Spargel-Eier-Kasserolle

Diese elegante Kasserolle kann als Mittagessen allein genossen werden oder mit einem Salat Ihrer Wahl als Beilage.

3 bis 4 Portionen

$1/2$ Teelöffel Butter
(oder fettarme Variante)
8 Spargelstangen, blanchiert
30 g geriebener Cheddar-Käse
(oder fettarme Variante)
$1/4$ l Schlagrahm
2 hart gekochte Eier, in Scheiben
Salz (oder Kochsalzersatzmittel)
$1/2$ Hand voll frische Pilze, in Scheiben
schwarzer Pfeffer aus der Mühle
55 g Emmentaler, in Scheiben

Backofen auf 180 °C (Gas Stufe 2) vorheizen. Den Boden und die Wände einer mittelgroßen Kasserolle fetten. 4 Spargelstangen auf dem Boden der Kasserolle anrichten. Mit der Hälfte der Eierscheiben bedecken, mit Salz und Pfeffer abschmecken und 15 g Cheddar-Käse und $1/8$ l Schlagrahm darüber geben.

Die restlichen Spargelstangen darauf anrichten und mit den restlichen Eierscheiben bedecken, mit Salz und Pfeffer abschmecken und mit dem Rest des Cheddar-Käses und Schlagrahms bedecken.

Die Scheiben Emmentaler obenauf legen und das Ganze im vorgeheizten Backofen 30 Minuten backen.

Herausnehmen und heiß servieren.

Grüne-Bohnen-Käse-Kasserolle mit Sauerrahm

*Ein köstliches und einfaches Gericht,
das Ihre Familie ebenso begeistert wie Ihre Gäste.*

4 Portionen

1 Esslöffel Olivenöl
280 g Grüne Bohnen, die Enden entfernt
1 Knoblauchzehe, zerdrückt
Salz (oder Kochsalzersatzmittel)
schwarzer Pfeffer aus der Mühle, grob gemahlen
$1/4$ l Sauerrahm (oder fettarme Variante)
225 g Cheddar-Käse (oder ein Käse Ihrer Wahl oder eine fettarme Variante)
1 Esslöffel getrocknetes Basilikum
1 Teelöffel getrockneter Rosmarin

Backofen auf 190 °C (Gas Stufe 2–3) vorheizen und eine Kasserolle einfetten.

Die Grünen Bohnen in 5 cm lange Stücke schneiden und sie in eine Pfanne geben, die 1,25 cm hoch mit Wasser gefüllt ist.

Einen Deckel auflegen, die Hitze höher stellen und die Bohnen 4 Minuten garen. Sofort von der Kochstelle nehmen, das Wasser abgießen und das Gemüse auf dem Boden der vorbereiteten Kasserolle anrichten. Den Knoblauch darüber streuen und mit Salz und Pfeffer abschmecken.

In einer gesonderten Schüssel Sauerrahm und Käse verrühren und diese Mischung über die Grünen Bohnen geben. Dabei die Sauce in der ganzen Kasserolle verteilen. Die Oberfläche mit Basilikum und Rosmarin bestreuen. Einen Deckel auflegen. Das Ganze 15 bis 20 Minuten backen.

Warm servieren.

Belohnungsessen

Vorspeisen und Dips

Einfache Hühnerleber-Pâté
Bei dieser ausgezeichneten Vorspeise wird Sie jeder nach dem Rezept fragen.

3 bis 4 Portionen

225 g Hühnerlebern
$1/_2$ große Dose Hühnerbrühe
2 hart gekochte Eier
1 mittelgroße Zwiebel, gewürfelt
2 Esslöffel Hühnerfett oder Butter
(oder fettarme Variante)
Salz
(oder Kochsalzersatzmittel)
schwarzer Pfeffer aus der Mühle, grob gemahlen

Die Hühnerleber in einen großen Topf geben, die Brühe zugießen und das Ganze 8 bis 10 Minuten köcheln lassen, bis das Fleisch durch ist. In einem Mixer die Leber zusammen mit etwas Kochbrühe pürieren.

Das Hühnerfett oder die Butter in eine tiefe Pfanne geben und die Zwiebel darin leicht bräunen. Alle Zutaten von Hand oder im Mixer zu einer Paste verrühren. Mit Salz und Pfeffer abschmecken. (Sie können auch, nach Belieben, Currypulver oder Cognac zugeben.)

Die Pâté in einer Schüssel umgeben von knackigen, frischen Gemüsen oder gebutterten und geviertelten Toastscheiben servieren. Auch Ritz Cracker schmecken dazu.

Marinierte Schweinefleischstreifen

Dies ist eine Vorspeise, nach der sich alle die Finger schlecken werden. Sie wird auf Zahnstochern serviert. Diese Schweinefleischstreifen werden schneller von der Servierplatte verschwinden, als Sie Nachschub liefern können. Heiß servieren und für Nachschub sorgen.

3 bis 4 Portionen

1 große Schweinelende
$1/4$ l Teriyakisauce
(oder salzarme Variante)
1 Esslöffel Zucker
1 Esslöffel gewürfelte Zwiebel
1 Knoblauchzehe, zerkleinert
40 g Sesamsamen
1 Esslöffel Olivenöl

Alles sichtbare Fett von der Schweinelende entfernen und wenn sie groß ist, das Fleischstück der Länge nach teilen.

Teriyakisauce, Zucker, Zwiebeln, Knoblauch, Sesamsamen und Schweinefleisch in eine mittelgroße Schüssel geben. Zudecken. Im Kühlschrank 3 bis 4 Stunden marinieren, dabei das Fleisch häufig übergießen und wenden.

Backofen auf 190 °C vorheizen. Das Schweinefleisch aus dem Kühlschrank nehmen, abgießen und die Marinade beiseite stellen. Eine mittelgroße Pfanne fetten, das Schweinefleisch in die Pfanne geben und 35 bis 40 Minuten rösten, bis es weich ist. Die Marinade zugießen und das Ganze weitere 20 Minuten köcheln lassen.

Das Fleisch herausnehmen, in dünne Scheiben schneiden und die Stücke auf Zahnstochern mit der Marinade als Dip servieren.

Krabbenmayonnaise
Eine köstliche Vorspeise zu jeder Mahlzeit.
3 bis 4 Portionen

$1/_8$ l Mayonnaise
(oder Diätmayonnaise)
30 ml Chilisauce oder Salsa
1 Teelöffel fein zerkleinerte Zwiebeln
1 Teelöffel getrocknetes Basilikum
1 Prise Cayennepfeffer
1 Esslöffel weißer Wein- oder Estragonessig
$1/_2$ Teelöffel Worcestershiresauce
$1/_2$ Teelöffel Meerrettich aus dem Glas
450 g Shrimps
1 Tasse zerkleinerter Blattsalat

Mayonnaise, Chilisauce oder Salsa, zerkleinerte Zwiebeln, Basilikum, Cayennepfeffer, Essig, Worcestershiresauce und Meerrettich in eine mittelgroße Schüssel geben. Mit dem Mixstab pürieren. Zudecken und bis zum Servieren in den Kühlschrank stellen.

Die Shrimps 5 Minuten sprudelnd kochen. Schälen, den Darm entfernen und bis zum Servieren kühlen.

Unmittelbar vor dem Servieren die Shrimps auf dem zerkleinerten Blattsalat anrichten. Die Mayonnaise darüber geben. Kalt servieren.

Schwedische Fleischbällchen
Eine echte Belohnung.
3 bis 4 Portionen

1 Ei
$1/_8$ l Milch
(oder fettarme Variante)
30 g Semmelbrösel
3 Esslöffel Butter
(oder fettarme Variante)
1 kleine Zwiebel,
fein gewürfelt
100 g Rinderhackfleisch
100 g Schweinehackfleisch
$1/_4$ Teelöffel getrocknetes Basilikum
$1/_8$ Teelöffel gemahlener Piment
$1/_8$ Teelöffel gemahlener Kardamom
$1/_8$ Teelöffel gemahlene Muskatnuss
Salz
(oder Kochsalzersatzmittel)
schwarzer Pfeffer aus der Mühle
2 Esslöffel Mehl
110 g Rinderbrühe-Konzentrat
$1/_8$ l Schlagsahne

In einer großen Schüssel das Ei verquirlen, dann Milch und Semmelbrösel unterrühren.

2 Esslöffel Butter in einer großen Pfanne zerlassen und die Zwiebeln darin 4 bis 5 Minuten braten, bis sie weich sind. Die Zwiebel mit einem Schaumlöffel aus der Pfanne nehmen und zur Mischung in der Schüssel geben. Rinder- und Schweinehackfleisch, Basilikum, Piment, Kardamom und Muskatnuss

zugeben und mit Salz und Pfeffer abschmecken. Gut verrühren, bis alle Zutaten vermischt sind. Zudecken und für 1 Stunde in den Kühlschrank stellen. Die gekühlte Mischung zu 20 bis 25 Fleischbällchen formen und in der großen Pfanne in der restlichen Butter, die zerlassen wurde, braten.

Die Fleischbällchen herausnehmen und in eine 2-l-Kasserolle geben.

Das Fett aus der Pfanne in einen Messbecher gießen und ein Viertel davon wieder in die Pfanne geben. Das Mehl einrühren und mit Salz und Pfeffer abschmecken. Während die Mischung in der Pfanne erhitzt wird, langsam die Rinderbrühe zugeben. Unter ständigem Rühren zum Kochen kommen lassen. Die Pfanne von der Kochstelle nehmen, den Schlagrahm zugießen und glatt rühren.

Die Mischung über die Fleischbällchen in der Kasserolle gießen und das Ganze 30 Minuten backen. Heiß servieren.

Eier-Spinat-Pastete

*Ein Gericht, das Appetit macht
auf die Köstlichkeiten, die folgen.*
3 bis 4 Portionen

Teig für eine Pastetenhülle von 24 cm
250 g frischer Spinat, gewaschen
2 Eier
$1/_8$ l Sauerrahm
(oder fettarme Variante)
4 bis 6 Esslöffel weiche Brotkrümel
1 Teelöffel Butter
(oder fettarme Variante)
1 Esslöffel geriebener Emmentaler
(oder fettarme Variante)
einfache Brotkrümel

Backofen auf 220 °C (Gas Stufe 3) vorheizen. Den Teig 30 mm dick ausrollen und locker in eine Pastetenform von 24 cm legen. Mit einer Gabel die Seiten und den Boden des Teigs einstechen und etwa 5 Minuten backen, bis er durch, aber nicht braun ist. Die Form aus dem Backofen nehmen und die Hitze auf 180 °C (Gas Stufe 2) reduzieren.

Den Spinat grob zerkleinern, gut abtrocknen und auf dem Teig ausbreiten. Die Eier über den Spinat aufschlagen und mit dem Sauerrahm bedecken. Brotkrümel, Butter und Käse mischen und diese Mischung über den Teigrand streuen. Die Form wieder in den Ofen stellen und das Ganze 15 bis 20 Minuten backen, bis die Eier gestockt sind.

Die Pastete aus dem Backofen nehmen, mit einfachen Brotkrümeln bestreuen und heiß, gekühlt oder kalt servieren.

Gebackene Muscheln
Ein besonderes Gericht, das Sie sicherlich immer wieder zubereiten wollen.

3 bis 4 Portionen

16 Venusmuscheln
4 Wasserkastanien aus der Dose, gewürfelt
80 g Bohnensprossen, zerkleinert
4 Schalotten, fein zerkleinert
2 Teelöffel Teriyakisauce (oder salzarme Variante)
¼ Teelöffel zerkleinerte frische Ingwerwurzel
2 Teelöffel Butter (oder fettarme Variante)
¼ l Milch
25 g geriebener Parmesan-Käse (oder fettarme Variante)
75 g Sesamsamen

Backofen auf 250 °C (Gas Stufe 5) vorheizen. Die Muscheln aus den Schalen nehmen und würfeln. Die Schalen aufbewahren.

In einer mittelgroßen Schüssel Muscheln, Wasserkastanien, Bohnensprossen, Schalotten, Teriyakisauce und Ingwer mischen. In jede Muschelschale gleich viel von der Mischung geben.

In einem kleinen Topf bei geringer Hitze die Butter zerlassen, das Mehl zugeben und gut verrühren.

In einem anderen Topf die Milch zum Kochen bringen und rasch die Butter-Mehl-Mischung einrühren. Ständig rühren, bis die Sauce glatt und dick ist. Den Käse zugeben und rühren, bis er geschmolzen ist.

Die Muscheln in einer Auflaufform anrichten, die Sauce über den Inhalt der Muscheln geben und mit Sesamsamen bestreuen.

4 bis 5 Minuten backen. Heiß servieren und genießen.

Thunfisch-Käse-Kanapees
Eine üppige Vorspeise für jede Mahlzeit.
3 bis 4 Portionen

70 g Emmentaler
(oder fettarme Variante)
4 Esslöffel Thunfisch aus der Dose
(in Wasser oder Öl), abgegossen
1 Esslöffel Kochsherry
(oder ein anderer trockener Wein)
schwarzer Pfeffer aus der Mühle
6 bis 8 Scheiben Toast,
Weizen oder Weizenvollkorn

Backofen auf 180 °C (Gas Stufe 2) vorheizen. Käse, Thunfisch und Wein in eine mittelgroße Schüssel geben. Mit Pfeffer abschmecken und gründlich verrühren.

Die Mischung auf die Toastscheiben geben und 5 Minuten im Backofen backen.

Shrimps mit Kräutersauce
*Ein delikates Gericht, das ein erfolgreicher
Beginn jeder Mahlzeit ist.*
3 bis 4 Portionen

20 mittelgroße oder große Shrimps,
geschält und geputzt
4 große Salatblätter
60 ml Mayonnaise
(oder Diätmayonnaise)
1 Teelöffel zerkleinertes frisches Basilikum
1 Teelöffel zerkleinerter frischer Schnittlauch
1 Teelöffel zerkleinerte Gurke
Saft 1 kleinen Zitrone

Die Shrimps in einen großen Topf mit kochendem Wasser geben und unter gelegentlichem Umrühren etwa 5 Minuten garen, bis sie rot und gut durch sind.

Auf jedem Salatblatt 5 Shrimps anrichten. Mit Wachspapier oder Frischhaltefolie abdecken und kühlen.

Mayonnaise, Basilikum, Schnittlauch, Gurke und Zitronensaft verrühren und 1 Stunde kühlen. Alle Shrimps auf Zahnstocher stecken, Mayonnaisesauce über die Shrimps geben und servieren.

Fettucine mit Sahnesauce
Die Tradition dieses Gerichtes geht bis zu der Zeit zurück, als Marco Polo nach Italien heimkehrte.

3 bis 4 Portionen

2 l Wasser
1 Teelöffel Salz
220 g Fettucine
4 Esslöffel weiche Butter (oder fettarme Variante),
$1/_8$ l Schlagrahm (oder fettarme Variante)
100 g geriebener Parmesan-Käse (oder fettarme Variante)
$1/_2$ Teelöffel Teriyakisauce (oder salzarme Variante)
$1/_2$ Teelöffel schwarzer Pfeffer aus der Mühle
150 g zerkleinerte Schalotten

Backofen auf 150 °C (Gas Stufe 1) vorheizen. Eine große Kasserolle zum Vorwärmen in den Backofen geben.

In einem großen Topf das Wasser mit dem Salz zum Kochen bringen. Die Fettucine ins kochende Wasser geben und vorsichtig umrühren, bis alle Nudeln vereinzelt sind (etwa 1 Minute). Wenn das Wasser wieder kocht, die Nudeln 7 bis 8 Minuten garen, bis sie bissfest sind.

Weiche Butter, Schlagrahm, Käse und Teriyakisauce in eine mittelgroße Schüssel geben. Die Zutaten verschlagen, bis sie gut gemischt und flaumig sind.

Die Fettucine durch ein Sieb abgießen und in die vorgewärmte Kasserolle geben. Die Butter-Schlagrahm-Mischung über die Fettucine gießen, mit Pfeffer und den zerkleinerten Schalotten bestreuen und gut mischen, bis jede Nudel von Sauce umgeben ist.

Sofort mit geriebenem Parmesan bestreut servieren. Nach Belieben Knoblauchbrot dazu reichen.

Norwegische Beignets
Eine Vorspeise, die gleichzeitig überrascht und sättigt.
3 bis 4 Portionen

$1/4$ l Olivenöl
125 g geriebener Emmentaler
(oder fettarme Variante)
2 Esslöffel Mehl
1 Teelöffel getrocknetes Basilikum
$1/2$ Teelöffel schwarzer Pfeffer aus der Mühle,
grob gemahlen
$1/4$ Teelöffel Senfpulver
2 Eiweiße
60 g Semmelbrösel zum Panieren

Backofen auf 180 °C (Gas Stufe 2) vorheizen. Das Öl in eine tiefe Pfanne gießen und langsam auf 180 °C erhitzen (verwenden Sie ein Frittierthermometer).

In einer mittelgroßen Schüssel Käse, Mehl, Basilikum, Pfeffer und Senfpulver verrühren.

Im Rührgerät die Eiweiße schlagen, bis sie steif sind. Den Eischnee in die Schüssel zu den anderen Zutaten geben und gut mischen. Aus der Mischung Beignets (Bällchen) von 2,5 cm Durchmesser formen und jedes Beignet in Semmelbröseln wenden. Die Beignets 1 bis 2 Minuten frittieren, bis sie goldbraun sind. Nicht zu viele Beignets auf einmal ins Öl geben. Die Beignets auf Küchenpapier abtropfen lassen.

Vor dem Servieren die Beignets 5 Minuten im vorgeheizten Backofen erhitzen, auf Salatblättern anrichten und heiß mit Zahnstochern und ihrem Lieblingsdip servieren.

Teufelseier de luxe

*Eine traditionelle Vorspeise, die einen Vorgeschmack
auf die herrlichen Dinge, die kommen, gibt.*

3 bis 4 Portionen

4 Eier, hart gekocht, geschält
4 Esslöffel Schinken,
Hühnerfleisch oder Thunfisch, zerkleinert
2 Esslöffel Butter mit Zimmertemperatur
(oder Olivenöl)
1 Teelöffel Teriyakisauce
(oder salzarme Variante)
Salz
schwarzer Pfeffer aus der Mühle
1 Esslöffel Mayonnaise
(oder fettarme Variante)

Die Eier der Länge nach teilen und die Eigelbe entnehmen. Die Eiweiße auf ein Kuchengitter legen und in jede Höhlung $1/2$ Esslöffel zerkleinerten Schinken, Hühnerfleisch oder Thunfisch geben.

Die Eigelbe im Mixer mit Butter, Teriyakisauce und Mayonnaise verrühren. Mit Salz und Pfeffer abschmecken. Rühren, bis eine glatte Masse entsteht. (Mögliche weitere Zutaten: Anchovispaste, Senfpulver, Paprika, getrocknetes Basilikum oder Zitronensaft.)

Einen Spritzbeutel mit einer großen sternförmigen Tülle nehmen und die Eigelbmischung hineingeben. Den Spritzbeutel dicht an die Eiweißhöhlung halten und die Mischung in einem Muster hineinspritzen.

Die Eier auf eine Platte mit großen Salatblättern legen und gekühlt servieren.

Kalifornische Avocadohälften
Stark im Aroma, eine echte Gaumenfreude.
6 Portionen

2 Esslöffel Chilisauce oder Salsa
2 Esslöffel Ketchup
1 Esslöffel weißer Essig
2 Esslöffel brauner Zucker
1 Teelöffel Worcestershiresauce
8 Spritzer Tabascosauce
4 Esslöffel Zitronensaft
3 große reife Avocados, gekühlt

In einer mittelgroßen Schüssel Chilisauce, Ketchup, Essig, braunen Zucker, Worcestershiresauce, Tabasco und 2 Esslöffel Zitronensaft verrühren. 3 bis 4 Stunden kühlen.

Kurz vor dem Servieren die Avocados schälen, halbieren und den Stein entfernen. Die Schnittflächen mit dem restlichen Zitronensaft bestreiche, dann die Höhlung mit der Sauce füllen. Kalt servieren.

Spinatdip

Dieser Dip passt herrlich zu scharfen Nahrungsmitteln.
3 bis 4 Portionen

100 g frischer Spinat, geputzt und gewaschen
(oder die entsprechende Menge TK-Spinat)
1 mittelgroße Gurke,
geschält, entkernt und zerkleinert
$1/2$ l Jogurt (normal oder fettarm)
1 Teelöffel gemahlener Kreuzkümmel
$1/4$ Teelöffel gemahlener Kardamom
Salz (oder Kochsalzersatzmittel)
schwarzer Pfeffer aus der Mühle
Paprikapulver (edelsüß oder scharf)

Die Spinatblätter mit dem Wasser, das daran hängt, in einen großen Topf geben und den Deckel auflegen. Bei Mittelhitze 3 bis 4 Minuten dämpfen, bis die Blätter zusammenfallen.

Den Topf von der Kochstelle nehmen, den Spinat durch ein Sieb abgießen und auf Zimmertemperatur abkühlen. (TK-Spinat einfach auftauen und so vorgehen, als ob er frisch gegart wäre.) Die Flüssigkeit vorsichtig herausdrücken und den Spinat fein zerkleinern.

Die Gurke auf Küchenpapier legen, damit überschüssige Flüssigkeit abtropft.

Jogurt, Kreuzkümmel und Kardamom in einer mittelgroßen Schüssel verrühren und mit Salz und Pfeffer abschmecken. Spinat und Gurken zugeben und rühren, bis alle Zutaten vermischt sind. Zudecken und das Ganze für wenigstens 2 Stunden in den Kühlschrank stellen.

Nach Belieben mit Paprika bestreuen und mit Fladenbrot oder Gemüsen servieren.

Scharfer Eierdip
Ein pikanter Dip, der gut im Voraus zubereitet und kalt serviert werden kann.
4 bis 5 Portionen

$1/8$ l Mayonnaise
(oder fettarme Variante)
1 Esslöffel Butter
(oder fettarme Variante)
1 Esslöffel Zitronensaft
1 Esslöffel geriebene Zwiebel
1 Teelöffel Dijon-Senf
1 Teelöffel Selleriesamen
$1/2$ Teelöffel Worcestershiresauce
schwarzer Pfeffer aus der Mühle
4 hart gekochte Eier, geschält und geviertelt

Im Mixer Mayonnaise, Butter, Zitronensaft, geriebene Zwiebel, Senf, Selleriesamen und Worcestershiresauce verrühren und mit Pfeffer abschmecken. Die Eier zugeben und das Ganze zu einer glatten Masse verrühren. Kalt stellen und zu frischen Gemüsen als Dip servieren.

Currydip

*Eine appetitanregende Begleitung
zu vielen Gartengemüsen.*

5 bis 6 Portionen

$1/2$ l Mayonnaise
(oder Diätmayonnaise)
$1/8$ l Sauerrahm
(oder einfaches fettarmes Jogurt
mit $1/2$ Esslöffel Zucker)
$1/2$ Bund Petersilie,
zerkleinert
2 Esslöffel Currypulver
4 Teelöffel Zucker
Salz
(oder Kochsalzersatzmittel)
2 Teelöffel Zitronensaft
2 Knoblauchzehen,
zerdrückt
$1/4$ Teelöffel Kurkuma

Mayonnaise, Sauerrahm, Petersilie, Currypulver, Zucker, Zitronensaft, Knoblauch und Kurkuma in eine Schüssel geben und mit Salz abschmecken. Gründlich verrühren. Vor dem Servieren 2 Stunden kühlen.

Mit frischen Gemüsen Ihrer Wahl servieren.

Heiß servierter Wurstdip

*Ein ausgezeichneter würziger Dip,
der auf jeder Party Anklang findet.*

7 bis 8 Portionen

450 g Schweinehackfleisch
1 mittelgroße Zwiebel, in dünnen Scheiben
220 g Pilze, in dünnen Scheiben
$1/4$ l Sauerrahm
(oder einfaches fettarmes Jogurt
mit 1 Esslöffel Zucker)
$1 1/2$ Esslöffel Mehl
180 ml Milch
(oder fettarme Variante)
1 Esslöffel Worcestershiresauce
1 Teelöffel Teriyakisauce
1 Teelöffel Paprikapulver

Das Hackfleisch bei Mittelhitze in einer mittelgroßen Pfanne anbraten, dabei das Fleisch mit der Gabel zerkrümeln. Auf Küchenpapier abtropfen lassen. Zwiebeln und Pilze zum Fett in der Pfanne geben. Bei Mittelhitze garen, bis die Zwiebeln weich sind. Das Fett abgießen und das angebratene Hackfleisch wieder in die Pfanne geben.

In einer kleinen Schüssel unter Rühren den Sauerrahm zur Milch geben. Die Milch und die Gewürze einrühren, bis alles gut vermischt ist. Zum Hackfleisch in der Pfanne geben und unterrühren. Die Pfanne zudecken und die Mischung bei geringer Hitze garen, bis sie eingedickt ist.

Heiß in einer Warmhalteschüssel servieren und mit knusprigen Chips oder Gemüse nach Wahl genießen.

Würzige Salsa Fria

Diese kalte Salsa ist ein Hochgenuss für Salsa-Liebhaber.

8 bis 10 Portionen

4 große frische geschälte Tomaten
(oder italienische Pflaumentomaten aus der Dose)
5 Esslöffel zerkleinerte grüne Chilis
2 Esslöffel zerkleinerte Petersilie
2 mittelgroße Knoblauchzehen, zerkleinert
4 Esslöffel Weinessig
2 Teelöffel Olivenöl
1 Teelöffel getrockneter Oregano
1 Teelöffel getrocknetes Basilikum
$1/4$ Teelöffel getrockneter Thymian
schwarzer Pfeffer aus der Mühle
Salz
(oder Kochsalzersatzmittel)

Die Tomaten in einer mittelgroßen Schüssel zerkleinern. Chilis, Petersilie, Knoblauch, Essig, Öl, Oregano, Basilikum und Thymian zugeben, mit Pfeffer und Salz abschmecken und gut verrühren. 2 Stunden kühlen und mit knusprigen Chips nach Wahl servieren.

Delikate Salsa Roja
Diese Salsa schmeckt einfach jedem.
3 bis 4 Portionen

3 frische reife Tomaten, zerkleinert
(oder eine 450-g-Dose Tomaten, zerdrückt)
2 Esslöffel gewürfelte grüne Chilischoten
Salz
(oder Kochsalzersatzmittel)
1 große Knoblauchzehe, zerkleinert
$1^1/_2$ Teelöffel Weinessig
1 Teelöffel Worcestershiresauce
Zucker

Tomaten, Chilis, Knoblauch, Essig und Worcestershiresauce in einen mittelgroßen Topf geben und mit Salz und Zucker abschmecken. Bei Mittelhitze, offen 30 bis 45 Minuten köcheln lassen, bis die Sauce eingedickt ist. Auf Zimmertemperatur abkühlen lassen und mit knusprigen Chips nach Wahl servieren.

Desserts

Traditioneller Reispudding
Dieses Gericht ist ein schöner Abschluss für eine Mahlzeit – nicht zu süß, aber doch sehr üppig.
4 Portionen

1 l Wasser
60 g ungekochter weißer Reis
$1^1/_4$ l Milch (oder fettarme Variante)
1 Teelöffel Salz
(oder Kochsalzersatzmittel)
3 Eier
125 g plus 2 Esslöffel Zucker
45 g brauner Zucker
2 Teelöffel Vanilleextrakt
$^1/_4$ Teelöffel Zimt

Reis, 1 l Milch und Salz im Wasserbad gut verrühren. Das Wasser zum Kochen kommen lassen und die Mischung eine Stunde garen, bis der Reis weich ist, dabei gelegentlich umrühren.

Backofen auf 180 °C (Gas Stufe 2) vorheizen. Eine 2-l-Kasserolle fetten und in einen großen Bräter stellen.

Eier, $^1/_2$ Tasse Zucker, braunen Zucker, Vanille und die restliche Tasse Milch in eine große Schüssel geben. Gut mischen und dann unter die heiße Reismischung rühren. Die Mischung in die vorbereitete Kasserolle geben und den Bräter 5 cm hoch mit heißem Wasser füllen.

Zimt und die restlichen 2 Esslöffel Zucker mischen, auf die Mischung in der Kasserolle streuen und das Ganze nicht zugedeckt etwa 1 Stunde backen, bis die Schneide eines Küchenmessers beim Hineinstechen sauber bleibt. Die Kasserolle aus dem Wasser nehmen und abkühlen lassen, dann für 3 Stunden in den Kühlschrank stellen.

Pur oder mit Schlagrahm (oder fettarmer Variante) servieren.

Gelierte Mandelcreme
Sie ist zu jeder Jahreszeit ein Genuss.
5 bis 6 Portionen

1 Päckchen nicht aromatisierte Gelatine
60 ml kaltes Wasser
$3/_8$ l Milch (oder fettarme Variante)
180 ml Mandelpaste
3 Eier, geteilt
1 Teelöffel Vanilleextrakt
$1/_4$ l Schlagrahm, geschlagen (oder fettarme Variante)
125 g Zucker

Die Gelatine in kaltem Wasser einweichen. Die Milch im Wasserbad abkochen, Mandelpaste zugeben und rühren, bis alles gut vermischt ist. In einer mittelgroßen Schüssel die Eigelbe verquirlen und langsam die Mandelmischung zugeben.

Die Mischung wieder ins Wasserbad geben und unter stetem Rühren über dem heißen Wasser garen, bis die Mischung beginnt, dicklich zu werden. Weiterrühren und die eingeweichte Gelatine und die Vanille zugeben. In den Kühlschrank stellen, bis die Mischung fest zu werden beginnt.

Die Schüssel aus dem Kühlschrank nehmen und den Schlagrahm unterziehen. Eiweiße und Zucker halbfest schlagen und unter die Mischung ziehen.

Gleich große Mengen in gläserne Portionsschälchen geben und in den Kühlschrank stellen, bis die Creme fest ist.

Gefrorenes Zitronensoufflé

*Ein einfaches, aber elegantes gefrorenes Dessert.
Herrlich im Sommer,
doch es schmeckt zu jeder Jahreszeit.*

3 bis 4 Portionen

1 Esslöffel nicht aromatisierte Gelatine
$1/8$ l Zitronensaft
6 Eiweiße
250 g Zucker
(oder Zuckerersatzstoff)
$1/4$ l Schlagrahm
(oder fettarme Variante)

Die Gelatine nach den Angaben auf der Packung in einer Schüssel auflösen. Den Zitronensaft zugießen. Beiseite stellen.

In einer mittelgroßen Schüssel die Eiweiße schlagen, bis sie schaumig sind (nicht steif). Den Zucker zugeben und weiterschlagen, bis der Zucker gelöst ist und die Eiweiße glänzen. Beiseite stellen.

In einer sauberen gekühlten Schüssel den Schlagrahm steif schlagen. Vorsichtig die Eiweiße und den Schlagrahm unter die Gelatinemischung ziehen. Die Mischung auf 6 einzelne Soufflé-Formen verteilen und tiefkühlen, bis sie fest ist.

Mit oder ohne Garnierung servieren.

Mokkapastete, schnell und einfach
*Ideal für die überbeschäftigte Hausfrau,
die sich ein einfaches und schnelles Dessert wünscht,
um damit ihre Gäste zu beeindrucken.*

5 bis 6 Portionen

1 fertige Schokoladen-Cookie
1 l Mokka-Softeis
(oder fettarme Variante)
2 kleine Toffee-Riegel
$1/2$ l Schlagsahne
1 Esslöffel Kaffeelikör

Das Softeis auf die Cookies geben und gleichmäßig verteilen. Die Toffee-Riegel in einen kräftigen Plastikbeutel geben und diesen gut verschließen. Mit einem Hammer oder einem anderen harten Gerät die Toffee-Riegel in kleine Teile zerbrechen. In einer kleinen Schüssel die geschlagene Sahne und den Likör mischen und die Mischung dann auf die Cookies geben. Die zerbröckelten Riegel über die geschlagene Sahne geben und das Ganze für 2 oder mehr Stunden tiefkühlen.

Vor dem Servieren bei Zimmertemperatur $1/2$ Stunde stehen lassen.

Cremiger Fondantkuchen

Ein Lieblingsdessert, das immer passt und das fast schon verschwunden ist, bevor Sie es serviert haben. Es lässt sich gut einfrieren, deshalb können Sie gesonderte Portionen für zukünftige Belohnungsessen zubereiten.

5 bis 6 Portionen

1 Teelöffel Butter (oder fettarme Variante)
125 g gesiebtes Mehl
180 g Zucker
$1/2$ Teelöffel Natron
$1/4$ Teelöffel Salz (oder Kochsalzersatzmittel)
$1/4$ Tasse Backfett
$1/8$ l Sauerrahm (oder fettarme Variante)
60 g ungesüßte Schokolade, zerlassen
1 Ei
$1/2$ Teelöffel Vanilleextrakt
60 ml heißes Wasser

Backofen auf 180 °C (Gas Stufe 2) vorheizen. Boden und Wände einer eckigen Kuchenform fetten.

Mehl, Zucker, Natron und Salz in eine mittelgroße Schüssel sieben. Backfett und Sauerrahm zugeben und 2 Minuten rühren. Schokolade, Ei, Vanille und heißes Wasser hinzufügen und weitere 2 Minuten rühren.

Den Inhalt der Schüssel in die gefettete Kuchenform geben und das Ganze im Backofen 30 bis 35 Minuten backen, bis der Kuchen in der Mitte bei Berührung leicht federt.

Die Form aus dem Backofen nehmen und 5 Minuten abkühlen lassen. Den Kuchen aus der Form nehmen und auf einem Kuchengitter auskühlen lassen. Pur oder mit einem Zuckerguss nach Wahl servieren.

Reis mit Kirschen
*Eine cremige Köstlichkeit für Sie allein,
für einen besonderen Freund, die Familie oder ein
herrliches Mitbringsel zu einer Party.*

3 bis 4 Portionen

$1/2$ l Milch
100 g ungekochter weißer Reis
$1/4$ Teelöffel Salz (oder Kochsalzersatzmittel)
1 Esslöffel Zucker, 1 Teelöffel Vanilleextrakt
35 g zerkleinerte blanchierte Mandeln
$1/4$ l Schlagrahm, geschlagen (oder fettarme Variante)
1 kleines Glas entsteinte Kirschen in dickem Sirup
2 Teelöffel Stärkemehl

Die Milch in einem großen Topf bei starker Hitze zum Kochen bringen und den Reis rasch einrühren. Die Hitze sofort reduzieren, den Topf zudecken und unter gelegentlichem Umrühren 40 bis 45 Minuten garen, bis der Reis weich ist. Den Topf von der Kochstelle nehmen und Salz, Zucker, Vanille und Mandeln zugeben. Gut verrühren. Im Kühlschrank kalt werden lassen. $1/3$ der geschlagenen Sahne unterziehen, bis sie sich gut mit der gekühlten Mischung verbunden hat. Die beiden anderen Drittel der Sahne ebenso unterziehen. Die Kirschen abgießen und 180 ml des Saftes beiseite stellen. Wenn der Saft nicht ausreicht, Wasser zugeben.

1 Esslöffel Saft mit dem Stärkemehl zu einer glatten Paste verrühren. Den restlichen Saft in einen kleinen Topf geben, die Stärkemehlpaste einrühren und unter stetem Rühren erhitzen, bis die Masse eindickt. Von der Kochstelle nehmen und die Kirschen hinzufügen.

Lauwarm zur Reismischung servieren.

Crème Brûlée

Dieses wunderbare französische Traditionsdessert verleiht jedem besonderen Abendessen Eleganz.

5 bis 6 Portionen

$1/2$ l Schlagrahm
1 Esslöffel Vanilleextrakt
5 Esslöffel Zucker
4 Eigelbe
brauner Zucker

Schlagrahm und Vanille in einen mittelgroßen Topf geben und erhitzen, bis sie warm sind. In einer mittelgroßen Schüssel Zucker und Eigelbe gut verrühren. Die Mischung in den Topf gießen und die Zutaten gründlich verrühren. Die Mischung auf 6 einzelne feuerfeste Formen verteilen. Die Formen in eine flachen Topf stellen, der 2,5 cm hoch mit Wasser gefüllt ist. Den Topf in den Backofen geben und 40 bis 50 Minuten garen, bis die Masse gestockt ist. Den Topf aus dem Ofen nehmen, die Oberfläche mit braunem Zucker bestreuen und das Ganze so lange in den Grill schieben, bis der Zucker geschmolzen ist.

Pur oder mit jeder Garnierung, die Ihnen interessant erscheint, servieren.

Walnusskuchen

*Ein köstlicher altmodischer Kuchen,
der Schleckermäuler zufrieden stellt.*

6 bis 8 Portionen

200 g Backfett
250 g Zucker
4 Eier
2 Teelöffel Vanilleextrakt
3 Tassen feine Krümel von Graham-Crackern
140 g fein zerkleinerte Walnüsse
3 Teelöffel Natron
$^1/_4$ l Milch (oder fettarme Variante)

Backofen auf 180 °C (Gas Stufe 2) vorheizen. In einer mittelgroßen Schüssel Backfett, Zucker, Eier und Vanille verrühren.

In einer anderen Schüssel Cracker-Krümel, Walnüsse und Natron verrühren und diese Mischung zur Backfettmischung geben. Die Milch gründlich einrühren. Den Teig in eine gefettete Kuchenform von 20 cm geben (10 cm tief). Die Form in den Backofen geben und den Kuchen 30 bis 35 Minuten backen, bis er fertig ist. Die Form aus dem Ofen nehmen und den Kuchen auf ein Kuchengitter stürzen.

Dieser Kuchen schmeckt auch ohne Zuckerguss fantastisch, doch können Sie auch eine beliebige Garnierung verwenden.

Limettenkuchen
Diesen bemerkenswerten Kuchen werden alle beachten, Familie und Gäste.

6 bis 8 Portionen

250 g Zucker
30 g Mehl
3 Teelöffel Stärkemehl
$1/4$ Teelöffel Salz
$1/2$ l Wasser
3 Eigelbe
(die Eiweiße werden für die Baisermasse verwendet)
1 Esslöffel Butter (oder fettarme Variante)
60 ml Limettensaft
abgeriebene Schale einer Limette (oder Zitrone)
Kuchenboden von 22,5 cm Durchmesser

Baisergarnierung
3 Eiweiße
$1/4$ Teelöffel Weinstein
6 Esslöffel Zucker

Zucker, Mehl, Stärkemehl und Salz in einen mittelgroßen Topf geben. Unter stetem Rühren das Wasser langsam zugießen. Bei Mittelhitze unter stetem Rühren garen, bis die Masse eindickt. Die Eigelbe schlagen und langsam in den Topf geben, dabei weitere 2 Minuten rühren. Den Topf von der Kochstelle nehmen und Butter, Limettensaft und -schale einrühren. 5 Minuten abkühlen lassen, dann auf den Kuchenboden geben und 30 Minuten kühlen.

Backofen auf 220 °C (Gas Stufe 4) vorheizen. Die Eiweiße schlagen, bis sie locker und schaumig sind. Weinstein zugeben und weiter schlagen, bis Spitzen bleiben. Langsam den Zucker zugeben und schlagen, bis die Baisermasse glänzend und steif ist.

Die Baisermasse auf den Kuchen geben und bis zum Rand verstreichen, um zu verhindern, dass sie beim Bräunen kleiner wird. Den Kuchen in den Backofen stellen und etwa 5 bis 7 Minuten backen, bis die Baisermasse obenauf bräunlich ist.

Abkühlen lassen und servieren.

Frische Birnen in Wein
Ein leichter und köstlicher Abschluss für jedes Essen, vom einfachsten bis zum eleganten.
3 bis 4 Portionen

80 ml Wasser
4 große Birnen, geschält und ohne Kernhaus
170 g Zucker
$1/8$ l trockener Rotwein
80 ml Orangensaft
geriebene Orangenschale
geschlagene Sahne
(oder fettarme Variante), nach Belieben

Wasser, Birnen, Zucker, Wein, Saft und Orangenschale bei Mittelhitze in einen großen Topf geben. Zudecken und das Ganze etwa 30 Minuten köcheln lassen, bis die Birnen weich sind. Den Topf von der Kochstelle nehmen und nach Belieben heiß servieren oder kühlen und dann servieren. Nach Belieben einen Klecks Schlagsahne (oder fettarme Variante) darauf setzen.

Klassischer Ingwerkuchen
Eine schöne Tradition als Abschluss einer Mahlzeit.
6 bis 8 Portionen

1 Teelöffel Butter (oder fettarme Variante)
1 Esslöffel Essig
180 ml Milch (oder fettarme Variante)
250 g gesiebtes Mehl
2 Teelöffel Backpulver
$1/4$ Teelöffel Natron
$1/2$ Teelöffel Salz (oder Kochsalzersatzmittel)
$1^1/_2$ Teelöffel gemahlener Ingwer
1 Teelöffel gemahlener Zimt
80 g Backfett
125 g Zucker
1 Ei
180 ml Melasse

Backofen auf 180 °C (Gas Stufe 2) vorheizen. Eine Kuchenform von 20 x 20 cm fetten.

In einer mittelgroßen Schüssel Essig und Milch mischen und beiseite stellen. Mehl, Backpulver, Natron, Salz, Ingwer und Zimt zusammen sieben. Noch ein zweites Mal sieben. In einer kleinen Schüssel das Backfett entrahmen, langsam den Zucker zugeben und gut verrühren. Das Ei hinzufügen und schlagen, bis die Masse schaumig ist. Melasse zugießen und gut unterrühren.

In die Schüssel mit der Milch (und dem Essig), die inzwischen geronnen ist, jeweils ein Viertel der Zutaten geben. Unterrühren, bevor das nächste Viertel zugegeben wird.

Den Teig in die gefettete Backform füllen und für 45 bis 50 Minuten in den Backofen geben oder bis die Oberfläche in der

Mitte des Kuchens bei leichter Berührung zurückfedert. Aus dem Ofen und der Form nehmen und vor dem Servieren abkühlen lassen. Nach Belieben glasieren.

Pekannusskuchen
Eine Spezialität aus dem amerikanischen Süden, die leicht zu backen und noch leichter am Ende einer Mahlzeit zu genießen ist.
6 bis 8 Portionen

220 g Frischkäse
(oder fettarme Variante)
125 g Zucker
4 Eier
$1/4$ Teelöffel Salz (oder Kochsalzersatzmittel)
$1 1/2$ Teelöffel Vanilleextrakt
1 noch nicht gebackener Kuchenboden
von 22,5 cm Durchmesser in einer Kuchenform
120 g Pekannusshälften
$1/4$ l Maissirup

Backofen auf 190 °C (Gas Stufe 2–3) vorheizen. Frischkäse, 60 Gramm Zucker, ein Ei, Salz und $1/2$ Teelöffel Vanille in eine mittelgroße Schüssel geben. Gut verrühren, bis die Masse dick und glatt ist. Die Mischung auf den Kuchenboden geben und mit den Pekannüssen bedecken.

In einer kleinen Schüssel die restlichen 3 Eier, den restlichen Zucker, den Maissirup und die restliche Vanille gut verrühren. Über die Mischung im Kuchenboden geben. In den Ofen stellen und 35 bis 40 Minuten backen, bis der Teig gar ist.

Bananenbeignets
Dieses herrliche Dessert krönt jede Mahlzeit.

3 bis 4 Portionen

85 g Mehl
$1/2$ Esslöffel Zucker
$1/2$ Teelöffel Backpulver
$1/2$ Teelöffel Salz
(oder Kochsalzersatzmittel)
1 Ei
80 ml Milch
(oder fettarme Variante)
$1/2$ Teelöffel Maiskeimöl
$1/2$ Teelöffel Vanilleextrakt
1 Teelöffel geriebene Zitronenschale
2 große halbreife Bananen,
geschält
$1/2$ Esslöffel Zitronensaft
$1/2$ l Salatöl
(oder pflanzliches Backfett)
Mehl nach Bedarf
Puderzucker, nach Bedarf

In einer kleinen Schüssel Mehl, Zucker, Backpulver und Salz gut verrühren.

Milch, Maiskeimöl, Vanille und Zitronenschale in eine mittelgroße Schüssel geben und ebenfalls gründlich verrühren. Unter Rühren den Inhalt der kleinen Schüssel hinzufügen und rühren, bis eine glatte Masse entsteht.

Die Bananen in etwa 1 cm dicke Scheiben schneiden und jede Scheibe mit Zitronensaft beträufeln. Öl oder Backfett in einer tiefen Pfanne erhitzen (das flüssige Fett sollte mindestens

5 cm hoch darin stehen), bis eine Temperatur von 190 °C erreicht ist (mit dem Frittierthermometer nachmessen).

Die Bananenscheiben in Mehl wenden, überschüssiges Mehl abschütteln. Mithilfe einer Gabel jede in Mehl gewendete Scheibe in die Mischung in der Schüssel stippen und dann etwa 1 cm über das heiße Öl halten. Mit dem Messer die Scheibe lösen, sodass sie vorsichtig ins Öl gleitet. Mit allen Scheiben so verfahren.

Frittieren, bis die Scheiben goldbraun sind, dann mit einem Schaumlöffel entnehmen und auf Küchenpapier abtropfen lassen.

Mit Puderzucker bestreuen und heiß servieren.

Biskuitkuchen

Ein nettes leichtes Dessert, das pur oder mit Ihrer Lieblingsfüllung oder -garnierung serviert werden kann.

6 bis 8 Portionen

100 g gesiebtes Mehl
1 Teelöffel Backpulver
$1/2$ Teelöffel Salz
4 Eier, getrennt
180 g Zucker
$1/2$ Teelöffel Mandelextrakt
2 Esslöffel Wasser

Backofen auf 190 °C (Stufe 2–3) vorheizen. Mehl, Backpulver und Salz in eine mittelgroße Schüssel sieben.

Die Eiweiße steif schlagen, dabei langsam die Hälfte des Zuckers (6 Esslöffel) unterziehen. Die Eigelbe schlagen, bis sie dicklich sind, und langsam den restlichen Zucker unterrühren. Weiterschlagen, bis die Masse sehr dick ist, und dann den Mandelextrakt hineinmischen. Während des Schlagens der Mischung langsam das Wasser zugießen. Dann die Eischneemischung unterheben.

Ein Drittel der Mehlmischung dazusieben und unter die Eiweißmischung heben, bevor das nächste Drittel des Mehls dazugegeben wird. Mit dem gesamten Mehl so verfahren.

Den Teig in eine flache Form füllen, die mit Backpapier ausgelegt wird. In den Backofen stellen und 15 bis 18 Minuten backen, bis der Kuchen gar ist.

Die Form aus dem Ofen nehmen und den Kuchen vorsichtig auf ein Kuchengitter stürzen. Den Kuchen halbieren und pur genießen oder ihn mit einer beliebigen Füllung oder einem Zuckerguss garnieren.

Großmutters Rührkuchen

*Allein schon ein herrliches Dessert,
doch mit etwas Fantasie kann dieser Kuchen mit den
unterschiedlichsten Garnierungen serviert werden.*

6 bis 8 Portionen

180 g Butter
(oder fettarme Variante)
300 g Puderzucker
3 große Eier
2 Tassen Mehl
250 g brauner Zucker
1 Teelöffel Vanilleextrakt
1 Teelöffel Zitronensaft

Backofen auf 160 °C (Gas Stufe 1) vorheizen. Butter und Puderzucker in eine mittelgroße Schüssel geben und schlagen, bis die Masse locker ist. Ein Ei nach dem anderen hineingeben und gründlich schlagen. Vanille und Zitronensaft hinzufügen und noch einmal rühren. Zum Schluss das Mehl zugeben und gründlich unterrühren.

Eine Kastenform fetten und den Teig einfüllen. Die Form in den Backofen stellen und eine Stunde backen, bis der Kuchen goldbraun ist.

Abkühlen lassen und pur oder mit Ihrer Lieblingsgarnierung oder -glasur servieren. Lassen Sie Ihrer Fantasie freien Lauf.

Schottischer Pekannuss-Teekuchen

Dieses köstliche Dessert lässt Ihre Augen glänzen und Ihnen das Wasser im Munde zusammenlaufen.

5 bis 6 Portionen

220 g Butter
125 g Zucker
60 g fein zerkleinerte Pekannüsse
125 g Mehl

Backofen auf 150 °C vorheizen. Butter und Zucker in eine mittelgroße Schüssel geben und gut verrühren. Pekannüsse und Mehl zugeben und untermischen.

Den Teig mit den Händen kneten, bis er glatt erscheint und ihn dann in vier gleiche Teile teilen.

Ein Viertel des Teigs auf einer mit Mehl bestäubten Arbeitsfläche zu einem Kreis mit 22 cm Durchmesser von etwa 0,6 cm Dicke ausrollen. Den Kreis sofort in vier Segmente schneiden und diese auf ein großes gefettetes Backblech geben. Mit einer Gabel in jedes Segment mehrmals einstechen. Mit jedem Viertel des Teiges so verfahren. Wenn nötig, ein zweites gefettetes Backblech verwenden.

Die Bleche in den Backofen geben und backen, bis die Spalten gerade braun zu werden beginnen. Nicht zu lange backen lassen.

Auf dem Blech auskühlen lassen, bis die Stücke fest sind, dann auf Kuchengitter legen.

Apfel-Sahne-Kuchen

*Den immer beliebten Apfelkuchen gibt es
in vielen Varianten. Dieser Kuchen zeichnet sich
durch einen Hauch Sahne aus und wird es Ihnen
wert erscheinen lassen, dass Sie auf diese
Belohnung gewartet haben.*

5 bis 6 Portionen

1 Teelöffel Zucker
150 g Mehl
6 Esslöffel Butter
(oder fettarme Variante)
2 Esslöffel pflanzliches Backfett
3 Esslöffel kaltes Wasser
4 Granny-Smith-Äpfel,
geschält und ohne Kernhaus
125 g Zucker
$1/_8$ l Schlagrahm
1 Ei
1 Teelöffel Fruchtlikör
gemahlener Zimt

Backofen auf 190 °C (Gas Stufe 2–3) vorheizen. Zucker, Mehl, Butter und Backfett in eine mittelgroße Schüssel geben und rühren, bis die Masse krümelig ist. Das Wasser zugießen und rühren, bis die Zutaten verbunden erscheinen.

Den Teig mit der Rückseite einer Gabel gegen den Rand und den Boden einer Obstkuchenform mit 22 cm Durchmesser drücken. Die Form in den Backofen geben und den Kuchenboden 15 bis 20 Minuten backen, bis die Ränder leicht gebräunt sind. Die Form aus dem Ofen nehmen. Die Äpfel in dünne Scheiben schneiden und gleichmäßig auf dem Kuchenboden anrichten. Dann den Kuchen für weitere 15 Minuten in den Backofen geben, anschließend herausnehmen und beiseite stellen.

In einer mittelgroßen Schüssel Zucker, Schlagrahm, Ei und Fruchtlikör gut verrühren, dann diese Mischung über die Äpfel geben. Den Kuchen wieder in den Ofen geben und 20 Minuten garen, bis die Ei-Sahne-Masse stockt.

Auf einem Kuchengitter auskühlen lassen und mit Zimt bestreuen.

Entweder mit Zimmertemperatur oder gekühlt servieren. Nach Belieben mit Fruchtsorbet garniert servieren.

Fisch, Meeresfrüchte und Geflügel

Gebackener Fisch mit Wein
Eine leichte, delikate Vorspeise, die auch den heikelsten Fischesser zufrieden stellt.
3 bis 4 Portionen

600 g Filets von mildem Fisch
4 Esslöffel Butter
(oder fettarme Variante)
$1/4$ l trockener Weißwein
1 Knoblauchzehe, zerkleinert
schwarzer Pfeffer aus der Mühle
1 Teelöffel Teriyakisauce
(oder salzarme Variante)
12 mittelgroße Pilzhüte
Petersilie
4 Zitronenspalten

Backofen auf 180 °C (Gas Stufe 2) vorheizen. Die Fischfilets waschen und beiseite legen. Eine große Auflaufform mit 1 Esslöffel Butter einfetten.

Den Wein über die Filets gießen, Knoblauch und Pfeffer darüber streuen und auf jedes Filet einen Klecks Butter geben (insgesamt 2 Esslöffel). Die Spitze eines Kochthermometers an die dickste Stelle des stärksten Filets stecken und die Form in den Backofen schieben. Backen, bis der Fisch durch ist (das Thermometer zeigt 60 °C).

Den restlichen Esslöffel Butter in eine mittelgroße Pfanne geben und bei Mittelhitze zerlassen. Die Pilzhüte halbieren und zusammen mit der Teriyakisauce in die heiße Pfanne geben. Die Pilze 3 bis 4 Minuten anbraten, bis sie weich sind.

Die Auflaufform aus dem Ofen nehmen, die Filets auf Teller geben und die Flüssigkeit aus der Pfanne darüber gießen.

Mit Pilzen und Petersilie garnieren und mit Zitronenspalten servieren.

Seezungenfilet mit Kräutern

*Dieser Plattfisch hat zartes, köstliches Fleisch,
das eine wunderbare, leicht und schnell zu bereitende
Vorspeise liefert.*

3 bis 4 Portionen

2 mittelgroße Seezungenfilets
$1/2$ Tasse plus 1 Esslöffel Butter
(oder fettarme Variante)
2 Esslöffel Limettensaft
1 Esslöffel getrockneter Estragon
$1/2$ Teelöffel zerkleinerter Knoblauch
2 Esslöffel zerkleinerter frischer Schnittlauch
Salz
(oder Kochsalzersatzmittel)
Paprikapulver
Petersilienstängel zum Garnieren, nach Belieben

Backofen auf 180 °C (Gas Stufe 2) vorheizen. Die Butter in einer kleinen Pfanne zerlassen und mit der Hälfte davon die Fischfilets bestreichen. Limettensaft darauf träufeln. Eine große Auflaufform fetten und die Fischfilets darin anrichten. Die Form zudecken, in den Ofen geben und den Fisch 18 bis 20 Minuten garen, bis er sich mit der Gabel weich sticht.

In die Pfanne mit der restlichen Butter Estragon, Knoblauch und Schnittlauch geben. Mit Salz und Paprikapulver abschmecken. Die Filets aus dem Backofen nehmen. Den Inhalt der Pfanne leicht erhitzen und die Mischung über den Fisch gießen.

Nach Belieben mit Petersilie garnieren.

Panierte Fischfilets
*Ein Hauptgericht, das Ihnen gut tut
und fantastisch schmeckt.*

3 bis 4 Portionen

900 g Fischfilet
(Fisch Ihrer Wahl)
50 g Semmelbrösel zum Panieren
1 Ei
60 ml Olivenöl zum Braten
6 Zitronenspalten
Petersilienstängel zum Garnieren,
nach Belieben

Die Fischfilets waschen, mit Küchenpapier trocken tupfen und in Portionsstücke schneiden. Die Semmelbrösel auf einem großen Teller ausbreiten. In einer kleinen Schüssel das Ei mit der Gabel verschlagen. Den Fisch im verschlagenen Ei und dann in den Semmelbröseln wenden. Darauf achten, dass beide Seiten bedeckt sind.

In einer großen Pfanne vorsichtig das Öl heiß werden lassen. So viele Fischstücke zugeben, dass der Boden der Pfanne bedeckt ist. Die Hitze auf Mittelhitze zurückstellen und den Fisch 4 bis 5 Minuten sautieren, bis er goldbraun ist. Dann die Stücke wenden und die andere Seite 4 bis 5 Minuten sautieren.

Den Fisch auf Teller legen, mit Zitronenspalten und, nach Belieben, mit Petersilienstängeln garnieren.

Sie können auch Ihre Lieblingssauce dazu reichen.

Thunfisch mit schwarzen Pfefferkörnern

Dieses fantastische pfefferige Gericht weckt Ihre Geschmacksknospen.

3 bis 4 Portionen

1 Esslöffel frisch zerstoßener schwarzer Pfeffer
2 Esslöffel Teriyakisauce
(oder salzarme Variante)
2 Esslöffel Zitronen- oder Limettensaft
4 Teelöffel Olivenöl
4 mittelgroße Thunfischsteaks
60 ml Hühnerbrühe
60 ml trockener Weißwein
4 dünne Zitronenscheiben

Den Grill vorheizen. In einer kleinen Schüssel Pfeffer, Teriyakisauce und Saft mischen und beiseite stellen. Beide Seiten der Thunfischsteaks dünn mit Olivenöl bestreichen, auf ein Grillblech legen und 5 bis 6 Minuten grillen. Die Hitze abstellen, aber den Thunfisch im Grill lassen.

In einer großen Pfanne bei Mittelhitze Pfefferkornmischung, Brühe und Wein verrühren.

Unter stetem Rühren bei starker Hitze garen, bis die Sauce leicht gebräunt ist. Die Hitze reduzieren, den Thunfisch aus dem Grill nehmen und die Steaks in die Pfanne legen. Jede Seite 1 Minute sautieren.

Die Thunfischsteaks auf eine Servierplatte legen, die restliche Sauce über die Steaks gießen und mit Zitronenscheiben garnieren.

Gegrillte Hummerschwänze

Das beste am Hummer ist der Schwanz, und hier finden Sie eine einfache Art, um diese Delikatesse der Meere zu genießen.

2 bis 3 Portionen

4 mittelgroße Hummerschwänze
60 ml Limettensaft
60 ml Olivenöl
1 Teelöffel edelsüßes Paprikapulver
1 Teelöffel Salz (oder Kochsalzersatzmittel)
1 Knoblauchzehe, zerkleinert
1 Teelöffel getrockneter Estragon
1 Teelöffel getrocknetes Basilikum
1 Esslöffel Butter (oder fettarme Variante)
zerlassene Butter (oder fettarme Variante)

Mit einer kräftigen Küchenschere vorsichtig an der Unterseite des Schwanzes entlang beider Seiten aufschneiden. Die Oberseite der Schale mit einem Küchenbeil knacken und die beiden Seiten hochbiegen, damit der Schwanz flach liegt.

In einer großen flachen Schüssel Limettensaft, Olivenöl, Paprikapulver, Salz, Knoblauch, Estragon und Basilikum gut verrühren. Die Hummerschwänze 3 Stunden darin marinieren.

Den Grill vorheizen.

Die Schwänze aus der Marinade nehmen. Das frei liegende Fleisch leicht mit Butter bestreichen. Jede Seite 5 Minuten grillen.

Die Hummerschwänze auf Teller legen und mit zerlassener Butter und beliebigen Beilagen servieren.

Shrimps in Weinsauce
Ein besonderes und üppiges Meeresfrüchtegericht.
3 bis 4 Portionen

2 Teelöffel Olivenöl
1 mittelgroße Zwiebel, gewürfelt
3 Knoblauchzehen, geviertelt
$1/4$ l trockener Weißwein
$1/8$ l Hühnerbrühe
450 g mittelgroße Shrimps, geschält und geputzt
Salz (oder Kochsalzersatzmittel)
schwarzer Pfeffer aus der Mühle, grob gemahlen
Zitronensaft

Eine große Pfanne bei geringer Hitze aufsetzen, Öl, Zwiebeln und Knoblauch hineingeben, gut verrühren und bei Mittelhitze garen, bis die Zwiebeln beginnen, goldbraun zu werden. Wein und Brühe einrühren, starke Hitze einstellen und garen, bis die Flüssigkeit zu kochen beginnt. Die Hitze reduzieren und 2 Minuten köcheln lassen. Die Shrimps hineingeben und rasch unterrühren, sodass alle von Flüssigkeit bedeckt sind. Einen Deckel auflegen und die Shrimps 4 bis 5 Minuten garen, bis sie alle rosa sind.

Die Shrimps mit einem Schaumlöffel auf eine Servierplatte legen und mit Salz, Pfeffer und Zitronensaft abschmecken. Den Inhalt der Pfanne über die Shrimps gießen.

Ohne Beilage oder mit Reis servieren.

Shrimps im Bierteig

Ein Lieblingsgericht im Restaurant, das auch zu Hause ohne viel Aufwand zubereitet werden kann.

3 bis 4 Portionen

1 Teelöffel Salz
$1/3$ Teelöffel schwarzer Pfeffer aus der Mühle,
grob gemahlen
1 Knoblauchzehe, zerkleinert
2 Eier, getrennt
1 Esslöffel zerlassene Butter
(oder fettarme Variante)
$1/4$ l abgestandenes Bier
(eine Zeit lang abstehen lassen,
damit die Kohlensäure entweicht)
450 g mittelgroße Shrimps,
geschält und geputzt
60 ml Olivenöl zum Frittieren

In einer mittelgroßen Schüssel Salz, Pfeffer, Knoblauch, Eigelb, Bier und zerlassene Butter gründlich verrühren, einen Deckel auflegen und das Ganze in den Kühlschrank stellen (4 oder mehr Stunden).

Unmittelbar vor der Verwendung die Eiweiße schlagen und unter den Teig heben.

Das Öl in einer Fritteuse auf 200 °C oder in einer großen Pfanne erhitzen. Die Shrimps im Teig wenden und dann goldbraun frittieren. Auf Küchenpapier abtropfen lassen, auf eine Platte geben und servieren.

Nach Belieben Zitronenspalten, Sauce Tartar oder eine andere Sauce dazu reichen.

Gebratene Muscheln

Muscheln gehörten schon immer zur liebsten Beute des Menschen aus dem Meer, und hier finden Sie ein weiteres Rezept, um sie köstlich zuzubereiten.

5 bis 6 Portionen

½ l Sauerrahm
(oder einfaches fettarmes Jogurt mit 2 Esslöffeln Zucker)
1 Teelöffel Salz
(oder Kochsalzersatzmittel)
½ Teelöffel Tabascosauce
2 Teelöffel zerkleinerter Knoblauch
1 l Muscheln
1 Ei
¼ Teelöffel Paprikapulver
110 g Semmelbrösel zum Panieren
60 ml Olivenöl zum Braten

Sauerrahm, Salz, Tabascosauce und Knoblauch in eine kleine Schüssel geben und gut verrühren. Die Sauce für 2 oder mehr Stunden in den Kühlschrank stellen.

Die Muscheln aus der Schale nehmen, trocknen und beiseite stellen. 2 Esslöffel der Muschelflüssigkeit aufbewahren. In einer kleinen Schüssel Flüssigkeit, Ei und Paprikapulver mischen. In eine andere kleine Schüssel die Semmelbrösel geben. Die Muscheln zuerst in die Flüssigkeit, dann in die Semmelbrösel stippen und beiseite stellen.

In einer großen Pfanne das Öl bei Mittelhitze erhitzen. Wenn es heiß ist, die Muscheln 3 bis 4 Minuten sautieren, bis sie durch sind.

Die Muscheln auf Küchenpapier abtropfen lassen und mit Sauerrahmsauce servieren.

Hühnchen Kiew
Ein Augenschmaus und eine Gaumenfreude.
4 Portionen

2 große ganze Hühnerbrüste, ohne Haut und Knochen
120 g gekühlte Butter
(oder fettarme Variante)
Salz (oder Kochsalzersatzmittel)
schwarzer Pfeffer aus der Mühle
2 Esslöffel zerkleinerter frischer Schnittlauch
Mehl zum Bestäuben
2 Eier, leicht verschlagen
75 g frische Semmelbrösel
Olivenöl zum Frittieren

Die Hühnerbrüste zwischen Wachspapier legen und mit dem Fleischklopfer dünn klopfen. Darauf achten, dass das Fleisch nicht zerreißt. Das Wachspapier entfernen. Die Hühnerbrüste jeweils halbieren.

Die Butter in vier fingerförmige Stücke schneiden. In die Mitte jeder Hühnerbrust ein Stück Butter und $1/2$ Esslöffel Schnittlauch geben, mit Salz und Pfeffer abschmecken und das Fleisch zusammenrollen (hält ohne Befestigung, da das Fleisch klebt).

Jede Rolle leicht mit Mehl bestäuben, im verschlagenen Ei und in den Semmelbröseln wenden. 1 Stunde in den Kühlschrank geben.

Eine Fritteuse oder eine Pfanne mit so viel Olivenöl füllen, dass die Hühnerbrüste bedeckt sind. Das Öl auf 180 °C erhitzen. Eine Hühnerbrust nach der anderen hineingeben und garen, bis sie von allen Seiten braun sind.

Auf Küchenpapier abtropfen lassen und heiß servieren.

Gebratenes Hühnchen mit Füllung
Ein Festtagsessen, das auch unter dem Jahr serviert werden kann.
5 bis 6 Portionen

4 Hand voll Weißbrotwürfel
4 Esslöffel getrocknetes Basilikum
2 Esslöffel zerkleinerte Petersilie
$1/4$ Teelöffel Salz
(oder Kochsalzersatzmittel)
schwarzer Pfeffer aus der Mühle, grob gemahlen
2 Esslöffel Butter
(oder fettarme Variante)
1 kleiner Staudensellerie,
zerkleinert
1 mittelgroße Zwiebel,
zerkleinert
1 ausgenommenes Hühnchen
von etwa 2 kg
1 Esslöffel zerlassene Butter
(oder fettarme Variante)
Knoblauchpulver
Paprikapulver

Backofen auf 180 °C (Gas Stufe 2) vorheizen. Brotwürfel, Basilikum, Petersilie und Salz in einer großen Schüssel verrühren und mit Pfeffer abschmecken.

Butter in einer mittelgroßen Pfanne zerlassen. Wenn die Butter heiß ist, Sellerie und Zwiebeln zugeben, die Hitze reduzieren und das Gemüse 8 bis 10 Minuten anbraten, bis es goldbraun ist. Den Inhalt der Pfanne zur Brotmischung geben und gut untermischen. Beiseite stellen.

Das Hühnchen innen und außen waschen. Die Füllung ins Innere geben und die Haut darüber falten. Das Hühnchen auf einem Bratrost in einen Bräter geben. Die Außenseite des Hühnchens mit zerlassener Butter bestreichen und mit Knoblauchpulver, Paprikapulver, Pfeffer und Salz bestreuen.

Den offenen Bräter in den Backofen stellen und das Hühnchen etwa $1^{1}/_{2}$ bis 2 Stunden braten, bis es gar ist. Das Hühnchen ist gar, wenn beim Einstechen mit einer Gabel nur klarer Saft austritt. Wenn Sie während der ersten $^{3}/_{4}$ Stunde der Garzeit Folie locker über den Bräter geben, wird übermäßiges Bräunen vermieden.

Das Hühnchen aus dem Backofen nehmen und auf eine große Servierplatte legen. Die ganze Füllung und entfernen und diese in eine große Schüssel geben, diese in den noch warmen Backofen stellen.

Das Hühnchen 10 Minuten stehen lassen, tranchieren und mit der Füllung servieren.

Hühnchenbrüste Napoleon

Exotisch, doch einfach und schnell in der Zubereitung.

5 bis 6 Portionen

3 große Hühnerbrüste, ohne Haut und Knochen
3 Esslöffel Butter (oder fettarme Variante)
6 dünne Scheiben gekochter Schinken
6 kleine dünne Scheiben Emmentaler
(oder fettarme Variante)
50 g zerkleinerte Schalotten
12 mittelgroße Pilzhüte, $^1/_4$ l trockener Wein
160 g zerkleinerte Tomaten
80 ml Schlagrahm
5 bis 6 Stängel zerkleinerte Petersilie

Die Hühnerbrüste waschen, zwischen Wachspapier legen und mit einem Fleischklopfer sehr dünn klopfen.

In einer großen Pfanne die Butter heiß, aber nicht braun werden lassen. Ein Stück Hühnchen 2 bis 3 Minuten auf beiden Seiten in der heißen Butter bewegen, bis es nicht mehr rosa ist. Die Hühnerbrust sofort in eine große flache Schüssel geben. Auf die eine Hälfte eine Scheibe Schinken und eine Scheibe Käse geben. Die andere Hälfte darüber falten.

Mit allen Brüsten so verfahren.

Schalotten und Pilze ins ausgebratene Fett in der Pfanne geben und 3 Minuten anbraten. Wein und Tomaten hinzufügen und noch 3 Minuten köcheln lassen, dann den Schlagrahm zugießen.

Die gefüllten Hühnerbrüste in die Sauce geben und 3 Minuten köcheln, nicht kochen lassen. Dabei jedes Stück ein- bis zweimal wenden.

Mit Petersilie bestreuen und auf wildem Reis servieren.

Hähnchen Cacciatore
*Ein hervorragendes Gericht mit Tomatensauce
und Pilzen, das die Nase entzückt
und den Gaumen erfreut.*

4 Portionen

900 g Grillhähnchen,
in Stücke geschnitten
3 Esslöffel Olivenöl
2 Esslöffel Butter
(oder fettarme Variante)
1 mittelgroße Dose ganze Tomaten, gewürfelt
Salz
(oder Kochsalzersatzmittel)
schwarzer Pfeffer aus der Mühle
180 ml trockener Rotwein
1 Teelöffel getrockneter Oregano
1 Teelöffel getrocknetes Basilikum
2 Esslöffel zerkleinerte Petersilie
150 g grüne Paprika in Würfeln
$1/2$ Knoblauchknolle, zerkleinert
4 Esslöffel Mehl
3 Esslöffel Wasser
12 mittelgroße Pilze

Alle Hähnchenteile waschen und trocken tupfen. Öl und Butter in einen 6-l-Topf geben und erhitzen. 4 Hähnchenteile auf den Boden des Topfes geben, von beiden Seiten gut anbräunen und aus dem Topf nehmen. Mit den restlichen Hähnchenteilen genauso verfahren.

Alle angebratenen Hähnchenteile zurück in den Topf geben und die Tomatenstücke aus der Dose, Wein, Oregano, Basilikum, Petersilie, grüne Paprika und Knoblauch hinzufügen. Mit Salz und Pfeffer abschmecken. Einen Deckel auflegen und das Ganze 45 bis 50 Minuten kochen lassen, bis das Hähnchen weich ist.

Mehl und Wasser in eine kleine Schüssel geben und glatt rühren. Die Mischung in den Topf geben und unterrühren.

Pilze hinzufügen und bei geringer Hitze 10 bis 15 Minuten garen, bis die Sauce eingedickt ist.

Warm mit Nudeln (traditionell) oder mit Reis (neu und ausgezeichnet) servieren.

Hühnerbrüstchen mit Jogurt

Jogurt wird traditionell im Nahen Osten, in Russland und in Indien verwendet, um Hühnchen ein saftiges Aroma zu geben, in das andere Gewürze gut eindringen können. So ist Hühnerfleisch ein wahrer Genuss.

5 bis 6 Portionen

3 ganze Hühnerbrüste mit Knochen,
aber ohne Haut
$^3/_8$ l einfaches Jogurt
(oder fettarme Variante)
3 Knoblauchzehen,
zerkleinert
3 Teelöffel getrockneter Estragon
Schwarzer Pfeffer aus der Mühle
Salz
(oder Kochsalzersatzmittel)
3 Teelöffel Olivenöl
1 mittelgroße Zwiebel,
in dünnen Scheiben
1$^1/_2$ Hand voll Pilze,
in dünnen Scheiben
3 Esslöffel Stärkemehl
$^1/_8$ l Wasser

Backofen auf 180 °C vorheizen. Das Hühnchenfleisch waschen, mit Küchenpapier trocken tupfen und in einem großen flachen Topf beiseite stellen.

In einer mittelgroßen Schüssel Jogurt, Knoblauch und Estragon verrühren. Mit Salz und Pfeffer abschmecken. Den Inhalt der Schüssel über das Hühnerfleisch geben. 7 bis 8 Minuten stehen lassen, dann wenden und wieder 7 bis 8 Minuten stehen lassen.

Während das Fleisch in der Marinade ist, das Öl in einer große Pfanne erhitzen. Zwiebeln und Pilze hineingeben und 2 Minuten anbraten.

In einer kleinen Schüssel Stärkemehl und Wasser gründlich verrühren. Die Mischung zu den Zwiebeln und Pilzen in die Pfanne geben und rühren, bis die Sauce eingedickt ist.

Das Hühnerfleisch aus dem flachen Topf nehmen und in eine Kasserolle oder Auflaufform geben. Den Inhalt der Pfanne zur Marinade geben und gut mischen. Über das Fleisch gießen, einen Deckel auflegen und das Ganze 25 Minuten backen. Den Deckel abnehmen und das Fleisch weitere 10 bis 15 Minuten backen, bis es beim Anstechen mit einer Gabel weich ist.

Mit Reis oder Nudeln servieren.

Goldbraunes Hähnchen

Dieses Lieblingsgericht des amerikanischen Südens schmeckt zu jeder Jahreszeit.

3 bis 4 Portionen

etwa 1$^1/_2$ kg Grillhähnchen, in Teile zerlegt
30 g Mehl
2 Esslöffel Semmelbrösel zum Panieren
Salz (oder Kochsalzersatzmittel)
schwarzer Pfeffer aus der Mühle
60 ml Olivenöl zum Braten
Petersilienstängel zum Garnieren, nach Belieben

Die Hähnchenteile waschen und mit Küchenpapier trocken tupfen. Mehl, Semmelbrösel, Salz und Pfeffer in einem 4-l-Plastikbeutel mischen. Immer zwei Hähnchenteile gleichzeitig hineingeben und schütteln, damit die Panade gleichmäßig über das Fleisch verteilt wird. Herausnehmen und auf einen Teller legen. Den Vorgang wiederholen, bis alle Hähnchenteile paniert sind. Das Öl vorsichtig in einer großen Pfanne erhitzen. Einige Hähnchenteile gleichzeitig hineingeben und auf allen Seiten anbraten. Auf einen sauberen Teller, der mit Küchenpapier ausgelegt ist, geben. Den Vorgang wiederholen, bis alle Teile angebraten, aber nicht ganz durch sind.

Vorsichtig alles Fett aus der Pfanne abgießen und dann 2 Esslöffel Fett zurück in die Pfanne geben. Die Hitze verringern und alle Hähnchenteile mit der Haut nach unten in die Pfanne geben.

Zudecken und das Fleisch 30 Minuten garen. Aufdecken, alle Teile wenden und offen weitere 15 Minuten garen.

Die Hähnchenteile herausnehmen und auf eine Servierplatte legen. Nach Belieben mit Petersilie garnieren und heiß servieren.

Hähnchenpaprikasch
Ein einfaches, aber beachtliches Gericht aus Ungarn,
das man heute auf der ganzen Welt genießt.

4 bis 6 Portionen

1800 g ausgenommene, entbeinte Hähnchenteile
3 Esslöffel Butter (oder fettarme Variante)
3 Esslöffel Olivenöl
2 große Zwiebeln, zerkleinert
160 g gewürfelte grüne Paprika
2 Knoblauchzehen, zerkleinert
3 Esslöffel edelsüßes Paprikapulver
2 Teelöffel Salz (oder Kochsalzersatzmittel)
$^1/_2$ l Hühnerbrühe, 2 Teelöffel Mehl
$^1/_2$ l Sauerrahm

Alle Hähnchenteile waschen und beiseite stellen. Butter und Olivenöl in einen großen schweren Topf geben und erhitzen, bis die Butter zerlassen ist. Zwiebeln, grüne Paprika, Knoblauch und Paprikapulver hineingeben. Köcheln, bis die Zwiebel goldbraun ist. Salz und Brühe hinzufügen und den Inhalt des Topfes zum Kochen bringen. Hitze reduzieren und das Ganze nur noch köcheln lassen. Das Hähnchenfleisch zugeben, einen Deckel auflegen und alles etwa 1 Stunde garen, bis das Hähnchenfleisch weich ist. Die Hähnchenteile herausnehmen und auf einen Teller legen. In einer kleinen Schüssel Mehl und Sauerrahm verrühren. Die Hitze so weit reduzieren, dass die Hähnchensauce im Topf nicht mehr kocht und dann die Mehl-Sauerrahm-Mischung einrühren. Unter Rühren erhitzen, aber nicht kochen. Noch 5 Minuten garen.

Traditionell wird Paprikasch mit breiten Nudeln serviert, doch es schmeckt auch ohne Beilage oder mit Reis.

Rind-, Schweine-, Lamm- und Kalbfleisch

Rinderragout
*Dieses Traditionsgericht
schmeckt immer wieder gut.*

5 bis 6 Portionen

1 $^1/_2$ Esslöffel Butter
1 große Zwiebel,
zerkleinert
2 Knoblauchzehen,
zerkleinert
900 g Braten- oder Gulaschfleisch
vom Rind, in 2,5-cm-Würfeln
1 Teelöffel Paprikapulver
Salz
(oder Kochsalzersatzmittel)
schwarzer Pfeffer aus der Mühle
2 große Tomaten, zerkleinert
150 g gewürfelte Sellerie
15 g getrocknete Shiitake-Pilze
Wasser, nach Bedarf
2 Esslöffel Mehl

In einer Pfanne bei Mittelhitze die Butter zerlassen. Zwiebeln und Knoblauch hineingeben und anbraten, bis die Zwiebeln glasig sind. Den Knoblauch entfernen und Fleisch und Paprikapulver hinzufügen. Mit Salz und Pfeffer abschmecken. Rühren, bis alles angebräunt ist. Die zerkleinerten Tomaten zugeben und die Hitze reduzieren. Einen Deckel auflegen und das Ganze köcheln lassen. Nach einer Stunde Garzeit den zerkleinerten Sellerie zugeben.

Während das Fleisch köchelt, die Pilze waschen und in einem mittelgroßen Topf in $^1/_4$ l Wasser 15 bis 20 Minuten einweichen. 15 Minuten nach dem Sellerie die Pilze zur Fleischmischung geben. Weitere 30 bis 45 Minuten köcheln lassen. Wenn das Fleisch weich ist, die Hitze reduzieren. In einer Schüssel Mehl und 60 ml Wasser verrühren und in die Fleischmischung einrühren. Unter Rühren garen, bis die Flüssigkeit eingedickt ist.

Ohne Beilage oder mit Nudeln oder Reis servieren.

Jamaikanischer Braten
*Ein ganz neuer Braten, der willkommene Abwechslung
liefert und ausgezeichnet schmeckt.*
5 bis 6 Portionen

Mehl zum Bestreuen
Salz
(oder Kochsalzersatzmittel)
schwarzer Pfeffer aus der Mühle
1400 g Bratenfleisch vom Rind
3 Esslöffel Olivenöl
1 mittelgroße Zwiebel, zerkleinert
1 Knoblauchzehe, fein zerkleinert
$1/2$ Teelöffel getrocknetes Basilikum
450 g Tomaten aus der Dose mit Flüssigkeit
$1/2$ Teelöffel gemahlener Ingwer

Mehl, Salz und Pfeffer mischen. Das Fleisch mit dieser Mischung bestreuen.

Das Öl in einem Bräter erhitzen, das Fleisch zugeben und wenden, bis es von allen Seiten gut angebraten ist. Zwiebeln, Knoblauch und Basilikum zugeben. Die Zwiebeln rühren, bis sie braun sind. Tomaten und Ingwer hinzufügen. Fest zudecken und das Ganze 2 bis $2^{1}/_{2}$ Stunden köcheln lassen, bis das Fleisch weich ist.

Den Braten herausnehmen und auf eine vorgewärmte Platte legen.

Rindfleisch-Schmortopf mit Wein und Kräutern

Ein üppiges, herzhaftes Hauptgericht, das Sie im Winter warm hält.

3 bis 4 Portionen

600 g Schmorbraten,
in Würfeln
160 ml trockener Rotwein
1 großes Lorbeerblatt
1 Knoblauchzehe,
in Scheiben
Salz
(oder Kochsalzersatzmittel)
$1/_2$ Teelöffel schwarzer Pfeffer
2 Esslöffel Olivenöl
$3/_8$ l Rinderbrühe
1 Staudensellerie mit Blättern,
gewürfelt
1 mittelgroße Zwiebel,
in Ringen
einige Petersilienstängel
$1/_4$ Teelöffel getrockneter Thymian
4 Knoblauchzehen
1 Stück Ingwerwurzel
Stärkemehl

Fleisch, Wein, Lorbeerblatt, Knoblauch, Salz und Pfeffer in eine große Schüssel geben. 3 bis 4 Stunden im Kühlschrank marinieren, dabei häufig wenden.

Das Fleisch herausnehmen und auf einen Teller legen. Die Marinade beiseite stellen.

Das Olivenöl in einen Bräter geben und erhitzen. Das Fleisch hineingeben und von allen Seiten anbraten.

Marinade, Rinderbrühe, Sellerie, Zwiebeln, dazu Kräuter und Gewürze (in Musselin eingebunden) bei Mittelhitze in einen mittelgroßen Topf geben. Den Inhalt des Topfes zum Fleisch hinzufügen, einen Deckel auflegen und das Ganze 2$^1/_2$ bis 3 Stunden köcheln lassen, bis das Fleisch weich ist. Wenn nötig, Wasser zugießen.

Nach Belieben können auch andere Gemüse dazugegeben werden. Garen, bis die Gemüse weich sind.

Das Kräutersäckchen entfernen und das Fleisch auf eine vorgewärmte Platte legen. Die Sauce mit Stärkemehl, das in etwas Wasser gelöst wurde, andicken ($^1/_2$ Teelöffel Stärkemehl je $^1/_4$ l Brühe). Die Mischung zur Flüssigkeit im Bräter geben und bei Mittelhitze 2 Minuten rühren.

Die Sauce über das Fleisch gießen und sofort servieren.

Klassisches Rindfleischgericht aus New England

Ein Gericht, das beim Zubereiten und beim Verzehren Spaß macht.

3 bis 4 Portionen

900 g Rinderbrust
1 Knoblauchzehe
1 ganze Nelke
6 ganze Pfefferkörner
1 Lorbeerblatt
4 mittelgroße Möhren, geschält
3 große Kartoffeln, geschält
6 kleine Zwiebeln, geschält
1 kleiner Kohlkopf
2 Esslöffel Butter (oder fettarme Variante)
5 bis 6 Stängel zerkleinerte Petersilie

Das Fleisch waschen und in einen Topf geben. So viel kaltes Wasser zugießen, dass das Fleisch bedeckt ist. Knoblauch, Nelke, Pfefferkörner und Lorbeerblatt hinzufügen. Zum Kochen bringen, die Hitze reduzieren und 5 bis 6 Minuten köcheln lassen. Das Fett abschöpfen, einen Deckel auflegen und das Fleisch 3 bis $3^{1}/_{2}$ Stunden köcheln lassen. Möhren, Kartoffeln und Zwiebeln zugeben. Den Kohl in acht Teile schneiden und diese in den Topf geben. Das Ganze eine weitere halbe Stunde köcheln lassen.

Das Fleisch aus dem Topf nehmen und quer zur Faser in dünne Scheiben schneiden. Das Gemüse herausnehmen und als Beilage zum Fleisch servieren.

Eine würzige Senfsauce passt ausgezeichnet zu diesem Fleischgericht.

Rindergulasch

*Das Grundgericht der ungarischen
und rumänischen Küche ist leicht zuzubereiten
und schmeckt wunderbar.*

4 Portionen

60 ml Olivenöl
4 große Zwiebeln,
zerkleinert
600 g Gulaschfleisch vom Rind,
in Würfeln
1 1/2 Teelöffel Salz
(oder Kochsalzersatzmittel)
1 Teelöffel edelsüßes Paprikapulver
1 kleine Dose Tomatenmark

Eine schweren 2-l-Topf bei Mittelhitze aufsetzen und Öl und Zwiebeln hineingeben. Anbraten, bis die Zwiebeln braun sind. Das Fleisch zugeben und rühren, bis das Fleisch nicht mehr rot ist. Salz, Paprikapulver und Tomatenmark hinzufügen. Die Hitze reduzieren, einen Deckel auflegen und das Ganze 1 bis 2 Stunden langsam köcheln lassen, bis das Fleisch weich ist. Oft nachsehen, wenn das Fleisch beginnt, sich anzulegen, etwas Wasser nachgießen.

Ohne Beilage oder mit Nudeln servieren und auf die Begeisterung warten.

Steak Suprême

*Dieses ungewöhnliche Gericht kann mit Zutaten
zubereitet werden, die meist vorrätig sind.*

3 bis 4 Portionen

900 g Rinderlende
1 Knoblauchzehe, halbiert
60 ml Olivenöl
Salz (oder Kochsalzersatzmittel)
schwarzer Pfeffer aus der Mühle
getrocknetes Basilikum
60 ml trockener Rotwein
1 Esslöffel Butter (oder fettarme Variante)

Backofen auf 180 °C vorheizen. Das Fleisch mit Küchenpapier trocknen. Jede Seite mit Knoblauch einreiben und die Knoblauchzehe beiseite legen. Das Öl in eine große Pfanne geben und bei starker Hitze sehr heiß werden lassen. Das Fleisch auf jeder Seite 3 bis 5 Minuten gut anbraten.

Von der Kochstelle nehmen und das Fleisch in einen flachen Topf geben und mit Salz, Pfeffer und Basilikum abschmecken. Den Knoblauch zugeben. Im oberen Teil des Backofens 25 Minuten backen. Das Fleisch aus dem Topf nehmen und im Backofen warm halten.

Überschüssiges Fett aus dem Topf abgießen und den Knoblauch entfernen. Den Topf auf eine Kochplatte des Herdes stellen und Wein hineingießen und die Mischung kurz zum Kochen kommen lassen, dabei umrühren, um angelegte Teilchen zu lösen. Von der Kochstelle nehmen und die Butter einrühren.

Das Fleisch quer zur Faser in dünne Scheiben schneiden und die Sauce dazu reichen.

Rindfleisch-Reis-Kasserolle

Ein herzhaftes Gericht, das auch mäkelige Fleischesser zufrieden stellt.

3 bis 4 Portionen

450 g mageres Rinderhackfleisch
1 Esslöffel Olivenöl
1 mittelgroße Zwiebel, zerkleinert
150 g Sellerie, in Scheiben
40 g zerkleinerte grüne Paprika
150 g ungekochter Reis
300 g Tassen Tomaten aus der Dose
$1/8$ l Wasser
2 Teelöffel Chilipulver
1 Teelöffel Teriyakisauce (oder salzarme Variante)
80 g entsteinte reife Oliven (grün oder schwarz),
in grobe Stücke geschnitten
Salz (oder Kochsalzersatzmittel)
schwarzer Pfeffer aus der Mühle

Backofen auf 170 °C (Gas Stufe 2) vorheizen. In einer großen Pfanne bei Mittelhitze das Öl erhitzen und das Fleisch anbraten. Das Fleisch aus der Pfanne nehmen und Zwiebeln, Sellerie, grünen Paprika und Reis hineingeben. Unter Umrühren garen, bis alle Zutaten angebraten sind.

Tomaten, Wasser, Chilipulver, Teriyakisauce, Fleisch und Oliven zugeben, mit Salz und Pfeffer abschmecken und zum Kochen bringen. Die Mischung in eine 2-l-Kasserolle geben und zudecken.

Das Ganze 45 bis 60 Minuten backen, bis es durch ist. Heiß servieren.

Gegrillte Lammkoteletts
Dieses einfache Rezept betont den köstlichen Geschmack von Lamm.
3 bis 4 Portionen

4 doppelt dicke Lammkoteletts
3 Esslöffel Olivenöl
1 Knoblauchzehe, in Scheiben
Salz (oder Kochsalzersatzmittel)
schwarzer Pfeffer aus der Mühle
Butter (oder fettarme Variante)
Kräuter Ihrer Wahl – Petersilie, Rosmarin und/oder Basilikum
Zitronensaft, nach Belieben

Den Ofen zum Grillen vorheizen. Lammfleisch, Olivenöl und Knoblauch in eine große Schüssel geben und, zugedeckt, 1 bis 2 Stunden im Kühlschrank marinieren. Die Lammkoteletts auf den Grillrost geben und im Backofen etwa 5 cm von der Hitzequelle entfernt platzieren. Auf beiden Seiten grillen, bis sie blutig (5 Minuten pro Seite), medium (6 bis 7 Minuten pro Seite) oder gut durch (10 Minuten pro Seite) sind.

Das Lammfleisch auf eine vorgewärmte Platte geben, mit Salz und Pfeffer abschmecken und auf jedes Kotelett einen Klecks Butter geben.

Mit Kräutern Ihrer Wahl bestreuen. Nach Belieben mit Zitronensaft beträufeln.

Marokkanische Lammkoteletts
*Eine Köstlichkeit aus dem Nahen Osten,
die auch in unseren Breiten schmeckt.*

3 bis 4 Portionen

4 doppelt dicke Lammkoteletts
3 Esslöffel Olivenöl
1 Knoblauchzehe, in Scheiben
1 Teelöffel getrocknetes Basilikum
1/2 Teelöffel getrockneter Thymian
Salz (oder Kochsalzersatzmittel)
schwarzer Pfeffer aus der Mühle
1 Teelöffel Paprikapulver
4 Stückchen Butter (oder fettarme Variante)
1 Esslöffel Zitronensaft
Petersilienstängel zum Garnieren, nach Belieben

Die Koteletts abwaschen und beiseite stellen. Öl, Knoblauch und Kräuter in eine große Schüssel geben und gut verrühren. Die Koteletts zugeben und, zugedeckt, 2 Stunden im Kühlschrank marinieren.

Backofen zum Grillen vorheizen. Die Lammkoteletts herausnehmen und auf einen Grillrost geben. Den Rost etwa 5 cm von der Hitzequelle entfernt platzieren. Jede Seite 5 Minuten anbraten (insgesamt 10 Minuten). Die Koteletts auf eine vorgewärmte Servierplatte legen, mit Salz, Pfeffer und Paprikapulver abschmecken und in die Mitte jedes Koteletts einen Klecks Butter geben. Dann mit Zitronensaft beträufeln. Nach Belieben jeden Butterklecks mit einem Petersilienstängel krönen.

Mit Ihrem Lieblingsgemüse und Kartoffeln, Nudeln oder Reis servieren.

Herzhafter Lammbraten
Ein sättigendes Belohnungsessen.
Reste können Sie gut als Vorspeise zum Belohnungsessen
des nächsten Tages aufheben.

1250 g Lammbraten
1 Teelöffel Salz (oder Kochsalzersatzmittel)
1 Knoblauchzehe, halbiert
$1/2$ Tasse Aprikosenmarmelade
60 ml Zitronensaft
schwarzer Pfeffer aus der Mühle

Backofen auf 150 °C (Gas Stufe 1) vorheizen. Das Lammfleisch mit Salz und Knoblauch einreiben. An der dicksten Stelle ein Fleischthermometer in den Braten stecken. Das Fleisch auf einen Rost in die Fettpfanne geben, die Seite mit dem Fett nach oben. Nicht zudecken.

Die Fettpfanne in den Backofen geben und das Fleisch 30 Minuten braten.

In einer mittelgroßen Schüssel für die Glasur Aprikosenmarmelade und Zitronensaft verrühren, mit Pfeffer abschmecken. Die Pfanne aus dem Ofen nehmen und die Hälfte der Glasur aufs Fleisch geben. Die Pfanne ohne Deckel zurück in den Backofen stellen und das Fleisch weitere 30 Minuten garen.

Die Pfanne erneut aus dem Backofen nehmen und mit der restlichen Glasur genauso vorgehen. Die Pfanne wieder in den Backofen stellen und garen, bis die gewünschte Temperatur erreicht ist (80 °C für medium und 85 °C, damit das Fleisch gut durch ist).

Mit Ihrem Lieblingsgemüse, Reis oder Nudeln und Minzgelee servieren.

Lammcurry

Ein exotische Köstlichkeit, die ganz nach Geschmack mild oder scharf zubereitet werden kann.

3 bis 4 Portionen

4 Esslöffel Butter
(oder fettarme Variante)
1 Teelöffel Sesamöl
4 mittelgroße Schalotten, zerkleinert
1 Knoblauchzehe, zerkleinert
450 g Lammschulter ohne Knochen, gewürfelt
$1/4$ l einfaches Jogurt
(normal oder fettarm)
1 Teelöffel geriebene Ingwerwurzel
1 Esslöffel getrocknetes Basilikum
2 Teelöffel gemahlener Koriander
$1/4$ Teelöffel gemahlener Zimt
$1/2$ Teelöffel gemahlener Kardamom
$1/4$ Teelöffel gemahlene Nelken
$1/2$ Teelöffel Currypulver, nach Belieben auch mehr

Butter und Öl in einen mittelgroßen Topf geben und die Butter bei Mittelhitze zerlassen. Schalotten und Knoblauch zugeben und anbraten, bis die Schalotten weich sind. Schalotten und Knoblauch aus dem Topf nehmen und beiseite legen. Das Lammfleisch in den Topf geben und auf allen Seiten anbraten. Schalotten und Knoblauch wieder in den Topf geben und Jogurt, Ingwer, Basilikum, Koriander, Zimt, Kardamom, Nelken und Curry hinzufügen. Gründlich verrühren, damit das Lamm rundherum von der Mischung bedeckt ist. Einen Deckel auflegen und das Ganze 30 Minuten köcheln lassen.

Mit Reis oder Couscous servieren.

Gefüllte Lammschulter
*Ein leckeres Hauptgericht, das zu vielen
Ihrer Lieblingsbeilagen passt.*

5 bis 6 Portionen

3 Esslöffel Butter (oder fettarme Variante)
1 Hand voll getrocknete Pilze
1 Knoblauchzehe, gewürfelt
220 g Schinken, fein zerkleinert
1 Esslöffel fein zerkleinerte frische Petersilie
1 kleine Zwiebel, fein zerkleinert
geriebene Schale 1 Zitrone
4 Esslöffel weiche Brotkrümel
2 Eier, leicht verschlagen
Salz (oder Kochsalzersatzmittel)
schwarzer Pfeffer aus der Mühle
900 g Lammschulter, zum Füllen vorbereitet

Backofen auf 150 °C (Gas Stufe 1) vorheizen. Einen Rost in eine flache Fettpfanne geben.

Die Butter bei Mittelhitze in einer großen Pfanne zerlassen. Die Pilze zugeben und anbraten, bis sie braun sind. Knoblauch, Schinken, Petersilie, Zwiebeln, geriebene Zitronenschale, Brotkrümel und Eier zugeben, mit Salz und Pfeffer abschmecken und alles gut verrühren.

Die Lammschulter mit der Mischung aus der Pfanne füllen und mit einem Faden fest zubinden.

Die gefüllte Schulter auf den Rost in der Fettpfanne geben. Ohne Deckel braten, bis das Fleisch durch ist (40 Minuten je Pfund).

Würziger Lammspieß

Ein herrliches Kebab, das im Handumdrehen fertig ist, aber von allen begeistert aufgenommen wird.

3 bis 4 Portionen

450 g Lammfleisch ohne Knochen
1 kleine Zwiebel,
fein zerkleinert
3 Knoblauchzehen,
fein zerkleinert
1 Teelöffel geriebene Ingwerwurzel
1 Teelöffel fein zerkleinerte Petersilie
2 Tassen von Ihren Lieblingsgemüsen –
grüne oder rote Paprika, Blumenkohl,
Zwiebelscheiben, Pilze usw.
2 Esslöffel Rotweinessig
1 Esslöffel scharfes Paprikapulver
$1/2$ Teelöffel gemahlener Zimt
60 ml Rinderbrühe
2 Esslöffel Sesamöl
Salz (oder Kochsalzersatzmittel)
schwarzer Pfeffer aus der Mühle

Das Lammfleisch in Würfel von 3,5 cm Seitenlänge schneiden.

In einer mittelgroßen Schüssel Zwiebeln, Knoblauch, Ingwerwurzel, Petersilie, Gemüse, Essig, Paprika, Zimt, Brühe und Sesamöl gut verrühren und mit Salz und Pfeffer abschmecken.

Das Lammfleisch in die Schüssel mit der Mischung geben. Darauf achten, dass das Fleisch vollständig von Marinade bedeckt ist. Einen Deckel auflegen und die Schüssel über Nacht in den Kühlschrank stellen. Das Fleisch, während es in der Marinade liegt, von Zeit zu Zeit wenden.

Den Grill vorheizen. Die Schüssel aus dem Kühlschrank nehmen. Fleisch und Gemüse auf Metallspieße stecken, diese 10 bis 12 cm von der Wärmequelle entfernt platzieren und das Fleisch 10 Minuten garen. Die Spieße drehen. Mehrere Male mit der herabtropfenden Flüssigkeit übergießen.

Heiß auf Salat oder mit Nudeln oder Reis servieren.

Gebratene Lammkeule

Ein köstliches, zartes Gericht, das Sie sowohl am Abend beim Belohnungsessen als auch am Tag darauf bei einer Reduktionsmahlzeit genießen können.

6 bis 8 Portionen

2250 g Lammkeule,
alles sichtbare Fett entfernt
1 Knoblauchzehe,
in Stückchen
1 Teelöffel getrockneter Rosmarin
Zitronensaft
Sesamöl
Salz
(oder Kochsalzersatzmittel)
schwarzer Pfeffer aus der Mühle

Backofen auf 150 °C (Gas Stufe 1) vorheizen. Kleine Schlitze in die Oberfläche des Fleisch schneiden und Knoblauchstückchen hineinstecken. Die Oberfläche mit Rosmarin, Zitronensaft, Öl, Salz und Pfeffer einreiben. In die Mitte des Bratens ein Fleischthermometer stecken. Einen Rost in die Fettpfanne legen und das Fleisch darauf geben. Braten, bis die gewünschte Temperatur erreicht ist: für blutig (60 °C, etwa 1 Stunde), medium (70 °C, etwa $1^{1}/_{4}$ Stunden) und gut durch (75 °C, etwa $1^{1}/_{2}$ Stunden).

Das Fleisch herausnehmen und etwa 20 Minuten auf eine Wärmeplatte legen. Tranchieren und mit der Sauce aus der Pfanne servieren (eventuell das Fett abschöpfen).

Süß-scharfes Schweinefleisch mit Aprikosen
Die fernöstliche Küche ist immer beliebt,
und dieses interessante Rezept ist reich an Kontrasten.

5 bis 6 Portionen

900 g mageres Schweinefleisch ohne Knochen,
in Würfeln von 2,5 cm Seitenlänge
$1/2$ l Wasser
Salz (oder Kochsalzersatzmittel)
60 ml Teriyakisauce (oder fettarme Variante)
1 Knoblauchzehe, geviertelt
80 g Zucker
4 Esslöffel Stärkemehl
$1/4$ l weißer Wein- oder Estragonessig
$1/8$ l Aprikosensirup
schwarzer Pfeffer aus der Mühle, grob gemahlen
1 kleine Dose Aprikosenhälften in Sirup aus der Dose,
abgegossen

Schweinefleisch, Wasser, Salz nach Belieben, Teriyakisauce und Knoblauch in einen großen Topf geben. Zum Kochen bringen, die Hitze verringern, einen Deckel auflegen und das Fleisch 50 bis 60 Minuten köcheln lassen. Den Knoblauch herausnehmen und wegwerfen. Das Fleisch herausnehmen und den Topf mit der Sauce beiseite stellen.

Zucker, Stärkemehl, Essig und Sirup in einen anderen Topf geben, mit Pfeffer abschmecken und gut verrühren. Die Brühe aus dem ursprünglichen Topf zugeben und bei Mittelhitze garen, bis die Sauce glasig und dick wird. Schweinefleischwürfel und Aprikosen zugeben und unterrühren.

Ohne Beilage oder mit Nudeln, braunem, wildem oder weißem Reis servieren.

Gefüllte Schweinekoteletts

Ein Schweinefleischgericht mit Fantasie, das Ihre Familie oder Gäste begeistern wird. Die Reste können Sie gut als Vorspeise zu einer Reduktionsmahlzeit verwenden.

4 Portionen

4 dickere Schweinekoteletts
2 Esslöffel Olivenöl, 1 Teelöffel Sesamöl
1 mittelgroße Zwiebel, zerkleinert
2 Hand voll zerkleinerte Pilze
110 g Semmelbrösel zum Panieren
$1/4$ Teelöffel getrockneter Salbei
Salz (oder Kochsalzersatzmittel)
schwarzer Pfeffer aus der Mühle
2 Esslöffel Sauerrahm
(oder einfaches fettarmes Jogurt mit ein wenig Zucker)
60 ml Wasser

Backofen auf 180 °C (Gas Stufe 2) vorheizen. Taschen in die Koteletts schneiden.
Oliven- und Sesamöl in einer tiefen Pfanne erhitzen. Die Zwiebeln zugeben und anbraten, bis sie weich sind. Die Pilze einrühren und 2 Minuten garen. Semmelbrösel und Salbei zugeben und mit Salz und Pfeffer abschmecken. Gut verrühren. Die Mischung mit dem Sauerrahm befeuchten.

Mit einem Löffel Füllung in die Tasche jedes Koteletts geben. Die Öffnungen mit einem hölzernen Zahnstocher verschließen. Wasser in eine Auflaufform geben und die Koteletts darin anrichten. Zugedeckt 30 Minuten backen. Den Deckel abnehmen und das Fleisch weitere 30 bis 45 Minuten backen.

Mit Ihrer Lieblingssauce oder mit dem Bratenfond servieren.

Schweinefleisch nach chinesischer Art
*Ein köstliches Schweinefleischgericht,
das auch beim üppigsten Mahl ein Höhepunkt ist.*

3 bis 4 Portionen

3 Esslöffel Olivenöl
$1/_2$ zerkleinerte Zwiebel
300 g Schweinebraten-Aufschnitt,
in Streifen
$3/_8$ l Hühnerbrühe
4 Stangen Staudensellerie, in dünnen Scheiben
1 Hand voll Pilze, in Scheiben
100 g frische Bohnensprossen
2 Esslöffel Stärkemehl
$1/_4$ Teelöffel Zucker
Salz
(oder Kochsalzersatzmittel)
schwarzer Pfeffer aus der Mühle
2 Esslöffel Teriyakisauce
(oder fettarme Variante)
2 Esslöffel Wasser

Das Öl in eine Pfanne geben und erhitzen. Die Zwiebeln hineingeben und anbraten, bis sie glasig sind. Schweinefleisch, Brühe, Sellerie und Pilze zugeben. 5 Minuten köcheln lassen. Die Hitze verringern und die Sprossen zugeben.

Stärkemehl, Zucker, Teriyakisauce und Wasser in eine kleine Schüssel geben, mit Salz und Pfeffer abschmecken und verrühren. Die Mischung in die Pfanne geben, bei Mittelhitze rühren, bis sie eingedickt ist.

Wenn gewünscht, auf chinesischen Nudeln oder Reis servieren.

Schinken Surprise in Scheiben
Wetten, so kennen Sie Schinken noch nicht!
3 bis 4 Portionen

5 Esslöffel Butter (oder fettarme Variante)
4 Esslöffel Mehl
$^1/_2$ l Vollmilch (oder fettarme Variante)
Salz (oder Kochsalzersatzmittel)
schwarzer Pfeffer aus der Mühle
30 g geriebener Parmesan-Käse (oder fettarme Variante)
2 hart gekochte Eier, in Scheiben
4 dicke Scheiben mageren Grillschinken
8 Dreiecke Toast
12 Spargelstangen, geputzt und leicht gedämpft

4 Esslöffel Butter bei Mittelhitze in einem Topf zerlassen. Das Mehl zugeben und mit einem Schneebesen einrühren, bis die Masse glatt ist.

In einem anderen Topf die Milch zum Kochen bringen und sofort unter heftigem Rühren die Mehl-Butter-Mischung zugeben. Wenn sie eingedickt ist, die Hitze verringern und 1 Minute köcheln. Mit Salz und Pfeffer abschmecken, von der Kochstelle nehmen und den Käse einrühren, bis er geschmolzen ist. Zum Abschluss der Saucenzubereitung die Eierscheiben vorsichtig unterziehen.

In einer großen Pfanne die Schinkenscheiben in der restlichen Butter anbraten, bis sie erhitzt sind. Die Toastdreiecke auf eine große Servierplatte legen, mit den Schinkenscheiben bedecken und jede Scheibe mit drei gekochten, abgegossenen Spargelstangen garnieren.

Die Eiersauce über den Spargel geben. Sofort servieren.

Schweinekoteletts ungarische Art
*Eine Köstlichkeit, die den Geist erfreut
und den Magen sättigt.*
3 bis 4 Portionen

4 Koteletts von der Schweinelende
1 Knoblauchzehe, fein zerkleinert
1 Teelöffel Kümmel
1 Teelöffel Paprikapulver
Salz
(oder Kochsalzersatzmittel)
schwarzer Pfeffer aus der Mühle
160 ml trockener Rotwein

Die Koteletts so in eine große, flache, feuerfeste Kasserolle geben, dass sie einander nicht berühren. Knoblauch, Kümmel, Paprikapulver, Salz und Pfeffer in eine mittelgroße Schüssel geben und gut verrühren. Die Mischung über die Koteletts streuen. Den Wein zugießen und einen Deckel auflegen. 2 bis 3 Stunden in den Kühlschrank stellen.

Backofen auf 150 °C (Gas Stufe 1) vorheizen. Den Deckel abnehmen und die Kasserolle in den Ofen stellen. Das Fleisch 50 bis 60 Minuten backen, bis es weich ist. Wenn nötig, noch Wein zugießen.

Nach Belieben mit der Sauce aus der Kasserolle und Butternudeln servieren.

Kalbfleisch mit Paprikaschoten

Das ausgezeichnete Aroma von Kalbfleisch mit Paprikaschoten bietet eine willkommene Abwechslung.

4 bis 6 Portionen

4 große grüne Paprika, in dicken Scheiben
1 Esslöffel Olivenöl
900 g Kalbfleisch, geschnetzelt
2 Teelöffel Zucker
Salz (oder Kochsalzersatzmittel)
$1/4$ l Hühnerbrühe
1 Teelöffel Stärkemehl
1 Teelöffel Teriyakisauce
(oder fettarme Variante)
1 Teelöffel getrocknetes Basilikum
2 Esslöffel Wasser

Die Paprika in einen Topf mit kochendem Wasser geben, zudecken und 3 Minuten ankochen. Sofort abgießen und beiseite stellen.

Das Öl in einer großen Pfanne erhitzen. Das Kalbfleisch hineingeben, häufig umrühren und 2 Minuten anbraten. Paprikaschoten, Zucker und Brühe hinzufügen. Mit Salz abschmecken. Zudecken und das Ganze 10 Minuten köcheln lassen.

In einer kleinen Schüssel Stärkemehl, Teriyakisauce, Basilikum und Wasser verrühren. Das Kalbfleisch hineingeben und 2 bis 3 Minuten rühren, bis die Sauce eindickt.

Ohne Beilage oder mit Reis oder Pasta servieren.

Kalbsschnitzel nach Mittelmeerart

*Dieser Leckerbissen ist leicht zuzubereiten
und delikat in Struktur und Aroma.
So wird man sich lang daran erinnern.*
4 Portionen

4 Esslöffel Butter
(oder fettarme Variante)
4 dicke Schnitzel von der Kalbslende
1 Esslöffel zerkleinerte Zwiebel
1 Knoblauchzehe,
zerkleinert
$1/_2$ Tasse fein gewürfelter Schinken
2 Tassen grüne Oliven,
entsteint und zerkleinert

Die Butter in einer großen Pfanne erhitzen, die Schnitzel hineingeben und bei Mittelhitze auf beiden Seiten anbräunen. Zwiebeln, Knoblauch und Schinken zugeben und bei Mittelhitze rühren, bis die Zwiebeln glasig sind. Die Schnitzel wenden, einen Deckel auf den Topf legen und das Ganze 20 Minuten bei geringer Hitze garen. Die Schnitzel auf eine Platte legen und warm halten. Die Oliven in die Pfanne geben und 1 Minute erhitzen. Den Inhalt der Pfanne über die Schnitzel geben und servieren.

Salate, Dressings und Gemüse

Gurkensalat mit Dressing Grüne Göttin
*Ein verlockender und ungewöhnlicher Salat,
der auch die unsensibelsten Geschmacksknospen kitzelt.*

3 bis 4 Portionen

Dressing Grüne Göttin
6 Zweiglein Brunnenkresse
6 Spinatblätter, gewaschen
6 Stiele frischer Estragon oder Kerbel
160 ml Mayonnaise (oder Diätmayonnaise)
1 Teelöffel Zitronensaft

Gurkensalat
2 mittelgroße Gurken
150 g gekochte Grüne Bohnen, in Würfeln
frischer Schnittlauch, fein zerkleinert

Brunnenkresse, Spinat und Estragon in einem mittelgroßen Topf mit Wasser köcheln lassen. Abgießen und mit kaltem Wasser überspülen. Die Gemüse auf einen großen Teller legen und mit einer Gabel das Wasser herausdrücken, sodass das Gemüse einen Brei bildet.

Die Mayonnaise in eine mittelgroße Schüssel geben, Zitronensaft und Gemüse zugeben und gut verrühren. Bis zum Verzehr in den Kühlschrank stellen.

Die ungeschälten Gurken der Länge nach halbieren. Die Stücke in einen großen Topf geben und mit Wasser bedecken. 2 Minuten köcheln lassen, dann von der Kochstelle nehmen. Für 5 Minuten in Eiswasser stellen. Abgießen und sorgfältig trocknen.

Wenn die Gurken kalt sind, das Innere aushöhlen. Die Hülle sollte etwa 0,5 cm dick sein. Die Höhlung mit Bohnen füllen und mit Dressing Grüne Göttin bedecken. Schnittlauch darüber streuen.

Ungarischer Rote-Bete-Salat
Dieser herrlich erfrischende Salat
ist ein wundervoller Beitrag zu jeder Mahlzeit.
3 bis 4 Portionen

450 g Rote Bete
1 Esslöffel weißer, Wein- oder Estragonessig
1 Esslöffel Wasser
$1/2$ Esslöffel Zucker
$1/2$ Teelöffel Kümmel
$1/2$ Teelöffel Meerrettich aus dem Glas
Salz (oder Kochsalzersatzmittel)
2 Eier, nach Belieben

Die Rote Bete in einem mittelgroßen Topf in Wasser garen, bis sie weich ist. Das Wasser abgießen, die Rote Bete schälen, in Scheiben schneiden und beiseite stellen.

In einer kleinen Schüssel Essig, Wasser, Zucker, Kümmel und Meerrettich verrühren. Mit Salz abschmecken. Die Mischung über die Roten Bete gießen und das Ganze über Nacht in den Kühlschrank stellen.

Vor dem Servieren nach Belieben die Eier hart kochen, schälen und als Garnierung zum Salat servieren.

Würziger Gartensalat mit Dressing
Ein frischer Salat, den Sie einfach und schnell zubereiten können.

3 bis 4 Portionen

1 kleiner Kopfsalat
110 g frischer Spinat, mittelgroße Blätter
1 Dutzend große Sauerampferblätter
1 kleine Gurke
6 Radieschen, gewaschen und geputzt
60 ml Zitronensaft, 80 ml Olivenöl
$1/2$ Teelöffel Zucker
1 Knoblauchzehe, geachtelt
Salz (oder Kochsalzersatzmittel)
schwarzer Pfeffer aus der Mühle, grob gemahlen

Alle Blattgemüse gründlich waschen und abtropfen lassen. Die Kopfsalatblätter in mundgerechte Stücke zerpflücken und in eine große Salatschüssel geben. Nach dem Entfernen der Mittelrippen mit den Spinat- und den Sauerampferblättern genauso verfahren. Die Gurke schälen und Gurke und Radieschen in dünne Scheiben schneiden. Ebenfalls in die Schüssel geben. Einen Deckel auflegen und das Ganze bis zum Verzehr in den Kühlschrank stellen.

In einem dicht verschließbaren Gefäß Zitronensaft, Olivenöl, Zucker und Knoblauch mischen, mit Salz und Pfeffer abschmecken, gut schütteln und bis zum Verzehr in den Kühlschrank stellen.

Vor dem Servieren Salatschüssel und Gefäß mit Dressing aus dem Kühlschrank nehmen. Das Dressing noch einmal gut schütteln und über den Salat gießen. Den Salat mischen, bis das Dressing gut verteilt ist.

Italienischer Salat mit Dressing

*Dieser Salat ist schnell und einfach zubereitet,
und es macht Freude, ihn der Familie
oder Gästen zu servieren.*

3 bis 4 Portionen

1 mittelgroße Gurke
1 Bund Radieschen, gewaschen
2 Orangen, geschält
2 Esslöffel Olivenöl
1 Esslöffel Rotweinessig
1 Teelöffel zerkleinerter frischer Schnittlauch
1 Knoblauchzehe, zerkleinert

Die Gurke schälen und in dünne Scheiben schneiden, die Radieschen putzen und in dünne Scheiben schneiden und die geschälten Orangen halbieren und in Scheiben schneiden. Gurken, Radieschen und Orangen in einer Schüssel vorsichtig mischen.

In einer anderen Schüssel Öl, Essig, Schnittlauch und Knoblauch gut verrühren. Die Mischung über den Salat gießen. Mischen und servieren.

Spinatsalat mit Dressing
»Popeyes Entzücken«

Eine herrliche Verwendung für ein wunderbares und oft gering geschätztes Gemüse.

3 bis 4 Portionen

250 g frischer Blattspinat,
gut gewaschen
grobes Salz
(oder Kochsalzersatzmittel)
1 Knoblauchzehe, geschält
1 Esslöffel Zitronensaft
3 Esslöffel Olivenöl
schwarzer Pfeffer aus der Mühle
1 hart gekochtes Ei,
in Spalten geschnitten
1 mittelgroße reife Tomate,
in Spalten geschnitten
$1/2$ mittelgroße rote Zwiebel,
in dünne Ringe geschnitten

Die nassen Spinatblätter zwischen Küchenpapier trocken tupfen. Den Spinat in mundgerechte Stücke zerpflücken, dabei die Hauptadern und Stiele entfernen.

In eine große Holzschüssel Salz streuen und die Wände mit der Knoblauchzehe einreiben. Zitronensaft und Olivenöl zugeben und die Schüssel für eine Stunde in den Kühlschrank stellen. Unmittelbar vor dem Servieren Spinat zugeben und mit Pfeffer bestreuen.

Mit Ei- und Tomatenspalten und Zwiebelringen garnieren. Vorsichtig mischen und servieren.

Caesar-Salat, römische Art
Ein Traditionsgericht,
das jedes Belohnungsessen herrlich ergänzt.

5 bis 6 Portionen

grobes Salz
(oder Kochsalzersatzmittel)
1 Knoblauchzehe, geschält
1 Teelöffel Senfpulver
1 Esslöffel Zitronensaft
Teriyakisauce
3 Esslöffel Olivenöl
3 Bund Romanasalat, gewaschen
1 Esslöffel geriebener Parmesan-Käse
(oder fettarme Variante)
1 Dose Anchovis, abgegossen
1 Ei, weich gekocht
¹/₂ Tasse Croûtons

In eine große Holzschüssel Salz streuen und ihre Wände mit der Knoblauchzehe einreiben. Senf und Zitronensaft hineingeben, mit Teriyakisauce abschmecken und rühren, bis das Salz sich auflöst. Olivenöl zugeben und rasch unterrühren, bis alles vermischt ist.

Den Romanasalat mit Küchenpapier trocken tupfen und in mundgerechte Stücke zerpflücken. Die Stücke in die Schüssel geben. Mit Parmesan bestreuen, die Anchovis und das Ei zugeben.

Croûtons darüber streuen und vorsichtig mischen. Sofort servieren oder ¹/₂ Stunde kühlen.

Senfvinaigrette

Mit diesem würzigen Dressing können Sie jeden Salat aufpeppen.

Ergibt etwa $1/4$ Liter

60 ml Weinessig
1 Teelöffel trockener Rotwein
2 Esslöffel Wasser
$1/8$ l Hühnerbrühe
1 Esslöffel Dijon-Senf
$1/2$ Esslöffel getrocknetes Basilikum
1 Knoblauchzehe, zerkleinert
$1 1/2$ Esslöffel Olivenöl
Salz (oder Kochsalzersatzmittel)
schwarzer Pfeffer aus der Mühle

Essig, Wein, Wasser, Brühe, Senf, Basilikum und Knoblauch in eine mittelgroße Schüssel geben, mit Salz und Pfeffer abschmecken und verrühren. Das Öl zugeben, dabei ständig schlagen. Unmittelbar vor dem Servieren noch einmal schlagen.

Kräuterdressing

*Genießen Sie dieses einfache
und herrliche Dressing.*
3 bis 4 Portionen

6 Esslöffel Olivenöl
2 Teelöffel Weinessig
$1/_8$ Teelöffel getrockneter Thymian
$1/_8$ Teelöffel getrockneter Majoran
$1/_4$ Teelöffel getrocknetes Basilikum
$1/_2$ Esslöffel fein zerkleinerte Zwiebel
1/2 Esslöffel Wasser
$1/_2$ Esslöffel fein zerkleinerte Petersilie
Salz (oder Kochsalzersatzmittel)
schwarzer Pfeffer aus der Mühle

Öl, Essig, Thymian, Majoran, Basilikum, Zwiebel, Wasser und Petersilie in ein mittelgroßes Gefäß geben, mit Salz und Pfeffer abschmecken und eine Minute verrühren. Dann stehen lassen. Passt großartig zu jedem gemischten Blattsalat.

Gurken-Tomaten-Salat mit Dressing

Dieses schlichte Gericht, das klar in Nährwert, Struktur und Geschmack ist, gibt eine herrliche Ergänzung für jedes Belohnungsessen ab.

4 Portionen

4 Tomaten
2 Esslöffel fein zerkleinertes frisches Basilikum
2 Esslöffel fein zerkleinerte Petersilie
4 Esslöffel fein zerkleinerte Zwiebel
4 Gurken
60 ml Essig
$1/8$ l Öl
$1/2$ Teelöffel Zucker
Salz
(oder Kochsalzersatzmittel)
2 Esslöffel Kapern
frischer Dill

Die Tomaten schälen und halbieren. Basilikum, Petersilie und Zwiebeln mischen. Über die Tomatenhälften streuen. Eine Stunde in den Kühlschrank stellen.

Die Gurken schälen und in Scheiben schneiden. Essig, Olivenöl und Zucker mischen, mit Salz abschmecken und verrühren. Die Gurken in dieser Mischung eine Stunde im Kühlschrank marinieren. Vor dem Servieren die Gurken abgießen, dabei die Marinade als Dressing behalten. Die Gurken in der Mitte einer Servierplatte anrichten, mit Kapern und frischem Dill bestreuen. Die Tomaten am Rand entlanglegen.

Sofort servieren, das Dressing gesondert reichen.

Zitronen-Mayonnaise-Dressing

Ein unkompliziertes Dressing, das jeden Blattsalat in ein herrliches Gericht verwandelt. Sie können Reste auch für Ihre Mahlzeiten, die nicht den Heißhunger auf Kohlenhydrate steigern, verwenden.

3 bis 4 Portionen

80 ml Mayonnaise
(oder Diätmayonnaise)
1 Esslöffel Schlagrahm
(oder fettarme Variante)
1 Esslöffel getrocknetes Basilikum
2 Teelöffel Zitronensaft

Mayonnaise, Schlagrahm, Basilikum und Zitronensaft in eine kleine Schüssel geben. Gründlich verrühren, einen Deckel auflegen und bis zum Verzehr in den Kühlschrank geben.

Thousand-Island-Dressing
Ein Dressing, das aus gutem Grund sehr beliebt ist.
3 bis 4 Portionen

1 Esslöffel fertige Picklerelish
1 Esslöffel zerkleinerte grüne Paprika
1 Esslöffel zerkleinerte rote Paprika
1 Esslöffel zerkleinerte gelbe Paprika
1 Esslöffel zerkleinerte Zwiebel
$1/8$ l Mayonnaise
(oder Diätmayonnaise)
1 Esslöffel Chilisauce
1 Esslöffel Schlagrahm
(oder fettarme Variante)

In einer kleinen Schüssel Relish, Paprika, Zwiebeln, Mayonnaise, Chilisauce und Schlagrahm gut verrühren. Einen Deckel auflegen und bis zum Verzehr in den Kühlschrank stellen. Zu jedem Blattsalat der Belohnungsessen verwendbar.

Grüne Bohnen mit Kräutern

*Genießen Sie dieses einfache,
aber würzige Gemüsegericht.*

4 bis 6 Portionen

2 Esslöffel Butter
(oder fettarme Variante)
2 bis 3 Frühlingszwiebeln mit Grün
450 g Grüne Bohnen,
gewaschen und geputzt
1 große Dose (800 g) pürierte Tomaten
$1/4$ Teelöffel getrocknetes Basilikum
$1/4$ Teelöffel getrockneter Rosmarin
Salz (oder Kochsalzersatzmittel)
schwarzer Pfeffer aus der Mühle

Die Butter in einer großen Pfanne bei Mittelhitze zerlassen, die Schalotten hineingeben und 3 Minuten anbraten. Die Grünen Bohnen hinzufügen und weitere 2 Minuten anbraten. Tomatenmark, Basilikum und Rosmarin zugeben und mit Salz und Pfeffer abschmecken. Einen Deckel auflegen, die Hitze reduzieren und 5 bis 6 Minuten köcheln lassen, bis die Bohnen weich sind.

Heiß oder kalt servieren.

Kartoffelsalat mit Sauerrahm

Diese würzige köstliche Mischung ist eine denkwürdige Ergänzung zu jedem Menü, das Sie für ein Treffen der Familie oder von Freunden zubereiten.

3 bis 4 Portionen

60 ml Sauerrahm
(oder fettarme Variante)
60 ml Mayonnaise
(oder Diätmayonnaise)
1 kg Kartoffeln,
geschält und gewürfelt
1 Teelöffel zerkleinerte Zwiebel
oder Schnittlauch
Salz
(oder Kochsalzersatzmittel)
schwarzer Pfeffer aus der Mühle
Selleriesamen
4 große Salatblätter
4 Spinatblätter

Sauerrahm und Mayonnaise in einer mittelgroßen Schüssel verrühren. Kartoffeln, Zwiebeln oder Schnittlauch und Selleriesamen hinzufügen, mit Salz und Pfeffer abschmecken. Den Inhalt der Schüssel vorsichtig, aber gründlich mischen.

Eine Servierplatte mit Salat- und Spinatblättern auslegen und den Salat darauf häufen.

Sofort servieren oder zunächst gut kühlen.

Kürbis mit Orangen-Pekannuss-Füllung
*Ein herrliches Gericht für den Herbst –
oder jede andere Jahreszeit.*

3 bis 4 Portionen

2 kleine Winterkürbisse,
halbiert und entkernt
$3/4$ Esslöffel brauner Zucker
1 Esslöffel Butter
(oder fettarme Variante)
1 Teelöffel geriebene Orangenschale
2 Esslöffel frisch gepresster Orangensaft
Salz
(oder Kochsalzersatzmittel)
2 Esslöffel zerkleinerte Pekannüsse

Backofen auf 190 °C (Gas Stufe 2–3) vorheizen. Die Kürbishälften mit der Schnittfläche nach unten auf ein gefettetes Backblech geben und 30 bis 35 Minuten backen, bis sie weich sind. Das Fruchtfleisch mit dem Löffel herausnehmen, bis nur noch eine dünne Schale übrig ist. Fruchtfleisch, braunen Zucker, Butter, Orangenschale und Orangensaft in eine mittelgroße Schüssel geben. Mit Salz abschmecken. Rühren, bis die Mischung flaumig ist.

Die Mischung in alle vier Kürbisschalen füllen und mit den Pekannüssen bestreuen. In den Backofen stellen und 10 bis 12 Minuten backen, bis die Oberseite der Füllung beginnt, braun zu werden.

Warm servieren.

Brokkoli-Blumenkohl-Leckerbissen

Nützen Sie die herrliche Kombination aus krebsvorbeugenden Gemüsen voller Ballaststoffe und Vitamin A und C in diesem würzigen leckeren Gericht.

3 bis 4 Portionen

250 g Brokkoliröschen
250 g Blumenkohlröschen
1 Esslöffel Olivenöl
2 Esslöffel Pinienkerne
2 Knoblauchzehen, geschält und platt gedrückt
2 Esslöffel Rosinen ohne Kerne
Salz
(oder Kochsalzersatzmittel)
schwarzer Pfeffer aus der Mühle

Brokkoli- und Blumenkohlröschen in einen Topf mit etwa 2,5 cm Wasser geben und bei starker Hitze 4 Minuten dämpfen, bis sie weich sind. Abgießen.

Das Öl in eine große Pfanne geben und bei Mittelhitze erhitzen. Brokkoli und Blumenkohl ins heiße Öl geben und 5 bis 6 Minuten garen, bis die Gemüse gerade beginnen, braun zu werden. Pinienkerne, Knoblauch und Rosinen hinzufügen und garen, bis der Knoblauch und die Nüsse leicht gebräunt sind und die Rosinen beginnen zusammenzufallen. Mit Salz und Pfeffer abschmecken.

Heiß, mit Zimmertemperatur oder kalt servieren.

Suppen

Kammmuschel-Suppe

*Eine verführerische und ungewöhnliche Suppe,
die an einem kalten, regnerischen Tag
ein wahrer Genuss ist.*
4 Portionen

2 Esslöffel Olivenöl
1 Hand voll Pilze, in Scheiben
$1/4$ Teelöffel getrockneter Thymian
1 Lorbeerblatt
1 Esslöffel zerkleinerte Petersilie
1 Esslöffel zerkleinerte Schalotten
1 Esslöffel zerkleinerter frischer Spinat
600 g Kammmuscheln
$1 1/8$ l Hühnerbrühe
$1/8$ l trockener Weißwein
schwarzer Pfeffer aus der Mühle,
grob gemahlen
Salz
(oder Kochsalzersatzmittel)
3 Esslöffel Butter
(oder fettarme Variante)

Olivenöl, Pilze, Thymian, Lorbeerblatt, Petersilie, Schalotten und Spinat in einen großen Topf geben. Erhitzen, bis das Gemüse leicht gebräunt ist. Beiseite stellen. Muscheln, $1/4$ l Brühe und Wein in einen Topf geben. Einen Deckel auflegen und 5 bis 6 Minuten garen, bis die Muscheln durch sind. Abgießen und die Muscheln herausnehmen. Die Muscheln in mittelgroße Stücke schneiden.

Die restliche Brühe zu den angebratenen Gemüsen geben und zum Kochen bringen. Das Lorbeerblatt entfernen und die Gemüse pürieren. Die zerkleinerten Muscheln in die Suppe geben.

Die Suppe zum Kochen bringen, den Herd sofort ausschalten. Die Suppe mit Salz und Pfeffer abschmecken und die Butter zugeben.

Sauerampfer-Creme-Suppe
Eine etwas andere Suppe,
die sowohl heiß als auch kalt serviert werden kann.
3 bis 4 Portionen

250 g Sauerampfer, fein zerkleinert
1 Teelöffel Butter (oder fettarme Variante)
$1^{1}/_{4}$ l Hühnerbrühe
4 Eigelbe
$1/_{2}$ l Schlagrahm
(oder einfaches fettarmes Jogurt und 2 Esslöffel Zucker)
schwarzer Pfeffer aus der Mühle, grob gemahlen

Die Butter in einem Topf zerlassen, den Sauerampfer zugeben und anbraten, bis er zusammenfällt. Den Topf beiseite stellen.

Die Brühe in einen kleinen Topf geben und zum Kochen bringen, dann bei niedriger Hitze weitergaren.

In einer kleinen Schüssel Eigelbe und Schlagrahm mit einem Schneebesen verrühren. Die Schlagrahmmischung unter stetem Rühren zur Brühe geben. Die Mischung nicht kochen lassen. Von der Kochstelle nehmen, den Sauerampfer in die Brühe geben und verrühren.

Heiß mit schwarzem Pfeffer servieren oder abkühlen lassen und in den Kühlschrank stellen, um die Suppe kalt zu servieren.

Hühnersuppe mit Pilzen
*Eine traditionelle Suppe mit einer neuen Idee,
die sicher auch Ihre Familie erfreuen wird.*

3 bis 4 Portionen

2 Stangen Staudensellerie,
zerkleinert
$1/2$ Kopfsalat,
gewaschen
1 Esslöffel Olivenöl
$1/2$ l Hühnerbrühe
1 Hand voll zerkleinerte Pilze
1 kleine grüne oder rote Paprika,
zerkleinert
1 großes Lorbeerblatt
1 ganze Nelke
Salz
(oder Kochsalzersatzmittel)
schwarzer Pfeffer aus der Mühle
60 ml Schlagrahm,
geschlagen
2 Esslöffel zerkleinerter Schnittlauch

Sellerie und Salatblätter in den Mixer geben und zerkleinern.

Das Olivenöl in einem großen Topf erhitzen, Sellerie-Salat-Püree hineingeben und anbraten, bis es weich, aber nicht braun ist. Brühe, Pilze, grüne oder rote Paprika, Lorbeerblatt und Nelke zugeben. Mit Salz und Pfeffer abschmecken.

Die Brühe abseihen und die Gemüse im Mixer pürieren. Das Püree in die Brühe geben und kühl oder kalt servieren, garniert mit geschlagener Sahne und Schnittlauch.

Rinderbrühe

Einfach, aber an kalten Winterabenden immer willkommen.

4 Portionen

2 mittelgroße Dosen Rinderbrühe
1/4 l Wasser
2 Eier
schwarzer Pfeffer aus der Mühle
Salz
(oder Kochsalzersatzmittel)
4 Esslöffel geriebener Emmentaler
(oder fettarme Variante)
1 Esslöffel Zitronensaft
4 dünne Zitronenscheiben
2 Esslöffel zerkleinerte Petersilie

Brühe und Wasser in einem mittelgroßen Topf bei Mittelhitze zum Kochen bringen.

Die Eier in einer Schüssel gut verschlagen. Mit Salz und Pfeffer abschmecken. Geriebenen Emmentaler und Zitronensaft unter die Eier rühren. Die Mischung in die kochende Brühe geben und verquirlen, bis sie gut verteilt ist.

Jede Suppentasse mit einer Zitronenscheibe und Petersilie garnieren.

Kalte Gurkensuppe

*Diese einfache Suppe ist ein Genuss
an heißen Sommertagen.*

3 bis 4 Portionen

1 Gurke, geschält und gewürfelt
Salz
(oder Kochsalzersatzmittel)
schwarzer Pfeffer aus der Mühle
2 Esslöffel Olivenöl
1 Knoblauchzehe, zerkleinert
2 Esslöffel zerkleinerter frischer Dill
$1/4$ l Sauerrahm
(oder fettarme Variante
oder einfaches fettarmes Jogurt
mit 1 Esslöffel Zucker)
Eiswürfel

Die gewürfelten Gurken in eine mittelgroße Schüssel geben.

In einer anderen mittelgroßen Schüssel Salz, Pfeffer, Olivenöl, Knoblauch und Dill verrühren. Die Mischung über die gewürfelten Gurken gießen und diese vor dem Servieren 4 bis 6 Stunden im Kühlschrank marinieren.

Unmittelbar vor dem Servieren den Sauerrahm zugeben und gut verrühren.

In jede Suppenschale 1 oder 2 Eiswürfel legen und eine entsprechende Menge der Mischung darüber gießen. Wenn die Mischung zu dick ist, kann sie mit etwas Brühe verdünnt werden.

Sofort servieren.

Blumenkohl-Cremesuppe

Diese erfrischende Suppe kann heiß oder kalt serviert werden. Lassen Sie Ihrer Fantasie beim Variieren dieser Suppe freien Lauf.

3 bis 4 Portionen

2 Stangen Staudensellerie mit Blättern
$1/2$ kleiner Blumenkohl,
in Röschen zerteilt
1 Knoblauchzehe
$1/8$ l Wasser
Salz
(oder Kochsalzersatzmittel)
1 Prise Cayennepfeffer
160 ml Hühnerbrühe
80 ml Schlagrahm
(oder fettarme Variante)
schwarzer Pfeffer aus der Mühle,
grob gemahlen

Die Staudensellerie quer in 3 Teile schneiden. Sellerie, Blumenkohl, Knoblauch und Wasser in einen mittelgroßen Topf geben. 15 Minuten köcheln lassen. Den Inhalt des Topfs in den Mixer geben und mit Salz und Cayennepfeffer abschmecken. Zudecken und mit hoher Geschwindigkeit verrühren.

Solange das Gerät in Betrieb ist, aufdecken und langsam Brühe und Schlagrahm zugeben.

Warm oder gekühlt servieren. Mit schwarzem Pfeffer abschmecken.

Romanasalat-Suppe

*Ein ungewöhnlicher Gang für ein Belohnungsessen,
der bei der Zubereitung Spaß macht
und ein Hochgenuss beim Essen ist.*

3 bis 4 Portionen

1 Esslöffel Butter
(oder fettarme Variante)
1 mittelgroßer Staudensellerie,
in Würfeln
660 ml Hühnerbrühe
$1/4$ Romanasalat,
zerkleinert
Salz
(oder Kochsalzersatzmittel)
schwarzer Pfeffer aus der Mühle
2 Eigelbe
160 ml Schlagrahm

Die Butter in einem großen Topf zerlassen, Sellerie hineingeben und 10 Minuten garen, bis er weich ist. Die Brühe zugießen und zum Kochen bringen. Salat hinzufügen, mit Salz und Pfeffer abschmecken und bei niedriger Hitze etwa 10 Minuten garen, bis der Salat zusammengefallen ist.

In einer kleinen Schüssel Eigelbe und Schlagrahm gut verrühren. Diese Mischung in die Suppe einrühren und unter Rühren zum Kochen kommen lassen, bis die Suppe eindickt.

Vor dem Servieren abschmecken.

Muschelsuppe

Eine Suppe, die den Übergang zum kühlen Wetter und der trüben Jahreszeit erleichtert.

3 bis 4 Portionen

25 junge Venusmuscheln
60 ml Olivenöl
1 Knoblauchzehe,
  zerkleinert
2 Anchovisfilets,
  zerkleinert
1 Esslöffel getrocknetes Basilikum
60 ml Sherry
300 ml Wasser
1 Teelöffel Salz
(oder Kochsalzersatzmittel)
1 Teelöffel schwarzer Pfeffer
  aus der Mühle
$1/4$ Teelöffel getrockneter Oregano

Die Muscheln waschen und bürsten. Öl und Knoblauch in einen großen Topf geben und bei Mittelhitze anbraten. Anchovis, Basilikum und Sherry zugeben und 5 Minuten garen. Wasser, Salz und Pfeffer hinzufügen und weitere 3 bis 4 Minuten garen. Die Muscheln zugeben, den Topf zudecken und die Muscheln garen, bis die Schalen sich öffnen (nicht länger als 5 Minuten). Den Oregano zugeben und noch 2 Minuten garen.

Sofort mit einer Garnierung Ihrer Wahl servieren.

Shrimps-Käse-Suppe
Diese herrliche Suppe ist der Mühe wert.
4 Portionen

2 Hand voll Pilze, in Scheiben
1 Dose (450 g) Hühnerbrühe
110 g Cheddar-Käse
(oder fettarme Variante), gerieben
$1/8$ l Schlagrahm
schwarzer Pfeffer aus der Mühle
1 Teelöffel scharfe Sauce
450 g Shrimps,
geschält und geputzt
Petersilienstängel zum Garnieren,
nach Belieben

Pilze und Brühe in einen großen Topf geben. Zum Kochen bringen und 5 Minuten garen.

Die Hitze reduzieren und Käse und Schlagrahm zugeben. So lange rühren, bis der Käse geschmolzen und gut untergemischt ist. Während der Vorbereitung der Shrimps köcheln lassen.

Die Shrimps in einen großen Topf mit kochendem Wasser geben und 5 Minuten garen, bis alle rot sind. Die Shrimps in die Brühe geben und unter Rühren zum Kochen bringen. Von der Kochstelle nehmen und, nach Belieben, mit Petersilie garnieren.

Traditionelle Spalterbsensuppe

*Ein herrliches Belohnungsessen
das reich an Kohlenhydraten ist.
Denken Sie also daran, entsprechend viele
Proteine und Gemüse, die den Heißhunger
auf Kohlenhydrate nicht steigern,
zu sich zu nehmen.*

4 Portionen

500 g schnell kochende Spalterbsen
100 g gekochter Schinken am Stück
1 l Hühnerbrühe
2 mittelgroße Zwiebeln,
zerkleinert
2 Stangen Staudensellerie,
zerkleinert
2 große Möhren,
in Scheiben
$1/2$ Teelöffel Zucker
$1/8$ Teelöffel getrockneter Thymian
2 Knoblauchzehen,
zerteilt
1 Lorbeerblatt
Salz (oder Kochsalzersatzmittel)
schwarzer Pfeffer aus der Mühle,
grob gemahlen
Croûtons zum Garnieren, nach Belieben

Einen großen Topf mit 1 l Wasser füllen, die Erbsen hineingeben und zum Kochen bringen. Die Hitze verringern, einen Deckel auflegen und die Erbsen 45 Minuten köcheln lassen. Schinken, Brühe, Zwiebeln, Sellerie, Möhren, Zucker, Thymian, Knoblauch und Lorbeerblatt zugeben, mit Salz und Pfeffer abschmecken, einen Deckel auflegen und das Ganze $1^{1}/_{2}$ Stunden köcheln lassen.

Den Topf von der Kochstelle nehmen, den Schinken herausnehmen und würfeln und beiseite stellen.

Das Gemüse und die Flüssigkeit aus dem Topf nehmen, durch ein grobes Sieb streichen und dann wieder in den Topf geben. Den gewürfelten Schinken in den Topf geben und langsam, nicht zugedeckt, 15 bis 20 Minuten erhitzen, bis die Suppe heiß ist.

Mit oder ohne Croûtons servieren.

Kürbissuppe

Diese leckere Suppe serviert man am besten an einem kalten Winterabend, doch sie schmeckt auch zu anderen Jahreszeiten. Denken Sie daran, dass Tomaten eigentlich Früchte sind und dass auch alle anderen Zutaten reich an Kohlenhydraten sind. Sorgen Sie also für Ausgleich, und reservieren Sie dieses Rezept für Belohnungsessen.

3 bis 4 Portionen

$3/4$ l Milch
(oder fettarme Variante)
1 Glas Kürbis
2 Esslöffel Butter
(oder fettarme Variante)
2 Esslöffel brauner Zucker
1 Prise Muskatnuss
200 g gekochter Schinken, in Würfeln
Salz (oder Kochsalzersatzmittel)
schwarzer Pfeffer aus der Mühle,
grob gemahlen

Die Milch in einem mittelgroßen Topf erhitzen, bis sie abgekocht ist. Kürbis, Butter, Zucker, Muskat und Schinken zugeben, mit Salz und Pfeffer abschmecken. Gründlich verrühren und 3 Minuten erhitzen, aber nicht kochen.

Sofort servieren.

Avocado-Cremesuppe
Ein herrliches, kohlenhydratreiches Gericht.
3 bis 4 Portionen

2 Avocados,
geschält und entsteint
$3/_8$ l Schlagrahm
(oder fettarme Variante)
$3/_8$ l Hühnerbrühe
1 Esslöffel Zitronensaft
Salz (oder Kochsalzersatzmittel)
schwarzer Pfeffer aus der Mühle,
grob gemahlen
Dill zum Garnieren, nach Belieben

Avocados, Schlagrahm, Brühe, Zitronensaft, Salz und Pfeffer in ein hohes Gefäß geben. Mit dem Mixstab pürieren. Zudecken und für wenigstens 3 Stunden in den Kühlschrank stellen. Heiß oder kalt servieren, nach Belieben mit Dill garniert.

Käse-Pilz-Suppe

*Eine ungewöhnliche Suppe,
die würzig ist und einen angenehmen Einstieg
in ein Belohnungsessen darstellt.*

3 bis 4 Portionen

4 Esslöffel Butter
(oder fettarme Variante)
1 große Zwiebel, gewürfelt
220 g Pilze, in Scheiben
3 Esslöffel Mehl
$1/2$ Esslöffel Senfpulver
$3/8$ l Rinderbrühe
$1/4$ l Schlagrahm (oder Milch)
220 g Cheddar-Käse
(oder fettarme Variante), gerieben
1 große Möhre, geschält und fein zerkleinert
2 Esslöffel zerkleinerte Petersilie
Salz (oder Kochsalzersatzmittel)
schwarzer Pfeffer aus der Mühle

Die Butter bei geringer Hitze in einem mittelgroßen Topf zerlassen. Zwiebeln und Pilze zugeben und unter Rühren garen, bis die Zwiebel weich und die Pilzflüssigkeit fast ganz verschwunden ist.

In einer kleinen Schüssel Mehl und Senf mischen. Die Mischung in den Topf einrühren. Die Brühe zugeben, zum Kochen bringen und rühren, bis sie eingedickt ist.

Den Topf von der Kochstelle nehmen und Schlagrahm, Käse, Möhren und Petersilie einrühren. Mit Salz und Pfeffer abschmecken.

Französische Zwiebelsuppe

Dieses klassische Gericht aus Restaurants lässt sich einfacher zubereiten, als Sie denken.

3 bis 4 Portionen

4 Esslöffel Butter
(oder fettarme Variante)
4 große Zwiebeln,
in dünnen Scheiben
$3/4$ l Rinderbrühe
3 dicke Scheiben französisches Weißbrot
2 Esslöffel geriebener Parmesan-Käse
(oder fettarme Variante)
3 Scheiben Emmentaler
(oder fettarme Variante)

Die Butter bei Mittelhitze in einem großen Topf zerlassen. Die Zwiebeln zugeben und 6 bis 8 Minuten anbraten, bis sie goldbraun sind. Die Brühe zugießen und die Mischung bei starker Hitze zum Kochen bringen. Die Hitze reduzieren, den Topf zudecken und das Ganze 30 Minuten köcheln lassen.

Backofen zum Grillen vorheizen.

Das Brot auf beiden Seiten rösten. Die Suppe in einzelne feuerfeste Suppentassen gießen. In jeder Tasse ein Stück Brot auf die Suppe legen, Parmesan darauf streuen und mit einer Scheibe Emmentaler abdecken. Die Suppentassen in den Grill geben und 3 bis 5 Minuten erhitzen, bis der Käse Blasen wirft.

Die Suppentassen aus dem Backofen nehmen und jede auf einen Servierteller stellen. Achtung – die Suppentassen wurden eben erst aus dem Backofen genommen.

Kartoffel-Knoblauch-Suppe

Eine einfache Mischung, die würzig und sättigend ist, ohne Ihnen den Appetit für das restliche Belohnungsessen zu verderben. Achten Sie darauf, durch Proteine und Gemüse, die den Heißhunger auf Kohlenhydrate nicht steigern, einen Ausgleich zu den kohlenhydratreichen Kartoffeln zu schaffen.

3 bis 4 Portionen

2 Esslöffel Butter
1 Stange Porree, nur der weiße Teil,
geputzt und in Scheiben
8 Knoblauchzehen, geschält
450 g Kartoffeln, geschält und in Würfeln
$3/4$ l Hühnerbrühe
$1/2$ Teelöffel Salz (oder Kochsalzersatzmittel)
$1/8$ Schlagrahm (oder Milch)

Einen Esslöffel Butter in einen mittelgroßen Topf mit schwerem Boden geben und die Butter bei geringer Hitze zerlassen. Porree und Knoblauch hineingeben und einige Minuten anbraten. Kartoffeln, Brühe und Salz zugeben und die Mischung zum Kochen bringen. Einen Deckel auflegen und das Ganze 45 bis 60 Minuten köcheln lassen. Die Kartoffeln und den Knoblauch aus dem Topf nehmen und die Brühe beiseite stellen.

Im Mixer jeweils kleine Mengen von Kartoffeln und Knoblauch zusammen pürieren. Das Püree, wenn es glatt ist, in die Brühe geben. Falls die Mischung zu dick ist, Wasser zugießen. Den Schlagrahm hinzufügen und die Suppe erhitzen. Den restlichen Esslöffel Butter in die Suppe rühren.

Heiß servieren.

Mexikanische Suppe

Eine herrliche Suppe, die jedes Essen zum Festessen macht, doch sparen Sie sich diese Köstlichkeit für Belohnungsessen auf.

3 bis 4 Portionen

2 Esslöffel Butter
2 mittelgroße Kartoffeln, in Würfeln
1 mittelgroße zerkleinerte Zwiebel
$1/2$ Tasse grüne Chilischoten, in Streifen
$1/2$ l Wasser
1 mittelgroße Dose ganze Tomaten
1 Ei
220 g milden Cheddar-Käse
(oder fettarme Variante), in Streifen geschnitten
Salz (oder Kochsalzersatzmittel)
schwarzer Pfeffer aus der Mühle

Die Butter in einem großen Topf bei Mittelhitze zerlassen. Kartoffeln, Zwiebeln und grüne Chilis zugeben. Die Hitze steigern und das Gemüse 5 Minuten anbraten. Wasser zugießen, einen Deckel auflegen, die Hitze reduzieren und das Gemüse 10 bis 15 Minuten köcheln lassen, bis die Kartoffeln fast gar sind. Die Tomaten mit ihrem Saft zugeben und sie vorsichtig mit einer Gabel zerdrücken.

In einer kleinen Schüssel das Ei schlagen und ebenfalls in den Topf geben. Die Mischung 2 bis 3 Minuten köcheln lassen. Die Käsestreifen hinzufügen und 2 bis 3 Minuten rühren, bis der Käse geschmolzen ist.

Mit Salz und Pfeffer abschmecken.

Minestrone

*Eine üppige und kräftige italienische Suppe,
die Sie gründlich aufwärmt.*

3 bis 4 Portionen

1 1/2 l Wasser
80 g getrocknete große weiße Bohnen
110 g durchwachsener Speck
80 g Linsen
3/4 l Rinderbrühe
1 kleine Zwiebel,
zerkleinert
1 kleine Dose Tomatenmark
80 g Garbanzo-Bohnen,
eingeweicht
2 große Möhren,
in Würfeln
1 Stange Staudensellerie,
in Würfeln
1/2 kleiner Zucchino,
in Scheiben
1 Lorbeerblatt
1 mittelgroße geschälte Kartoffel,
in Würfeln
Salz (oder Kochsalzersatzmittel)
schwarzer Pfeffer aus der Mühle
100 g Erbsen,
frisch oder gefroren
80 g Suppennudeln
geriebener Parmesan-Käse
(oder fettarme Variante)

Die Bohnen in einer kleinen Schüssel in so viel Wasser einweichen, dass sie bedeckt sind.

Das restliche Wasser und den durchwachsenen Speck in einen großen Topf geben und zum Kochen bringen. Die Hitze sofort reduzieren und das Fleisch 10 bis 15 Minuten köcheln lassen. Die Bohnen abgießen und mit den Linsen zusammen in den Topf geben. Etwa 1 Stunde köcheln lassen, bis die Bohnen weich sind. Brühe, Zwiebeln, Tomatenmark, Garbanzo-Bohnen, Möhren, Sellerie, Zucchino und Lorbeerblatt zugeben. 20 Minuten köcheln lassen, Kartoffeln zugeben und mit Salz und Pfeffer abschmecken. Köcheln lassen, bis die Kartoffeln sich mit einer Gabel weich stechen lassen. Erbsen und Nudeln zugeben und 10 bis 12 Minuten garen, bis die Nudeln bissfest sind. Wasser zugießen, wenn die Suppe zu dick ist.

Heiß oder kalt servieren. Vor dem Servieren jede Portion mit Parmesankäse bestreuen.

Wurstsuppe Suprême
*Ein besonders leckeres Rezept
für Ihre Familie und Freunde.*
3 bis 4 Portionen

450 g scharfe oder milde italienische Wurst
1 großer Kopf Endiviensalat,
in Stücke zerpflückt
4 Knoblauchzehen,
fein zerkleinert
Salz
(oder Kochsalzersatzmittel)
schwarzer Pfeffer aus der Mühle
getrockneter Oregano,
zerkleinerte Petersilie
4 Eier, geriebener Parmesan-Käse

Die Wurst in mundgerechte Stücke schneiden, in einen mittelgroßen Topf geben und mit Wasser bedecken. Bei Mittelhitze zum Kochen bringen und 30 Minuten garen. Von der Kochstelle nehmen und Endiviensalat und Knoblauch zugeben, mit Salz, Pfeffer, Oregano und Petersilie abschmecken. Auf die Kochstelle zurückstellen und weitere 30 Minuten garen.

Eier und Parmesan-Käse in eine mittelgroße Schüssel geben und verschlagen, bis sie dick und cremig sind. Zur Suppenmischung geben und erhitzen. Das »geronnene« Aussehen der Suppe ist normal und erwünscht, also kein Grund zur Beunruhigung.

Vegetarische (fleischlose) Gerichte

Gulasch aus vegetarischen Burgern
Eine verlockende Vorspeise für eine festliche Gelegenheit oder einfach ein Genuss für die Familie.
3 bis 4 Portionen

2 Esslöffel Olivenöl
1 mittelgroße Zwiebel, zerkleinert
1 Knoblauchzehe, zerdrückt
6 vegetarische Burger, in Würfeln
30 g Mehl
Paprikapulver
350 g Tomaten, frisch oder aus der Dose, zerkleinert
160 ml trockener Rotwein
6 kleine neue Kartoffeln oder 2 große Kartoffeln, in Würfeln
Salz (oder Kochsalzersatzmittel)
schwarzer Pfeffer aus der Mühle
$1/_8$ l Sauerrahm (oder fettarme Variante)

Olivenöl in einer großen Pfanne bei Mittelhitze erhitzen. Zwiebeln und Knoblauch hineingeben und 4 bis 5 Minuten anbraten. Die Burgerwürfel in Mehl wenden, in die Pfanne geben und 2 bis 3 Minuten leicht anbraten. Paprikapulver, Tomaten, Wein und Kartoffeln zugeben. Mit Salz und Pfeffer abschmecken. Die Pfanne zudecken und das Ganze 25 Minuten köcheln lassen. Unmittelbar vor dem Servieren den Sauerrahm einrühren (dabei Pfanne von der Kochstelle nehmen) und, nach Belieben, mit Paprika garnieren.
Mit Reis oder Nudeln als Beilage servieren.

Vegetarische Burger mit Petersilienbutter

Ein herrliches, in der Pfanne gebratenes Gericht mit exzellentem Aroma, das leicht zuzubereiten ist.

3 bis 4 Portionen

4 Esslöffel Butter
(oder fettarme Variante)
2 Esslöffel zerkleinerte Petersilie
2 Esslöffel Olivenöl
6 vegetarische Burger
1 Knoblauchzehe,
zerdrückt
schwarzer Pfeffer
aus der Mühle

In einer kleinen Schüssel Butter und Petersilie verrühren. Die Mischung in den Kühlschrank stellen, bis sie fest ist (etwa 1 Stunde).

Das Olivenöl bei Mittelhitze in eine große Pfanne geben. Die Burger zugeben und auf der einen Seite 2 bis 3 Minuten braten, bis sie braun sind, dann wenden und auf der zweiten Seite etwa 2 Minuten braten. Die Burger auf einen großen Teller legen und auf beiden Seiten mit Knoblauch einreiben. Die Burger auf einer Servierplatte anrichten und eine kleine Kugel Petersilienbutter auf jeden einzelnen legen. Mit Pfeffer abschmecken.

Sofort servieren, dazu als Beilage Reis oder Nudeln und Gemüse.

Vollendete vegetarische Burger
Ein aromatisches Gericht,
in das viele herrliche Zutaten gehören.

3 bis 4 Portionen

1 Esslöffel Olivenöl
6 vegetarische Burger
2 Esslöffel Butter (oder fettarme Variante)
1 mittelgroße Zwiebel, zerkleinert
2 Knoblauchzehen, zerdrückt
Salz (oder Kochsalzersatzmittel)
Pfeffer
4 Esslöffel trockener Weißwein, 4 Esslöffel Sherry
4 Esslöffel Gemüsebrühe oder Wasser, 2 Eigelbe
2 Esslöffel Schlagrahm
(oder einfaches fettarmes Jogurt mit etwas Zucker)
2 Esslöffel zerkleinerte Petersilie

Das Olivenöl bei Mittelhitze in einer großen Pfanne erhitzen. Die Burger hineingeben und 5 Minuten anbraten. Dabei häufig wenden. Die Pfanne von der Kochstelle nehmen und beiseite stellen.

Die Butter in einer mittelgroßen Pfanne bei Mittelhitze zerlassen. Zwiebeln und Knoblauch hineingeben und anbraten. Mit Salz und Pfeffer abschmecken. Wein, Sherry und Brühe (oder Wasser) zugießen und gut verrühren. 2 bis 4 Minuten köcheln lassen.

In einer kleinen Schüssel Eigelbe und Schlagrahm verschlagen. Die Schlagrahmmischung zur Weinmischung geben und gut verrühren. Petersilie und die angebratenen Burgers hinzufügen und alles zum Köcheln bringen.

Heiß servieren.

Vegetarisches Boeuf Stroganoff

Dieses elegante Gericht wird die Geschmacksknospen von Familie und Gästen gleichermaßen befriedigen.

3 bis 4 Portionen

3 Esslöffel Olivenöl
1 mittelgroße Zwiebel,
fein zerkleinert
4 Hand voll frische Pilze,
in Scheiben
1 Teelöffel Paprikapulver
30 g Mehl
6 vegetarische Steaklets
160 ml trockener Weißwein
3 Esslöffel Wasser
4 Esslöffel Sauerrahm
(oder fettarme Variante)
$1/2$ Teelöffel milder Senf

Das Olivenöl in einem mittelgroßen Topf bei Mittelhitze erwärmen. Zwiebeln, Pilze und Paprikapulver hineingeben und etwa 10 Minuten anbraten, bis die Zwiebeln glasig sind. Das Mehl und die Steaklets hinzufügen, gut umrühren und etwa 2 Minuten anbraten. Den Wein zugießen und bei geringer Hitze 12 bis 15 Minuten köcheln lassen, bis die Mischung gründlich gar ist, dabei häufig umrühren und, wenn nötig, Wasser zugießen. Sauerrahm und Senf hinzufügen und die Mischung ohne Köcheln oder Kochen weitere 2 Minuten warm halten.

Sofort servieren. Salat, Reis, Gemüse, die den Heißhunger auf Kohlenhydrate nicht steigern, als Beilage reichen und die Mahlzeit mit Obst oder einem anderen leckeren Dessert krönen.

Vegetarische Wurst mit Avocados und Fettuccine
Ein neues Rezept, das Sie bald häufig nachkochen werden.
3 bis 4 Portionen

1 Teelöffel Olivenöl
6 vegetarische Würstchen, zerkleinert
$1/4$ Teelöffel Salz (oder Kochsalzersatzmittel)
1 l Wasser
110 g Fettuccine, fertig oder frisch
$1/4$ Tasse Butter, 1 Teelöffel Mehl
$1/8$ l Sauerrahm
(oder einfaches fettarmes Jogurt mit $1/2$ Esslöffel Zucker)
2 Avocados, zerkleinert
schwarzer Pfeffer aus der Mühle

Das Öl in einer mittelgroßen Pfanne bei Mittelhitze erhitzen. Die zerkleinerte Wurst zugeben und 4 bis 5 Minuten garen, bis sie goldbraun ist. Beiseite stellen.

Salz und Wasser in einen mittelgroßen Topf geben, zum Kochen bringen, die Pasta hineingeben und garen, bis sie al dente ist. Das Wasser abgießen und einen Deckel auflegen, damit die Pasta warm bleibt.

In einem kleinen Topf bei Mittelhitze die Butter zerlassen. Das Mehl einrühren. Den Sauerrahm zugießen und unter Rühren 5 Minuten garen. Die zerkleinerte Wurst in der Pfanne kurz erwärmen.

Die Pasta auf eine Servierplatte geben. Die Rahmsauce darüber gießen, die zerkleinerten Avocados, drei Viertel der Wurst und drei Viertel des Parmesans darüber geben und mit Pfeffer abschmecken.

Mit Avocadoscheiben und der restlichen Wurst garnieren und mit geriebenem Käse servieren.

Vegetarischer Fleischkäse

*Ein ungewöhnlicher »Fleischkäse« für Vegetarier.
Er ist reich an Ballaststoffen
und hat nur wenig Kalorien und Fette.*

3 bis 4 Portionen

1 $^1/_2$ Teelöffel Olivenöl
2 Knoblauchzehen,
zerkleinert
2 große Schalotten,
zerkleinert
1 mittelgroße Tomate,
zerkleinert, mit Saft
5 Stängel frisches Basilikum
$^1/_2$ Teelöffel getrockneter Oregano
4 Esslöffel trockener Rotwein
1 kleiner Zucchino,
zerkleinert
1 mittelgroße grüne Paprika,
zerkleinert
$^1/_2$ Teelöffel scharfe Sauce
225 g vegetarische Wurst,
in Stücke zerpflückt
25 g Haferflocken
3 Esslöffel Hafergrütze
2 große Eiweiße,
verschlagen
Salz
(oder Kochsalzersatzmittel)
schwarzer Pfeffer aus der Mühle,
grob gemahlen

Backofen auf 190 °C (Gas Stufe 2–3) vorheizen. Eine Kastenform mit $^1/_2$ Teelöffel Olivenöl fetten. Beiseite stellen.

Restliches Olivenöl, Knoblauch und Schalotten bei Mittelhitze 3 Minuten garen. Dabei mehrmals umrühren. Die Tomaten mit ihrem Saft, 2 Esslöffel Basilikum, Oregano und Wein zugeben. Unter gelegentlichem Umrühren 10 Minuten köcheln.

In einer großen Schüssel den Inhalt des Topfs mit Zucchino, grüner Paprika, scharfer Sauce, Wurst, Haferflocken, Hafergrütze und Eiweißen verrühren und mit Salz und Pfeffer abschmecken. Gründlich mischen. Die Mischung gleichmäßig in der Kastenform verteilen.

Die Form in den Backofen geben und etwa 1 Stunde backen, bis die Oberfläche goldbraun ist.

Heiß oder kalt servieren.

Vegetarisches Hühnchen polynesische Art
Ein polynesischer Hochgenuss
im Rahmen eines vegetarischen Menüs.

3 bis 4 Personen

450 g vegetarische Hühnersteaks
60 g Mehl
3 Esslöffel Teriyakisauce
Salz
(oder Kochsalzersatzmittel)
$1/_8$ l Olivenöl
$1/_4$ l Orangensaft
2 Esslöffel Zitronensaft
1 Esslöffel Stärkemehl
90 g brauner Zucker
180 g Papaya, in Würfeln
150 g Ananas, in Würfeln
2 Bananen, in Scheiben
10 Wasserkastanien, in Scheiben

Backofen auf 190 °C (Gas Stufe 2–3) vorheizen. Portionsstücke Hühnchen, Mehl, Teriyakisauce und Salz in einen großen Plastikbeutel geben. Schütteln, bis das Hühnchen von allen Seiten benetzt ist.

Eine flache Auflaufform mit etwas Öl fetten und die marinierten Hühnchenteile in einer einzigen Schicht auf den Boden der Form legen. Das restliche Öl darüber träufeln. Die Form in den Backofen stellen und das Hühnchen 45 bis 50 Minuten backen.

In der Zwischenzeit Orangensaft, Zitronensaft, Stärkemehl, Zucker und die restliche Teriyakisauce in einen großen Topf geben. Unter stetem Rühren bei Mittelhitze garen, bis die Sauce dick und klar wird. Papaya, Ananas, Bananen und Wasserkastanien zugeben und gründlich verrühren.

Die Form mit den Hühnchen aus dem Backofen nehmen, die Fruchtsauce über das Fleisch gießen und weitere 10 Minuten erhitzen.

Ohne Beilage oder auf Reis servieren.

Vegetarisches Zitronenhühnchen
Innen saftig und zart, außen mit einer goldbraunen knusprigen Kruste. Sie werden es mögen.

3 bis 4 Portionen

2 Eier
4 Teelöffel Zitronensaft
$1/4$ Teelöffel scharfes Paprikapulver
4 vegetarische Hühnersteaks,
von je etwa 85 g
$1/2$ Teelöffel getrocknetes Basilikum
$1/2$ Teelöffel getrocknete Petersilie
2 Esslöffel Semmelbrösel
zum Panieren
Salz
(oder Kochsalzersatzmittel)
schwarzer Pfeffer
aus der Mühle
Zitronenscheiben
zum Garnieren, nach Belieben
Petersilie zum Garnieren,
nach Belieben

Eier, 3 Teelöffel Zitronensaft und Paprikapulver in eine mittelgroße Schüssel geben. Gründlich verrühren. Die Hühnersteaks hineingeben, auf beiden Seiten benetzen und in der Schüssel lassen.

Basilikum, Petersilie und Semmelbrösel in eine große flache Schüssel geben und mit Salz und Pfeffer abschmecken. Alles gut mischen. Die Hühnerteile aus der Eimischung nehmen und in der Semmelbröselmischung wenden. Die panierten Teile auf eine Platte legen und beiseite stellen.

Backofen auf 200 °C (Gas Stufe 3) vorheizen. Eine große Auflaufform mit Öl fetten und die panierten Hühnerteile in einer einzigen Schicht darin anrichten. Die Auflaufform in den Ofen stellen und das Hühnchen 15 Minuten backen, bis die Oberseite goldbraun ist. Dann wenden und in weiteren 10 Minuten goldbraun backen.

Die Hühnchenteile auf eine Servierplatte geben und mit dem restlichen Zitronensaft beträufeln. Nach Belieben mit Zitronenscheiben und Petersilie garnieren und servieren.

Vegetarisches Hühnchen und Bohnen
Ein großartiges Essen, auch für Nichtvegetarier.
3 bis 4 Portionen

1 1/2 l Wasser
100 g kleine Weiße Bohnen
1 mittelgroße Zwiebel,
in Ringen
2 Knoblauchzehen,
zerkleinert
6 vegetarische Hühnchenscheiben
Salz
(oder Kochsalzersatzmittel)
schwarzer Pfeffer aus der Mühle
Paprikapulver
geriebener Käse

1/2 l Wasser und die Bohnen in einen großen Topf geben und über Nacht weichen lassen. Das Wasser abgießen und 1 l frisches Wasser zugeben. Zwiebeln und Knoblauch hinzufügen und bei Mittelhitze garen (1 1/2 Stunden oder bis die Bohnen weich sind).

Die Hühnchenscheiben nach den Angaben auf der Packung anbraten oder backen. Mit Salz, Pfeffer und Paprikapulver abschmecken.

Die Hühnchenscheiben auf eine Servierplatte legen und Bohnen und geriebenen Käse darüber geben.

Cremige Eier und Pasta
*Ein herrlich würziges Gericht
mit einem kräftigen Aroma.*

3 bis 4 Portionen

1 l Wasser
500 g ungekochte Pasta
4 Eier
Salz
(oder Kochsalzersatzmittel)
schwarzer Pfeffer aus der Mühle
2 Esslöffel Butter
(oder fettarme Variante bzw. vegetarischer Ersatz)
125 g geriebener Cheddar-Käse
(oder fettarme Variante bzw. vegetarischer Ersatz)

Das Wasser in einem großen Topf zum Kochen bringen und die Pasta zugeben. Den Topf nicht zudecken und die Pasta 10 bis 12 Minuten kochen, bis sie al dente ist.

Während die Pasta kocht, die Eier in einer Schüssel verschlagen. Die Pasta abgießen und zu den verschlagenen Eiern geben. Mit Salz und Pfeffer abschmecken und gut verrühren.

Die Butter in einer kleinen Pfanne bei Mittelhitze zerlassen. Die Ei-Pasta-Mischung in die Pfanne geben. Das Omelett bei Mittelhitze eine Minute garen. Den geriebenen Käse über das Omelett streuen und weitere 1 bis 2 Minuten garen. Mit einem Pfannenwender das Omelett zusammenfalten und sofort servieren.

Viele knackige rohe Gemüse und ein warmes Obstdessert ergänzen das Gericht zu einem großartigen Belohnungsessen.

Gemüseleckerbissen

Dieser raffinierte Auflauf ist ein wahres Festessen für Vegetarier. Reichen Sie proteinreiche Beilagen, Getreide und einen Salat dazu, und schließen Sie das Mahl mit etwas Obst oder einem Dessert ab.

3 bis 4 Portionen

$^1/_2$ Teelöffel Sesamöl
$^1/_2$ Esslöffel Olivenöl
70 g grüne Bohnen, in Stücken
$^1/_2$ mittelgroßer Zucchino
$^1/_2$ mittelgroßer gelber Kürbis
$^1/_2$ grüne Paprika, in Würfeln
1 kleine Dose ganze Tomaten
$^1/_4$ Teelöffel getrocknetes Basilikum
$^1/_4$ Teelöffel getrockneter Majoran
$^1/_4$ Teelöffel getrockneter Salbei
$^1/_4$ Teelöffel getrocknetes Bohnenkraut
$^1/_4$ Teelöffel getrockneter Thymian
Salz (oder Kochsalzersatzmittel)
schwarzer Pfeffer aus der Mühle
3 Scheiben Emmentaler
(oder fettarme Variante), gerieben

Backofen auf 190 °C (Gas Stufe 2–3) vorheizen. Sesamöl und Olivenöl bei Mittelhitze in eine große tiefe Pfanne geben. Bohnen, Zucchino, Kürbis und Paprika hinzufügen. Sautieren, bis sie weich, aber nicht zu weich sind. Die Tomaten mit ihrem Saft zugeben und in der Pfanne in Stücke schneiden. Basilikum, Majoran, Salbei, Bohnenkraut und Thymian zugeben und mit

Salz und Pfeffer abschmecken. Gut mischen, einen Deckel auflegen und das Ganze 5 Minuten garen.

Den Inhalt der Pfanne in eine große Kasserolle geben, dann die Käsescheiben auflegen und nicht zugedeckt in den Backofen stellen. Den Auflauf etwa 10 bis 15 Minuten backen, bis er braun ist.

Sofort servieren.

Gebackene Makkaroni und Tomaten

Eine Spezialität, die nicht nur bei der Zubereitung Spaß macht, sondern auch beim Verzehren Vergnügen bringt.

3 bis 4 Portionen

1 mittelgroße Dose ganze Tomaten
1 kleine Dose Tomatenmark
$1/2$ Esslöffel Zucker
Salz
(oder Kochsalzersatzmittel)
schwarzer Pfeffer aus der Mühle
1 Knoblauchzehe, zerkleinert
$1/8$ Teelöffel getrocknetes Basilikum
$1/8$ Teelöffel getrockneter Kerbel
$1/8$ Teelöffel getrockneter Majoran
$1/8$ Teelöffel getrockneter Oregano
3 Esslöffel Olivenöl
1 große Zwiebel, in dünnen Ringen
1 große grüne Paprika, in dünnen Scheiben
450 g Makkaroni
6 bis 8 dünne Scheiben Emmentaler
(oder fettarme Variante bzw. vegetarischer Ersatz)

Tomaten, Tomatenmark, Zucker, Salz, Pfeffer, Basilikum, Kerbel, Majoran und Oregano in eine große Pfanne geben. Bei geringer Hitze, nicht zugedeckt, $1/2$ Stunde garen.

Backofen auf 190 °C (Gas Stufe 2–3) vorheizen.

2 Teelöffel Olivenöl, Zwiebeln und grüne Paprika in eine kleine Pfanne geben und bei Mittelhitze 3 Minuten anbraten.

Die Nudeln gemäß den Anweisungen auf der Packung kochen. Mit kaltem Wasser abspülen.

Mit dem restlichen Öl eine große Auflaufform fetten. Schichtweise Nudeln, Sauce und Käsescheiben hineinlegen, bis die Form voll ist. Mit einer Schicht Sauce und Käsescheiben abschließen.

Die Auflaufform in den Ofen geben und das Ganze, nicht zugedeckt, 20 bis 30 Minuten backen, bis der Käse geschmolzen ist.

Ganz heiß servieren.

Zum Nachschlagen

Kohlenhydratgehalt häufig verwendeter Nahrungsmittel

Die Menge der Kohlenhydrate (in Gramm) bezieht sich auf die jeweils angegebene Portion oder näher bezeichnete Menge.

Nahrungsmittel	Menge	Kohlenhydrate in Gramm
Brot und Brötchen		
Baguette	1 Scheibe	18
Croissant	1	27
Hafermehlbrot	1 Scheibe	12
Hamburger-Brötchen	1	20
Hot-Dog-Brötchen	1	20
italienisches Brot	1 Scheibe	17
Kaisersemmel	1	30
Muffin	1	27
Pittabrot	1 Pitta	33
Pumpernickel	1 Scheibe	16
Roggenbrot	1 Scheibe	12
Sauerteigbrot	1 Scheibe	14
Siebenkornbrot	1 Scheibe	18
Weißbrot	1 Scheibe	12
Weizenvollkornbrot	1 Scheibe	13

Nahrungsmittel	Menge	Kohlenhydrate in Gramm

Cerealien (*durchschnittliche Portion*)

All-Bran	1 Portion	21
Bran Flakes	1 Portion	20
Corn Flakes	1 Portion	24
Cream of Wheat, Instant	1 Portion	29
Haferflocken	1 Portion	25
Müsli	1 Portion	22
Müsli mit Frucht	1 Portion	21
Puffreis	1 Portion	25
Raisin Bran	1 Portion	21
Weizengrütze	1 Portion	22

Fisch und Meeresfrüchte

Anchovis, in der Dose in Öl	90 g	0
Austern, gekocht oder gedämpft	90 g	6
Austern, paniert und gebraten	90 g	9
Barsch, Süßwasser	90 g	0
Fischrogen	90 g	0
Forelle	90 g	0
Heilbutt	90 g	0
Hering, sauer	90 g	9
Hummer, gekocht oder gedämpft	90 g	0
Kabeljau, gebacken oder gegrillt	90 g	0
Kammmuscheln, gegrillt oder in der Pfanne gebraten	90 g	0
Kammmuscheln, paniert und gebraten	90 g	9
Karpfen	90 g	0
Kaviar, schwarz oder rot	90 g	3
Krebsfleisch, gekocht oder gedämpft	90 g	0

Nahrungsmittel	Menge	Kohlenhydrate in Gramm
Lachs	90 g	0
Makrele	90 g	0
Miesmuscheln, gekocht oder gedämpft	90 g	6
Muscheln, in der Dose oder gedämpft	90 g	3
Muscheln, paniert und gebraten	90 g	9
Sardinen	90 g	2
Sashimi	90 g	6
Schellfisch	90 g	0
Seebarsch	90 g	0
Shrimps, gekocht oder gedämpft	90 g	0
Shrimps, paniert und gebraten	90 g	9
Sushi	90 g	6
Thunfisch	90 g	0
Wels, paniert und gebraten	90 g	6
Zackenbarsch	90 g	0
Fleisch		
Kalb, alle Stücke	85 g	0
Kaninchen	85 g	0
Lamm, alle Stücke	85 g	0
Rind, alle Stücke	85 g	0
Schweinefleisch, alle Stücke	85 g	0
Wild	85 g	0

Anmerkung zu Fleisch- und Wurstwaren

Der Kohlenhydratgehalt von Fleisch- und Wurstwaren kann aufgrund des Kohlenhydratgehalts der verarbeiteten Zutaten stark differieren, besonders wenn Zucker und Füllstoffe verwendet werden. Für einzelne Kohlenhydratwerte beachten Sie die Zutatenliste des fraglichen Lebensmittels.

Nahrungsmittel	Menge	Kohlenhydrate in Gramm

Geflügel

Ente	90 g	0
Gans	90 g	0
Hähnchen, gebraten	1 Flügel	6
Hähnchen, gebraten	1 Schenkel	6
Hähnchen, gebraten	$^1/_2$ Brust	13
Hähnchen, gegrillt	90 g	0
Jungtaube	90 g	0
Kapaun	90 g	0
Wachtel/Fasan	90 g	0

Gemüse *(roh, wenn nicht anders angegeben)*

Alfalfasprossen	100 g	4
Artischocken	1 große	12
Auberginen	100 g	5
Austernpilze	100 g	6
Bambussprossen	100 g	1
Blumenkohl	100 g	5
Brokkoli	100 g	5
Champignons	100 g	3
Chilischoten	100 g	6
Chinakohl, gekocht	100 g	3
Eisbergsalat	100 g	2,5
Endiviensalat	100 g	1,5
Erbsen, grün	100 g	16
Grüne Bohnen	100 g	7
Grünkohl	100 g	7
Gurken	100 g	2
Kartoffeln, gebacken	100 g	17
Kohlrabi	100 g	5
Kürbisse	100 g	7

Nahrungsmittel	Menge	Kohlenhydrate in Gramm
Mais	100 g	20
Möhren, gekocht	100 g	6
Möhren, roh	100 g	9
Mungbohnensprossen	100 g	5
Paprika, grün, rot	100 g	6,5
Pastinaken	100 g	14,5
Radieschen	100 g	4
Rosenkohl	100 g	8
Rote Bete	100 g	11
Sauerkraut	100 g	3
Sellerie	100 g	5
Spargel	100 g	4
Spinat	100 g	3
Süßkartoffel	100 g	27
Tomaten	100 g	4
Weißkohl	100 g	7
Zwiebeln	100 g	7

Getränke

Ananassaft, ungesüßt	$1/4$ l	34
Apfelsaft	$1/4$ l	29
Bier, dunkel	$1/4$ l	9
Bier, light	$1/4$ l	3
Bier, normal	$1/4$ l	7
Champagner	0,1 l	0
Club Soda	$1/4$ l	0
Cola, normal	$1/4$ l	27
Cola, zuckerfrei	$1/4$ l	0
Fruchtpunsch	$1/4$ l	30
Gin	0,04 l	0

Nahrungsmittel	Menge	Kohlenhydrate in Gramm
Ginger Ale	¼ l	21
Grapefruit-Saft	¼ l	23
Kaffee	¼ l	0
Kaffee, aromatisiert	¼ l	8
Kakao	¼ l	30
Limonade	¼ l	27
Malzkaffee	¼ l	3
Milch, entrahmt	¼ l	12
Milch, fettarm 1 %	¼ l	12
Milch, fettarm, 2 %	¼ l	12
Milch, Vollmilch	¼ l	11
Milchshake,	¼ l	48
Milchshake, Vanille	¼ l	40
Möhrensaft	¼ l	23
Rum	0,04 l	0
Tee	¼ l	0
Tomatensaft	¼ l	10
Tonic, normal	¼ l	22
Tonic, zuckerfrei	¼ l	0
Traubensaft	¼ l	37
Trinkschokolade, fettarm, 2 %	¼ l	26
Trinkschokolade, normal	¼ l	26
Wein, Dessert-	0,1 l	8
Wein, Port-	0,1 l	11
Wein, rot	0,1 l	3
Wein, Sherry	0,1 l	11
Wein, weiß	0,1 l	3
Whisky	0,04 l	0
Wodka	0,04 l	0

Nahrungsmittel	Menge	Kohlenhydrate in Gramm
Getreide, Reis und Nudeln *(nicht gegart)*		
Buchweizen	20 g	14
Eiernudeln	50 g	35
Gerste	20 g	13
Maisgrieß (Polenta)	20 g	15
Maismehl	20 g	13
Pasta (Hartweizengrieß)	50 g	32
Reis, weiß	50 g	37
Reis, Vollkorn, Naturreis	50 g	39
Hülsenfrüchte und Sprossen		
Alfalfa-Sprossen	25 g	1
Kichererbsen	60 g	25
Kidney-Bohnen	80 g	20
Linsen	60 g	31
Sojabohnen, trocken	60 g	4
Sojasprossen	100 g	5
Tofu	100 g	2
Kuchen		
Apfelkuchen	Stück	60
Apfel-Streusel-Kuchen	Stück	18
Biskuitkuchen	Stück	29
Früchtekuchen, dunkel	Stück	25
Heidelbeerkuchen	Stück	55
Kaffeekuchen mit Käse	Stück	25
Kaffeekuchen mit Streusel	Stück	20
Käsekuchen, einfach	Stück	36
Kirschkuchen	Stück	61
Kürbiskuchen	Stück	37
Lebkuchen	Stück	32

Nahrungsmittel	Menge	Kohlenhydrate in Gramm
Möhrenkuchen mit Glasur	Stück	48
Pfirsichkuchen	Stück	60
Walnusstorte	Stück	28
Zitronenbaiserkuchen	Stück	53

Molkereiprodukte und Eier

Blauschimmelkäse	30 g	1
Brie	30 g	0
Camembert	30 g	0
Cheddar	30 g	0
Edamer	30 g	0
Ei, ganzes Ei	1 Ei	1
Ei, nur Eiweiß	1 Ei	0
Emmentaler	30 g	–
Feta	30 g	1
Frischkäse, fettarm	30 g	1
Gouda	30 g	1
Havarti	30 g	0
Hüttenkäse mit Frucht	30 g	6
Hüttenkäse, fettarm 1 %	30 g	1
Hüttenkäse, fettarm 2 %	30 g	1
Hüttenkäse, Vollfett	30 g	1
Jogurt, einfach, fettarm	1/4 l	16
Jogurt, einfach, Vollmilch	1/4 l	11
Jogurt, mit Frucht, die meisten Sorten	1/4 l	43
Milch, Buttermilch	1/4 l	12
Milch, fettarm oder entrahmt	1/4 l	12
Milch, Vollmilch	1/4 l	11
Mozzarella	30 g	1
Münster	30 g	0

Nahrungsmittel	Menge	Kohlenhydrate in Gramm
Parmesan	30 g	0
Provolone	30 g	1
Ricotta	30 g	1
Roquefort	30 g	1
Sauerrahm	30 g	1
Schlagrahm	30 g	0
Schlagrahm, fettarm	30 g	1
Schoko-Milch	¼ l	26
Schoko-Milch, fettarm, 2 %	¼ l	26
Sojamilch	¼ l	4
Ziegenkäse	30 g	1

Nüsse und Samen

Cashewkerne, in Öl geröstet	30 g	8
Erdnussbutter	2 Esslöffel	6
Erdnusskerne	30 g	6
Kokosnüsse, frisch	1 mittelgroße	7
Kokosraspel	50 g	22
Kürbiskerne	30 g	5
Macademianüsse	30 g	4
Mandeln	30 g	6
Paranüsse	30 g	4
Pekannüsse, halbiert	30 g	5
Pistazien, geschält	30 g	7
Walnüsse, geschält	30 g	4

Obst und Fruchtsaft

Ananas	1 Scheibe	11
Ananassaft	¼ l	34
Äpfel	1 mittelgroßer	21
Apfelsaft	¼ l	29

Nahrungsmittel	Menge	Kohlenhydrate in Gramm
Aprikosen	3 kleine	12
Aprikosen, getrocknet	170 g	39
Bananen	1 mittelgroße	27
Birnen	1 mittelgroße	21
Cranberry-Saft	$1/4$ l	38
Datteln	10	61
Erdbeeren	160 g	10
Feigen, getrocknet	10	122
Grapefruits	$1/2$ mittelgroße	10
Grapefruit-Saft, gezuckert	$1/4$ l	28
Heidelbeeren	160 g	20
Himbeeren	160 g	14
Honigmelonen	$1/8$ Melone	15
Kirschen	150 g	24
Kiwis	1 große	11
Mandarinen	1 mittelgroße	7
Mangos	1 mittelgroße	35
Nektarinen	1 mittelgroße	16
Orangen	1 mittelgroße	15
Orangensaft	$1/4$ l	26
Pfirsiche	1 mittelgroßer	13
Pflaumen	1 mittelgroße	6
Pflaumen, getrocknet	4 bis 5	31
Pflaumensaft	$1/4$ l	45
Rosinen	60 g	44
Tomatensaft	$1/4$ l	10
Trauben, alle Arten	160 g	10
Traubensaft	$1/4$ l	37
Zitronensaft	1 Esslöffel	1
Zuckermelonen	$1/2$ mittelgroße	22

Nahrungsmittel	Menge	Kohlenhydrate in Gramm
Öle und Fette		
Butter	1 Esslöffel	0
Margarine	1 Esslöffel	0
Mayonnaise	1 Esslöffel	0
Mayonnaise, Soja	1 Esslöffel	2
Öl (Raps, Mais, Olive, Erdnuss, Saflor, Soja, Sonnenblume)	1 Esslöffel	0
Pflanzenfett	1 Esslöffel	0
Schmalz	1 Esslöffel	0
Sessambutter, -paste	1 Esslöffel	5
Tahini	1 Esslöffel	3
Salat-Dressings		
Mit Blauschimmelkäse	1 Esslöffel	2
Caesar	1 Esslöffel	1
Essig & Öl	1 Esslöffel	0
French	1 Esslöffel	1
Italian	1 Esslöffel	0
Mayonnaise, fettarm	1 Esslöffel	4
Mayonnaise, normal	1 Esslöffel	0
Thousand Island	1 Esslöffel	4
Vinaigrette	1 Esslöffel	4
Snacks		
Brezeln, Salzstangen	30 g	21
Kartoffel-Chips	30 g	15
Mais-Chips	30 g	16
Popcorn	30 g	12
Reiskuchen	30 g	7

Nahrungsmittel	Menge	Kohlenhydrate in Gramm
Suppen		
Bohnensuppe	¼ l	7
Champignoncremesuppe	¼ l	15
Französische Zwiebelsuppe, ohne Käse	¼ l	8
Gemüse in Rinderbrühe	¼ l	10
Gemüsesuppe	¼ l	16
Hühnerbrühe	¼ l	9
Hühnerbrühe mit Nudeln aus der Dose	¼ l	9
Minestrone	¼ l	11
Rinderbrühe oder -bouillon	¼ l	9
Tomatencremesuppe	¼ l	24
Tomatensuppe mit Milch	¼ l	22
Won-Ton-Suppe	¼ l	8
Süßigkeiten		
Bonbons	30 g	28
Erdnüsse in Schokolade	30 g	15
Fondant	30 g	27
Geleefrüchte	30 g	26
Gummibärchen	30 g	25
Karamelbonbons	30 g	22
Kaugummistreifen	30 g	24
Marshmallows	30 g	6
Rosinen in Schokolade	30 g	20
Saure Drops	30 g	27
Schokolade, bitter	30 g	16
Schokolade, Vollmilch	30 g	16
Schokolade, Vollmilch mit Mandeln	30 g	14
Zuckerstangen	30 g	27

Nahrungsmittel	Menge	Kohlenhydrate in Gramm
Verschiedenes		
Blockschokolade	1 Esslöffel	4
Essig, Rotwein- oder Balsamico	1 Esslöffel	1
Essig, weiß oder Apfel-	1 Esslöffel	0
Gelatine, trocken	1 Esslöffel	0
Gemüsepickles	1 mittelgroßes Stück	1
Kakaopulver	1 Esslöffel	10
Ketchup	1 Esslöffel	4
Oliven, grün oder schwarz	3 mittelgroße	0
Relish, gezuckert	1 Esslöffel	5
Senf	1 Esslöffel	0
Zucker, Gelee und Konfitüren		
Ahornsirup	1 Esslöffel	16
Gelee, die meisten Aromen	1 Esslöffel	12
Honig	1 Esslöffel	15
Maissirup	1 Esslöffel	16
Marmelade, die meisten Aromen	1 Esslöffel	15
Melasse	1 Esslöffel	11
Orangenmarmelade	1 Esslöffel	12
Sirup, Schokoladengeschmack	1 Esslöffel	11
Zucker, braun	1 Esslöffel	12
Zucker, weiß	1 Esslöffel	12

Dank

Den Folgenden möchten wir unseren großen Dank aussprechen:
Deb Brody, unserer Redakteurin, die uns immer mit sinnvollen Vorschlägen und gutem Rat zur Seite stand, und Jennifer Moore, ihrer intelligenten und gewissenhaften Assistentin.
Lisa Johnson, unserer Leiterin der Werbung, die ihre Intelligenz, ihr ausgezeichnetes Urteilsvermögen und ihre harte Arbeit einsetzt, um unser Buch zu jenen zu bringen, die es am besten brauchen können.
Tracey Guest, unserer Werbemanagerin, deren Kreativität und Geschick geholfen haben, die Neuigkeit zu verbreiten.
Elaine Koster und Arnold Dolin, unseren Verlegern, für ihre Integrität und ihr Engagement, den Lesern das Beste zu bieten.
Mel Berger von der Williams Morris Agency, dem besten Agenten und Berater auf der Welt. Seine jahrelange Erfahrung, sein wohl überlegter und kluger Rat, sein gesunder Menschenverstand, seine Kreativität und seine harte Arbeit haben dazu beigetragen, unser Leben erfolgreich und glücklich zu gestalten.
Claudia Cross, Mel Bergers stets engagierte, intelligente und fähige Assistentin.
Norman Katz (dessen Büro wir teilen), dem leitenden Techniker im Bereich Elektronenmikroskopie an der Pathologie-Abteilung des Mount Sinai Medical Center, und seiner Frau Madeline, deren Vorschläge, anspruchsvollen Kommentare und Ermutigungen sich als äußerst wertvoll erwiesen haben.

Professor Dr. med. Alan L. Schiller, Leiter der Pathologie-Abteilung der Mount Sinai School of Medicine, für seine Erkenntnisse, seine Begeisterung und Unterstützung.

Professor Dr. med. Paul Gilbert, außerordentlicher Professor am Mount Sinai Medical Center, einem der besten Köpfe in der Medizin, für seine klugen Ratschläge und Empfehlungen ebenso wie für die Tatsache, dass er uns die beste medizinische Betreuung zukommen ließ.

Dr. med. dent. Irwin Neus und seinem Team, deren Interesse, Unterstützung, Kommentare und Beiträge zu unserer Arbeit wir immer zu schätzen wissen.

Ana Luisa Vazquez, Sharon Althea Smith und Audrey Steford – den besten Forschungsassistentinnen –, deren Fleiß, Intelligenz, Engagement sowie endlosen Stunden, die sie in der Bibliothek verbrachten, unsere Arbeit erst möglich und unser Leben angenehm machten.

Deborah Heller de Lisa, der Liebe unseres Lebens und ihrem begabten Ehemann Chris, für ihre lieben Gedanken, ihre Ermutigung, ihre Sorge, ihre intelligenten Ideen, ihren ausgezeichneten Rat und ihre unerschütterliche Unterstützung.

Der Firma Apple Computers für die Entwicklung des benutzerfreundlichen Powerbook 170 und 180, das man auch in Flugzeugen, Zügen, Bussen und unter dem Apfelbaum im Hausgarten einsetzen kann, und ihrem Wartungsteam, das dafür sorgte, dass die Powerbooks immer einsatzbereit waren. Unsere Powerbooks waren eine unschätzbare Hilfe bei der Vorbereitung des Textes und des grafischen Materials ebenso wie bei der Sammlung und Organisation der Forschungsdaten. Ohne die harte Arbeit der Firma Appel wäre unsere Arbeit nicht dieselbe gewesen.

Register

Abendessen 32
Abführmittel 71, 117
Aktivitäten, körperliche 113
Alkohol 71, 87 f., 107, 152
Alter 27
Altersdiabetes 41, 83f., 90
Alterungsprozess 13, 40, 65
Älterwerden 78
Anchovis 87
Angst 43, 60, 81, 90
Antibabypille 72
Arbeitsleben 44
Arbeitsplatz 49
Arterien 87
Arteriosklerose 78
Arthritis 71
Aspirin 72
Aufregung 57

Backwaren 76f.
Ballaststoffe 67, 84, 97
Beine, geschwollene 69
Belohnungsessen 135ff., 143ff., 151, 259ff.
Bewegung 112
Bewegungsmangel 80
Bier 71, 88, 107
Blutdruck 23f., 28, 33, 87
Blutfette 38f., 64, 88
Blutfettwerte 23f., 33, 41, 83f., 86, 110
Bluthochdruck 22, 41, 71, 83ff.

Blutkörperchen, rote 76
Blutzucker 38f., 48, 60, 64f., 77, 79, 81f., 88ff., 97, 110
Bonbons 76
Brot 30f., 35, 97, 101, 105
Brotaufstriche 167ff.

China-Restaurant-Syndrom 114
Chinesisches Essen 30, 68
Chips 30, 35
Cholesterin 28, 71f., 87, 91, 150
Chrom 40, 70, 73, 76ff.,110f.
Cocktails 71, 107
Cola-Getränke 74f., 77
Cortison 72

Depressionen 75, 81
Desorientierung 43
Desserts 278ff.
Dextrose 144
Diabetes 38, 72, 77, 88ff., 111
Diät 16f., 20, 22, 26ff., 35, 37, 43f. 58ff., 84f., 93f.
Diät-Getränke 68
Dips 259ff.
Diuretika 72
Dressings 104, 215ff., 340ff.
Durst 143

Eier 76, 97, 103
Eierstöcke 41
Eiscreme 30, 32, 57, 76

Eisen 76
Energie 31f., 36, 40, 59, 63, 88f., 97
Entzug 43
Entzugserscheinungen 43f., 61
Erbsen 97
Erfolgsliste 134
Erkältungsmittel 72
Ernährung, fettarme 84
Ernährungsempfehlungen 150ff.
Erschöpfung 59
Essprobleme 42
Essverhalten 35, 47, 57, 59, 61, 83

Facchini, Dr. F. 87
Familienleben 44
Fastfood 33, 68, 140f.
Fertigprodukte, -gerichte 68, 114, 143
Festessen 137
Fett 36, 38ff., 48, 63ff., 74, 78ff., 84, 88, 98, 104, 150
Fisch 97, 102, 188ff., 297ff.
Fleisch 97, 102, 150
Fleischlose Gerichte 235ff., 375ff.
Folsäure 76
Früchte s. Obst
Fruchtsäfte s. Saft
Fruchtzucker 68, 144
Frühstück 31, 135ff., 141f.
Frühstücksgerichte 181ff.
Fruktose 68, 144

Gebäck s. Backwaren
Gedächtnisstörungen 75
Geflügel 97, 102, 188ff., 297ff.
Gehirn 74
Gemüse 32, 95ff., 100, 103, 106, 136, 150f., 215ff., 340ff.

Gene 66
Genuss 46
Geschmacksverstärker 68, 114
Gesundheitsrisiken 85
Getränke 104, 106
Getreide 105
Gewicht 32f., 35f.,
Gewichtskontrolle 125ff.
Gewichtsprobleme 13f.
Gewichtszunahme 43, 58
Gicht 41, 87f.
Gier 12ff., 17, 21ff., 30ff., 39, 59, 93, 98
Glucagon 63ff.
Glukose 144
Glukosetoleranz-Faktor 77, 79, 110f.
Glutamate 68f., 114f.
Gymnastik 112

Hamburger 30
Harnsäure 87
Herz 90f.
Herzerkrankungen 77, 81, 83f., 111
Herzinfarkt 22, 24, 28, 41, 78, 85, 91, 111
Hormon(e) 38, 64, 72
Hormonersatztherapie 49, 71
Hormonspiegel 40
Hormonstörungen 21f.
Hülsenfrüchte 106
Hunger 17f., 25, 30f., 37ff., 57, 59, 69, 73, 89f., 93, 99ff.
Hyperinsulinämie 39, 42, 52, 84
Hypoglykämie 37, 39, 65, 88ff.

Insulin 30, 37ff., 48, 52, 57, 59, 63ff., 72ff., 98ff., 116
Insulinresistenz 39, 65, 78, 87f., 91, 112

Jahreszeiten 81
Jo-Jo-Effekt 11, 129
Junkfood 12, 21f.

Kaffee 31, 77
Kalbfleisch-Gerichte 199ff., 316ff.
Kalium 76f.
Kalorien, leere 74
Kalzium 76, 152
Kartoffeln 35, 97
Käse 97
Kaugummi 68, 107
Kekse 35
Kemp, Dr. J. 36
Koffein 77, 122f.
Konzentrationsmangel, -schwierigkeiten 37, 65, 75
Kopfschmerzen 37, 39, 43, 65, 69, 89f.
Kortisol 123
Kraftlosigkeit 65
Krebs 41, 91f.
Kuchen 35

Lammfleisch-Gerichte 199ff., 316ff.
Langeweile 57
Leber (Gericht) 87
Likör 71, 107
Lustlosigkeit 37, 39, 43, 59f., 69, 75, 89

Magnesium 76
Mais 97
Medikamente 36, 49, 58f., 61, 71f., 85, 116f.
Meeresfrüchte 102, 188ff., 297ff.
Menopause 36, 49, 51, 58f., 61, 81f.
Menstruation 131

Menü-Pläne 149ff.
– für »Allesesser« 153ff.
– vegetarische 160ff.
Milch 77
Milchprodukte 76, 103, 105
Mineralstoffe 74, 97
Mittagessen 31
Möhren 97
Motivation 60
Müdigkeit 37, 39, 57, 60, 65, 69, 81, 143
Müsli 101

Nahrungsmittel
– kohlenhydratreiche 105
– kohlenhydratsuchtreduzierende 102
– mit Glutamaten 115
Nervensystem 74, 76
– vegetatives 86
Nieren (Gericht) 87
Nervosität 60
Neurotransmitter 36
Niacin 76
Nikotin 73
Nudeln 35
Nüsse 106

Obst 30, 77, 97, 105
Öl s. Speiseöle
Östrogen 72

Pannenhilfe 142
Pasta 30, 32, 97, 106
Phosphate 76
Pizza 57
Plaquebildung 87
Popcorn 35
Profaktor H 84
Protein(e) 31f., 67, 136
Psychotherapie 16
Purin 87

Rauchen 36, 49, 51, 58f., 72ff.
Reduktionsmahlzeiten 100, 135, 137, 141, 143, 145f., 167ff.
Regeln, Goldene 130ff.
Reis 35, 97, 106
Reizbarkeit 37, 39, 60, 69, 75, 81, 89
Resignation 60
Rezepte 149ff.
Richtlinien 94ff.
Rindfleisch-Gerichte 199ff., 316ff.
Risikofaktoren 83

Saft 30f., 77, 97, 105
Salat 31, 95ff., 100, 136, 150, 215ff., 340ff.
Salz 85f.
Salzstangen 35
Samen 106
Sardinen 87
Schlaflosigkeit 75
Schlaganfall 41, 78, 91
Schmerzmittel 71
Schokolade 35, 57
Schuldgefühle 60
Schwächegefühl 37, 39
Schwangerschaft 58, 81f.
Schweinefleisch-Gerichte 199ff., 316ff.
Schweißausbrüche 37, 39
Schwindelgefühl 37, 90
Schwitzen 65, 90
Selbsthilfegruppen 16
Selbstwertgefühl 44
Serotonin 36
Snacks 79, 95, 167ff.
Sodbrennen 71
Soja 107
Speiseöle 103
Speiseplan 135
Sport 112

Stärke 21f., 36ff.
Stimmungsschwankungen 60
Stoffwechsel 20, 27, 29, 36, 38f., 42, 48, 59, 61, 73, 79f., 87, 111, 116
Stress 13, 30, 36, 49, 51, 57ff., 70, 73f., 76, 111, 118ff.
Stresshormone 70, 73, 123
Sucht 12, 35, 42ff., 67, 72
Suppen 355ff.
Süßigkeiten 21f., 30, 36ff. 59, 64, 72, 77, 83, 95, 97
Süßungsmittel 68, 116

Tai, Dr. T. Y. 87
Tannin 76
Tee 76f.
Test 51ff.
Testauswertung 56
Thiamin 74, 76
Tofu 97, 103, 116
Triglyzeride 19, 38, 64
Trinken 101
Trockenfrüchte 152
Tseng, Dr. C. H. 87

Übelkeit 69

Vegetarische Gerichte 235ff., 375ff.
Verwirrtheit, Verwirrung 37, 39, 43
Vitamine 74, 76, 150
Vorspeisen 259ff.

Wachstumshormone 48
Wasser 101
Wasseransammlung 69, 127
Wechseljahre s. Menopause
Wein 71, 107
Weltgesundheitsorganisation (WHO) 42

Wochengewicht, durchschnittliches 128
Wurst 102
Zahnprobleme 49
Zerealien 31, 101, 105
Zittern 65
Zucker 68, 71, 74, 76, 92, 116, 121f.
Industriezucker 143
Zuckerersatzstoffe 107, 120f.

Rezepte

Apfel-Sahne-Kuchen 295
Avocado-Cremesuppe 367
Avocadohälften, kalifornische 271

Bananenbeignets 290
Beignets, norwegische 269
Birnen, frische, in Wein 287
Biskuitkuchen 292
Blattsalat, angemachter 219
Blaubarsch, gebackener 192
Blumenkohl, gedämpfter, mit Käse 231
Blumenkohl-Cremesuppe 360
Blumenkohl-Basilikum-Dip 176
Boeuf Stroganoff, vegetarisches 378
Bohnen, grüne, mit Kräutern 351
Bohnensprossen-Salat mit Dressing 226
Braten, jamaikanischer 318
Brokkoli-Blumenkohl-Leckerbissen 354
Burger, marinierte, vegetarische Version 244
Burger, vegetarische, auf orientalische Art 243
Burger, vegetarische, in Weißwein 239
Burger, vegetarische: Köstlichkeit mit 241
Burger, vegetarische, Luxusausgabe 245
Burger, vegetarische, mit Petersilienbutter 240 (Reduktionsmahlzeit), 376 (Belohnungsessen)
Burger, vegetarische, sautiert 247
Burger, vegetarische, vollendet 377

Caesar-Salat 215
Caesar-Salat, römische Art 345
Chefsalat 222
Crème Brûlée 284
Currydip 274

Eier, cremige, und Pasta 387
Eier auf indische Art 253
Eier mit Curry 255
Eier mit Kräutern 254
Eier-Brokkoli-Salat mit Dressing 220
Eier-Spinat-Pastete 264
Eierdip, scharfer 273

Fettucine mit Sahnesauce 268
Fisch, gebackener, mit Sauerrahm 190
Fisch, gebackener, mit Wein 297
Fischfilets, panierte 300
Fleischbällchen, schwedische 262
Fleischkäse, vegetarischer 380
Fondantkuchen, cremiger 282
Frischkäse mit Kräutern 173
Frühstückspfannkuchen 187
Gartensalat, würziger, mit Dressing 342
Gemüseleckerbissen 388

Großmutters Rührkuchen 293
Grüne-Bohnen-Käse-Kasserolle mit Sauerrahm 258
Gulasch aus vegetarischen Burgern 375
Gurken-Tomaten-Salat mit Dressing 348
Gurkensalat mit Dressing 216
Gurkensalat mit Dressing Grüne Göttin 340
Gurkensuppe, kalte 359

Hähnchen Cacciatore 310
Hähnchen, goldbraunes 314
Hähnchenpaprikasch 315
Hamburger mit Dill 205
Huhn in Olivensauce 196
Hühnchen, gebratenes, mit Füllung 307
Hühnchen, vegetarisches, polynesische Art 382
Hühnchen, vegetarisches, und Bohnen 386
Hühnchen Kiew 306
Hühnchen und Brokkoli 197
Hühnchenbrüste Napoleon 309
Hühnerbrüstchen mit Joghurt 312
Hühnerleber-Paté, einfache 259
Hühnersuppe mit Pilzen 357
Hummerschwänze, gegrillte 302
Hüttenkäse-Muffins 183
Hüttenkäse-Soufflé 185

Ingwerkuchen, klassischer 288

Kalbfleisch mit Paprikaschoten 338
Kalbfleisch mit Zitrone 213
Kalbsschnitzel, delikate 214
Kalbsschnitzel nach Mittelmeerart 339

Kammmuschel-Suppe 355
Kartoffel-Knoblauch-Suppe 370
Kartoffelsalat mit Sauerrahm 352
Käse-Pilz-Omelett 181
Käse-Pilz-Suppe 368
Käsedip und -Brotaufstrich, ungarischer 178
Knoblauch und grüne Bohnen 232
Knoblauchdressing 227
Kohl, scharfer 234
Krabben-Brotaufstrich 180
Krabbenmayonnaise 261
Kräuterdressing 347
Kräuterdressing, cremiges 229
Krebsfleisch-Salat mit Kräutern 194
Kürbis mit Orangen-Pekannuss-Füllung 353
Kürbissuppe 366

Lachssteak, pochiertes 191
Lammbraten, herzhafter 327
Lammbraten mit Kräutern 208
Lammcurry 328
Lammkeule, gebratene 332
Lammkoteletts, gegrillte 325
Lammkoteletts, marokkanische 326
Lammlende mit Kräutern 206
Lammschulter, gefüllte 329
Lammspieß, würziger 330
Limettenkuchen 286

Makkaroni, gebackene, und Tomaten 390
Mandelcreme, gelierte 279
Mayonnaise, grüne 228
Meeresfrüchte-Salat, frischer 225
Minestrone 372

Mokkapastete, schnell und
  einfach 281
Mozzarella-Salat, italienischer,
  mit Dressing 223
Muscheldip 179
Muscheln, gebackene 265
Muscheln, gebratene 305
Muschelsuppe 362

Oliven, marinierte grüne 170
Omelett, würziges 256
Oregano-Hühner-Salat mit
  Dressing 217

Pekannuss-Teekuchen,
  schottischer 294
Pekannusskuchen 289
Pfefferlamm 207
Pfeffersteaks, vegetarische 248
Pilze, gefüllte 168
Pilze mit Hühnerleber 172
Pilz-Quiche ohne Rinde 182

Reis mit Kirschen 283
Reispudding, traditioneller 278
Rinderbrühe 358
Rinderfilet, gepfeffertes 204
Rindergulasch 322
Rinderragout 316
Rindfleisch, würziges 200
Rindfleisch-Reis-Kasserolle 324
Rindfleisch-Schmortopf mit
  Wein und Kräutern 319
Rindfleisch-Sellerie-Ragout 202
Rindfleischgericht, klassisches,
  aus New England 321
Romanasalat-Suppe 361
Rote-Bete-Salat, ungarischer 341

Salat, italienischer, mit Dressing
  343
Salsa, grüne 175

Salsa Fria, würzige 276
Salsa Roja, delikate 277
Sauerampfer-Creme-Suppe 356
Schinken Surprise in Scheiben
  336
Schinken und Kohl 211
Schweinebraten 210
Schweinefleisch, süß-scharfes,
  mit Aprikosen 333
Schweinefleisch nach chinesi-
  scher Art 335
Schweinefleisch-Gemüse-Eintopf
  209
Schweinefleischstreifen,
  marinierte 260
Schweinekoteletts ungarische
  Art 337
Schweineschnitzel, gefüllte 334
Schwertfisch, gegrillter 189
Seeteufel-Salat mit Dressing 218
Seezunge mit Zitronen-Brokkoli-
  Sauce 188
Seezungenfilet mit Kräutern 299
Sellerie mit Eiern 174
Sellerie, pfiffiger, mit Käse 169
Senf-Knoblauch-Vinaigrette 230
Senfvinaigrette 346
Shrimps im Bierteig 304
Shrimps in Weinsauce 303
Shrimps mit einem Hauch von
  Orient 193
Shrimps mit Gewürzen 195
Shrimps mit Kräutersauce 267
Shrimps-Käse-Suppe 363
Shrimpssalat mit Dressing 221
Spalterbsensuppe, traditionelle
  364
Spargel-Eier-Kasserolle 257
Spargel-Schinken-Delikatesse 212
Spinat, würziger 233
Spinatdip 272
Spinatdip, heißer 177

Spinatsalat mit Dressing 224
Spinatsalat mit Dressing
　»Popeyes Entzücken« 344
Steak, pfiffiges 199
Steak Suprême 323
Steak mit grünem Paprika 203
Steaklet-Köstlichkeit,
　vegetarische 251
Steaklets, vegetarische, in Wein
　250
Steaks, vegetarische, mit Ingwer
　249
Suppe, mexikanische 371

Teufelseier 171
Teufelseier de luxe 270
Thousand-Island-Dressing 350
Thunfisch mit schwarzen
　Pfefferkörnern 301
Thunfisch-Käse-Kanapés 266
Tofu, orientalischer 237
Tofu, pfannengerührter, als Frühstück, nach Western-Art 235

Tofu, pfannengerührter, mit
　Frühstücks-Salami 236
Tofu, würziger 238

Walnusskuchen 285
Western-Omelett 186
Wurst, vegetarische, mit
　Avocados und Fettucine 379
Wurstdip, heiß servierter 275
Wurstsuppe Suprême 374

Zimtbrot 184
Zitronen-Hühnchen,
　vegetarisches 384
Zitronen-Hühnchen, würziges
　198
Zitronen-Mayonnaise-Dressing
　349
Zitronen-Shrimps mit Gemüse
　167
Zitronensoufflé, gefrorenes 280
Zwiebelsuppe, französische
　369